全国高等中医药教育规划教材

全国中医药行业高等教育"十四五"创新教材

全国高等院校傣医学专业规划教材

傣医内科学

（供傣医学、中医学等专业用）

主 编 温伟波 林艳芳

全国百佳图书出版单位

中国中医药出版社

·北 京·

图书在版编目（CIP）数据

傣医内科学 / 温伟波，林艳芳主编. --北京：
中国中医药出版社，2024.11（2025.9重印）
全国高等院校傣医学专业规划教材
ISBN 978-7-5132-8634-3

Ⅰ.①傣… Ⅱ.①温… ②林… Ⅲ.①傣医药—
内科学—中医学院—教材 Ⅳ.①R295.3

中国国家版本馆 CIP 数据核字（2024）第 014288 号

中国中医药出版社出版

北京经济技术开发区科创十三街 31 号院二区 8 号楼
邮政编码　100176
传真　010-64405721
北京盛通印刷股份有限公司印刷
各地新华书店经销

开本 787×1092　1/16　印张 12.75　字数 280 千字
2024 年 11 月第 1 版　2025 年 9 月第 4 次印刷
书号　ISBN 978-7-5132-8634-3

定价　55.00 元
网址　www.cptcm.com

服 务 热 线　010-64405510
购 书 热 线　010-89535836
维 权 打 假　010-64405753

微信服务号　zgzyycbs
微商城网址　https://kdt.im/LIdUGr
官 方 微 博　http://e.weibo.com/cptcm
天猫旗舰店网址　https://zgzyycbs.tmall.com

如有印装质量问题请与本社出版部联系（010-64405510）

全国高等中医药教育规划教材

全国中医药行业高等教育"十四五"创新教材

全国高等院校傣医学专业规划教材

《傣医内科学》编委会

学术秘书（兼）

张　玲（云南中医药大学）

全国高等中医药教育规划教材
全国中医药行业高等教育"十四五"创新教材
全国高等院校傣医学专业规划教材

专家指导委员会

名誉主任委员

孙汉董（中国科学院昆明植物研究所研究员、中国科学院院士）

郑　进（云南省中医药学会会长、教授）

主任委员

邱　勇（云南中医药大学党委书记、教授）

张　超（云南中医药大学教授）

委　员

陈祖琨（云南中医药大学副校长、教授）

温伟波（云南中医药大学副校长、教授）

林超民（云南大学教授）

林艳芳（西双版纳傣族自治州傣医医院傣医主任医师）

杨国祥（云南中医药大学教授、云南省名中医）

吴宗柏（云南中医药大学教授、云南省名中医）

康朗香（西双版纳傣族自治州傣医医院、云南省第二批老中
　　　　医药专家学术经验继承工作指导老师）

岩　贯（西双版纳傣族自治州少数民族语言委员会译审）

叶建州（云南中医药大学教授）

全国高等中医药教育规划教材
全国中医药行业高等教育"十四五"创新教材
全国高等院校傣医学专业规划教材

编审专家组

组 长
邱 勇（云南中医药大学党委书记、教授）
林艳芳（西双版纳傣族自治州傣医医院傣医主任医师）
周景玉（国家中医药管理局人事教育司副司长）

副组长
陈令轩（国家中医药管理局人事教育司综合协调处处长）
赵 强（云南省中医药管理局中医处处长）
赵怀清（云南中医药大学教务处处长）

组 员
张雅琼（云南中医药大学副教授）
陈清华（云南中医药大学副教授）
杨 梅（云南中医药大学教授）
王 寅（云南中医药大学教授）
赵 荣（云南中医药大学教授）
玉腊波（西双版纳傣族自治州傣医医院傣医主任医师）
赵应红（西双版纳傣族自治州傣医医院傣药主任药师）
冯德强（云南中医药大学主任药师）
刀会仙（西双版纳傣族自治州傣医医院傣医副主任医师）

前 言

《中华人民共和国中医药法》规定，中医药是包括汉族和少数民族医药在内的我国各民族医药的统称，反映中华民族对生命、健康和疾病的认识，具有悠久历史传统和独特理论及技术方法的医药学体系。

傣医学是中医药学的重要组成部分，其医学理论体系汇集了傣族人民的智慧，是傣族人民在长期与自然和疾病斗争中，不断认识实践，不断总结升华形成具有鲜明地方特色和民族特色的传统医学。千百年来，傣医药为傣族人民和云南边疆各族人民的防病治病、繁衍生息作出了巨大贡献，被认为是最具有云南特色的民族医药。在党和国家对少数民族医药的高度重视下，傣医学得到了持续发展，构建了完整的教学、临床、科研体系。

2007年云南中医药大学牵头编写我国首套傣医本科教育规划教材7册，在国家中医药管理局和出版社大力支持下这套教材成为"21世纪傣医本科教育规划教材"，在我国傣医药本科教育教学史上具有里程碑式意义。依托本套教材首办了我国傣医学本科专业，开了我国傣医本科教育之先河，开展国家傣医执业医师资格考试、国家傣医药专业技术人员职称资格考试，建成第一个傣医药研究的省级实验室——"云南省傣医药与彝医药重点实验室"，极大促进了我国傣医药教研。傣医学和傣药学科于2003年列入国家中医药管理局高水平建设学科。云南中医药大学已建立傣医学为主的本科、硕士、博士人才培养体系，为边疆地区传承民族医药精华、创新传统传承方式作出了有益示范。

为全面贯彻《中共中央国务院关于促进中医药传承创新发展的意见》，全面落实国务院办公厅《关于加快医学教育创新发展的指导意见》，按照教育部、国家卫生健康委、国家中医药管理局《关于深化医教协同进一步推动中医药教育改革与高质量发展的实施意见》，云南中医药大学立足少数民族医学教育的实践经验与存在问题，紧密对接新医科建设对中医药教育改革的要求和中医药传承创新发展对人才培养的需要，在国家中医药管理局和云南省中医药管理局的领导和指导下，对首套傣医学教材进行了全面梳理完善，针对存在问题和使用院校的反馈意见，修订了《傣医基础理论》《傣医诊断学》《傣医药学史》《傣药学》《傣医方剂学》，从《傣医临床学》分化编写了《傣医内科学》《傣医外伤科学》《傣医妇科学》《傣医儿科学》《傣医治疗学》，出版了本套全国高等院校傣医学专业规划教材。

在教材编写过程中，我们始终坚持立德树人的根本原则，遵循问题导向、目标导向、需求导向，对教材的知识体系、结构逻辑等进行了全面梳理，力求构建适应傣医药教育教学改革需求的教材体系，更好地服务傣医药人才培养和学科专业建设，促进傣医学高等教育创新发展。

本套教材在编写过程中，聘请了傣医学领域国内知名专家组成专家指导委员会，负责对教材编写的学术指导和学术论证；教材编写设编审专家组，统筹协调教材的编写工作；每部教材实行主编负责制，由主编聘任编委，负责承担相应工作。

本套教材突出体现了以下特点。

1. 始终坚持立德树人，认真践行"两个结合"

始终坚持把立德树人贯穿教材编写的始终，切实按照"把马克思主义基本原理同中国具体实际相结合、同中华优秀传统文化相结合"的要求，充分发挥文化育人优势，促进人文教育与专业教育有机融合，指导学生树立正确的世界观、人生观、价值观，帮助学生立大志、明大德、成大才、担大任，坚定理想信念，努力成为堪当民族复兴重任的时代新人。

2. 优化知识结构，强化傣医思维培养

在原规划教材知识架构的基础上，进一步整合优化学科知识结构体系，减少不同学科教材间相同知识内容的交叉重复，增强教材知识结构的系统性、完整性，强化傣医思维培养，突出傣医思维在教材编写中的主导作用。

3. 突出"三基五性"，注重内容严谨准确

坚持"以本为本"，注重突出教材的"三基五性"，即基本知识、基本理论、基本技能，思想性、科学性、先进性、启发性、适用性，强调名词术语统一，基本概念准确，表述科学严谨，知识点结合完备，内容精练完整。教材编写中充分体现了不同学科的自身特点，又注意各学科之间的有机衔接；同时注重理论与临床实践结合，与住院医师规范化培训、傣医执业医师资格考试接轨。

4. 强化精品意识，追求示范引领

遴选行业权威专家，吸纳一线优秀教师，组建经验丰富、专业精湛、治学严谨、作风扎实的高水平编写团队，将精品意识和质量意识贯穿教材编写始终，严格编审把关，确保教材的编写质量。

5. 加强数字化建设，丰富拓展教材内容

为适应新型出版业态，充分借助现代信息技术，在纸质教材的基础上，强化数字化教材建设，融入了更多更实用的数字化教学素材，对纸质教材内容进行拓展和延伸，更好地服务教师线上教学和学生线下自主学习，满足傣医药教育教学需要。

本套教材在编写中，本着"抢救、继承、总结、发展、提高、创新"的原则，是在第一版傣医本科教育规划教材和近年来傣医学研究的基础上对傣医药理论体系的进一步梳理、凝练和提高。在编写过程中，始终坚持质量意识、精品意识，从教材编写、专家审稿、编委会定稿、编辑出版等都有计划、有步骤实施。

本套教材遵循并突出傣医学的规律和特色，体现了继承性、时代性和实用性，反映了傣医学的科研成果和学术发展的主要成果。教材中的知识点和基本理论，本着先易后难、先基础后临床的原则，在继承传统精华的基础上，择优吸收现代研究成果，体现素质教育和实践能力的培养。

本套教材在深度、广度、难度上坚持以本科教育为根本，主要供傣医药专业本科生使用，同时兼顾傣医药专科教育、继续教育等，并可供中医学、中药学和其他医学专业教育作为选修课教材使用，亦可作为国家傣医执业医师资格考试、国家傣医药专业技术人员职称资格考试的参考书。

教材编写过程中，始终得到了国家中医药管理局的指导和帮助，云南省卫生健康委员会、云南省中医药管理局给予了大力支持和指导；西双版纳傣族自治州和德宏傣族景颇族自治州人民政府给予了大力支持，西双版纳州傣医医院、德宏州中医（傣医）医院积极参与教材编写，并在资料提供、论证咨询、实地调研及学术指导等方面发挥了积极作用；云南中医药大学高度重视，精心组织，高位推动，提供了一切保障条件。本套教材在审定时，得到了学术委员会专家的精心指导和审核把关，为保证教材学术质量发挥了重要作用；教材在出版过程中，中国中医药出版社给予了大力支持与帮助。在此一并表示衷心的感谢！

尽管在本套教材的编写过程中我们已尽了最大努力，但由于涉及内容广泛以及文献资料的局限性，难免有不足或疏漏之处，敬请广大民族医药、中医药教学与临床及科研人员和广大读者提出宝贵意见，以便再版时修订，使教材质量不断提高，更好地适应新时代傣医药人才培养的需要。

云南中医药大学

2024 年 3 月 12 日

编写说明

　　傣医内科学是以"四塔五蕴"、人体解说、风病、"三盘"、雅解等傣医基础理论为指导，系统地分析和阐述傣医内科疾病的病因、病机，以及诊断、治疗规律和特点，指导傣医内科临床实践的一门实用医学，是傣医学的主干课程。本教材主要供傣医学等本科专业使用。在编写过程中，按照编写原则，注重与傣医临床类教材内容保持一致，立足培养适应临床、傣医特色鲜明的高层次傣医药人才。

　　本教材遵循少数民族医药行业人才培养规律和需求，以全面提高傣医药人才培养质量、接轨卫生医疗实践和服务临床为目的，系统介绍了38个内科病证的傣医诊疗思路和方法。本教材共分为九章，第一章由温伟波、肖泓、张琨、张玲编写，第二章由张琨、张玲、徐莹、陈丽娟、肖泓、张晓丽编写，第三章由宋欠红、童晓云、石颖、王清编写，第四章由李谷坤、陈维、陈瑶、胡璘媛编写，第五章由李谷坤、陈维、陈瑶、陈霞、马可、曹艳萍、王华宁编写，第六章由王华宁、柳尧、钱锐、冯妮编写，第七章由王清编写，第八章由张玲、毛海琴编写，第九章由张芸、钱锐、刘弘毅、柳尧、张益俊编写。

　　2007年，在国家中医药管理局的支持下，由云南中医药大学牵头编写了首套傣医学教材——21世纪傣医本科教育规划教材，包括《傣医基础理论》《傣医药学史》《傣药学》《傣医方剂学》《傣医诊断学》《傣医临床学》和《傣医经典选读》，为傣医药人才培养发挥了巨大作用。此次编写的《傣医内科学》是在《傣医临床学》基础上，将内科学部分内容提取出来并进一步充实，本教材在编写过程中得到国家中医药管理局傣医学重点学科学术带头人郑进教授、林艳芳教授等教师的指导和帮助，在此一并致谢。

　　尽管编委会力图完善，但限于水平，难免存在疏漏和不足之处，敬请专家、学者提出宝贵意见，以便进一步修订提高。

《傣医内科学》编委会

2024 年 6 月

目 录

第一章　概论 ▷▷▷▷

第一节　傣医内科学发展历程

早在 2500 多年前，傣族就有了自己的医药。两千多年来，傣族先民在长期生活和医疗实践中总结积累了大量的疾病防治经验和方药，逐渐形成了在"四塔五蕴"理论指导下，以风病论、人体解说、"三盘"学说为生理、病理基础，以"四塔五蕴"辨病（证）、"三盘"辨病（证）、雅解学说等为诊疗特点的临床学科体系。

傣医内科学是从"天人合一"的整体观出发，以"四塔五蕴"理论为核心，以人体解说、风病论、"三盘"学说，以及迪沙档三（三种地理环境）、稳牙档三（三个年龄阶段）和血性、胆汁、肤色论等为生理、病理基础，以尼该档细（望、闻、问、摸四诊）和"四塔五蕴"辨（病）证、脏腑辨（病）证、"三盘"辨（病）证及"雅解理论""四塔"药、"四塔"方等为诊疗特色的一门实践性学科。傣医内科学的发展历程大体经历了萌芽阶段、奠基阶段、充实阶段和发展阶段。

一、萌芽阶段

傣族先民采集与狩猎的原始时期属于傣族社会历史发展的"滇腊撒哈"时期，傣族古代文献中又之称为"橄榄时期"或"绿叶时期"。在远古时代，傣族先民从生产、生活实践中认识到了动植物的治疗作用，也逐渐产生了医药常识，进而发展出矿物药和保健药。从这一时期起，傣医药的经验开始逐渐积累，虽然是极其粗放的、原始的，但这些原始粗浅的经验正是傣医药的雏形。此阶段便是傣医药形成的萌芽阶段。

二、奠基阶段

傣族社会历史发展的"波腊萨哈"，又称为"食米时期"，是傣族的原始社会（傣历 420—964 年）巫、医并存时期。此前傣医药大多为单方药物，然而一味药物常无法治疗复杂的疾病。傣族先民经过长期摸索，发现将几味药合在一起使用后可以增强疗效，从而出现了复方。巫、医并存时期的傣族医药学完全是建立在傣族自身的文化基础之上，植根于傣族民众之中，是傣族先民从长期与疾病作斗争的过程中凝集的智慧结晶。随着人类文明发展与进步，在原始宗教末期，傣族医药学已经得到了进一步发展。此期出现了单方、小方、大方。一般单味药治病的称单方，两味或五味药以下的方称小方，七八味或几十味乃至百味药组成的方称大方。

三、充实阶段

傣族社会历史发展的"米腊萨哈"时期。此时期由于佛教的传入，傣族在原有傣族文字的基础上借用印度古巴利文的字母来充实自己原有的文字，创造了傣泐文。一些掌握了文字的傣族有识之士，把千百年来散在民间的动植物药的药名、功用和防治疾病的单方、验方进行收集、整理，用傣泐文记载下来。其记载版本最早为"竹刻本"，后为贝叶本（又称"贝叶经"），成为最早的傣医药文献，为傣医药的传播、普及和应用提供了有效途径。

四、发展阶段

新中国成立后，党和政府十分重视民族医学的发展。1983 年，傣医被列为四大少数民族医药（藏族、蒙古族、维吾尔族、傣族）之一，并专门组建了相应的科研和医疗机构。20 世纪 50～60 年代，国家鼓励集体举办农村医疗卫生保健组织，把一些具有较高学术水平、诊疗经验和一技之长的傣医组织起来，用传统傣医药为群众治病，很受群众欢迎。从 70 年代后期起，在云南省西双版纳傣族自治州先成立了西双版纳傣族自治州民族医药调研办公室，继而成立了西双版纳傣族自治州民族医药研究所、景洪市民族医药推广站（后改名为中傣医院）、西双版纳傣族自治州傣医医院，逐步开始了对傣族传统医药的挖掘、继承、翻译、整理和研究工作，培养了大批傣医药人才，取得了显著成绩。

第二节　傣医内科学的特点

一、傣医内科学理论特点

（一）"天人合一"观

"天人合一"观源于我国传统哲学，是从整体上把握人、万物和天地之间的关系，阐述人体、社会、自然三者之间的统一性的学说。傣医学的"天人合一"观以"四塔五蕴"学说为基础，贯穿傣医诊疗疾病的始终，注重人体自身的完整性和与自然之间的统一性，注重遵循自然界的变化规律，注重协调与自然界"四塔"的平调关系，从整体角度观察分析与认识生命、健康和疾病。

"四塔"是指塔拢（风塔）、塔喃（水塔）、塔菲（火塔）、塔拎（土塔），是构成自然界的四种基本物质；"五蕴"是指色蕴、识蕴、受蕴、想蕴、行蕴，即人体的各种生命活动如精神、神志、意识、体态、容颜、思维能力、感受能力、情志活动及生长发育等。

傣医学认为，人类生活在自然界，是自然界的组成部分，万物生长靠"四塔"，土盛则生，风盛则长，水盛则润，火盛则熟，风调雨顺，万物生长旺盛，人也赖之生存。人体生命的构成、生命活动和其他一切生物的繁殖、发育、生长均依附于自然界的"四塔"，人体"四塔"与自然界保持着相对平衡的关系，才能使人体正常生长发育。

"四塔"和"五蕴"的有机联系，保持人体的各脏腑机能活动和各种物质代谢过程处于动态平衡之中，以维持机体的正常生长发育，使生命得以存续，健康无病。"四塔"和"五蕴"相生、相依、相缘，"四塔"在内，滋养五脏六腑、七官、九窍；"五蕴"的产生和存在既是生理现象，又是精神现象，"四塔"功能的强弱直接反应于"五蕴"的功能，故有"四塔主内，五蕴管外"之说。

自然界的运动变化直接或间接地影响着人体，人体也发生着与之相应的变化，因此傣医学把人体的机能变化和自然界的运动变化看作是统一的整体，据此观察分析与认识人的生命、健康和疾病，十分重视人与自然环境的关系，关注季节气候变化、地理环境对人类健康与疾病的影响，如果自然界的激烈变化超过了人体的适应能力，或由于人体的自身调节功能失常不能适应自然界的变化，人与自然失去了协调和平衡、违反了自然法则，就会导致疾病的发生。因此，在疾病的诊疗过程中，调整"四塔""五蕴"的失调使之恢复相对平衡，成为傣医学的治疗目的，历代傣医也正是运用这种与大自然息息相关的"天人合一"思想和"四塔五蕴"理论来指导疾病的诊治，傣医学根据季节和地理环境来防病治病也体现了这一思想。

（二）整体恒动观

整体恒动观是傣医学在"天人合一"观前提下，对人体生命活动的再认识，以"四塔连心"理论为核心。整体即完整性和统一性，是指事物是一个整体，事物的各个部分是相互联系、不可分割的，事物与事物之间有着密切的联系。恒动即是指事物都是运动和变化的，这种运动和变化是相对的动态平衡和统一。"四塔连心"是傣医学整体恒动观的核心体现，阐释了人体"四塔"和"五蕴"、形体与精神、结构和功能之间的相互联系，用以说明人体的生理、病理变化，并指导临床诊断、治疗和预防。"四塔连心"中的"心"为广义的心，"四塔连心"理论的在认识和发展过程中借鉴了佛教"心性论"的基本概念，傣医学认为"成法归于心"，将"心"视为人类万物的本源，是人生命的构成要素，是由"四塔""五蕴"合和而成，人体内"四塔""五蕴"相对平衡协调是人体健康的基础。

（三）体质相异观

体质相异观是傣族根据生活环境对人体生理机能的影响而进行的人体体质分类的认识。所谓体质相异，是指人与人在形态类型、心理、生理等诸个方面的差异，主要包括年龄三阶段论、肤色与血性、胆汁论。

1. 年龄三阶段论 傣医认为，年龄的不同阶段，人体的生理机能也有差异。《嘎牙山哈雅》（人体解说）论述了人在三个不同年龄阶段的体质特点和生理变化规律，以及防治方法。

1～20岁（巴他麻外）：气血仍未充，形体尚未健全。易患热风病、发冷发热、泄泻、腹痛、咽喉肿痛等疾病。常选用甜咸之味的药物治疗。

20～40岁（麻息麻外）：形体壮实，气血旺盛。喜食百味，体质偏热，风气偏盛。易患头目昏胀、口干舌燥、烦躁易怒、发热等疾病。常选用酸苦之味的药物治疗。

40岁以上（巴西麻外）：形体渐弱，"四塔""五蕴"功能渐衰，气血水湿运行渐渐不畅，易患水湿不化之类疾病，如咳喘痰多、腹痛腹泻、腰膝疼痛、心脏病等。常选用甜、温、咸之味的药物治疗。

2. 肤色、血性和胆汁论　傣医学认为肤色、血性和胆汁是人体体质分类的依据。傣医根据人的肤色、血性、胆汁来判断人的体质，并根据不同的体质进行诊断和治疗。主要内容是将人体正常肤色分为白、白黄相间、黑、黑红相间四种，把人体内的血性分为酸、淡、苦、咸四种，胆汁分为苦、苦微甜两种，并以此作为治疗用药的依据之一。

肤色白的人，血淡、胆苦。这类人体质差，若患病，一般应用苦味、辣味药治之；腊鲁皇（热季）多选用甜味的药物治之，腊鲁芬（雨季）多选用苦味的药物治之，腊鲁闹（冷季）多选用咸味的药物治之。

肤色白黄的人血淡、胆苦微甜。这类人体质较弱，患病时一般应用咸味药治之；腊鲁皇（热季）多选用甜味的药物治之，腊鲁芬（雨季）多选用苦味的药物治之，腊鲁闹（冷季）多选用咸味的药物治之。

肤色黑者血苦、胆苦。这类人体质壮实，患病时一般应用酸、甜味药治之；腊鲁皇（热季）多选用苦味的药物治之，腊鲁芬（雨季）多选用涩味的药物治之，腊鲁闹（冷季）多选用辣味的药物治之。

肤色黑红者血咸、辣胆苦，这类人体质较好，患病时一般应用淡味药治疗；腊鲁皇（热季）选用甜味的药物治之，腊鲁芬（雨季）选用涩味的药物治之，腊鲁闹（冷季）选用咸味的药物治之。

肤色与血性、胆汁论是傣医临床实践经验的总结，但其科学性有待进一步深入研究。

二、傣医内科病证分类特点

（一）"四塔"病证分类

"四塔理论"是傣医病证分类的基础。傣医学认为，疾病的发生是由于各种致病因素的影响，致使机体与内外环境之间的动态平衡和协调受到破坏，导致"四塔"或"四塔"之间出现不足或过盛或衰败等病理状态。"四塔"失调是对机体各种病理状态的高度概括，是疾病发生、发展的基本病理变化，临床症状、体征是"四塔"生理功能失调的外在表现。因此，傣医根据"四塔"病理变化的特点和临床表现，认识和分析总结疾病发生、发展的规律，明确疾病病位、疾病性质，以指导临床诊断和治疗。"四塔"病证分类是傣医最为常用的疾病分类方法，分为塔都软（"四塔"不足）、塔都想（"四塔"过盛）和塔都迭（"四塔"衰败）三大类。

1. 塔都软（"四塔"不足）

（1）瓦约塔都软（风气不足）　是指因感受病邪，或四塔功能失调，脏腑功能低下，塔拢（风、气）支持和资助的功能异常，"动而无力"所致的病证。以体弱无力为特点。主要临床表现为发育迟缓、生长缓慢、形瘦体弱、面色苍白、疲倦乏力、少气懒言、四肢酸软无力、头晕耳鸣、语音低微、嗜睡、动则气喘、心悸胸闷、自汗、食欲不振、脱肛或产后脱宫、二便失禁或排便无力等。

（2）爹卓塔都软（火塔不足）　是指因感受病邪，或先天禀赋不足，体内四塔功能失调，脏腑功能低下，火塔温煦脏腑和成熟一切的功能不足所致的病证。临床上常表现为先天之塔菲（火塔）禀赋不足和后天之塔菲（火塔）不足两个方面。先天之塔菲（火塔）禀赋不足，表现为小儿先天禀赋不足，或夭折，生长发育迟缓、痴呆、形瘦体弱，或身体矮小，或生理缺陷、发育不良、迟走路、迟说话、迟出牙、反应迟钝，或未老先衰等。后天之塔菲（火塔）不足表现为形寒怕冷、四肢欠温、面色苍白、口唇发青、水食不消、大便溏泻、腰膝冷痛、阳痿遗精、早泄、不孕不育、性欲冷淡、月经不调、经期推后、精神萎靡、表情淡漠、脉弱无力等。

（3）阿波塔都软（水血不足）　是指因机体感受病邪，或外伤失血，或高热大汗、吐泻等，四塔失调及脏腑机能障碍，耗伤水血所致的病证。主要临床表现有口干舌燥、烦渴欲饮而不解、烦躁、肌肤干裂无华、少气懒言、精神萎靡、眼球凹陷、面色苍白、心慌心悸、少尿或无尿、不思饮食、面黄肌瘦、形瘦体弱、筋骨无力、齿龈苍白、头目昏花、听力减退、视力减弱、妇女不孕、男子不育、大小便失禁、脉细小而无力等。

（4）巴他维塔都软（土塔不足）　是指因机体感受病邪，或四塔和脏腑功能失调，土塔消化饮食物，化生气血，滋养躯体，排泄精糟粕功能低下所致的病证。临床多表现为胃脘胀满、不思饮食、消化不良、腹痛、肢体软弱无力、肿胀、心悸心慌、少气懒言、面色无华、唇舌苍白、舌淡苔腻、脉弱无力等。

2. 塔都想（"四塔"过盛）

（1）瓦约塔都想（风气过盛）　是指因感受病邪，或四塔失调及脏腑功能障碍，塔拢（风、气）支持和资助的功能异常所致的病证。包括风（气）不行，风（气）行逆乱两种表现。风（气）不行，临床表现以闷胀疼痛为特点；风（气）行逆乱主要临床表现以动摇不定、痉挛、疼痛等为特点。

（2）爹卓塔都想（火塔过盛）　是指因感受病邪外，或四塔和五脏六腑功能失调，火塔温热功能亢进所致的病证。临床多表现为发热、多汗、口渴烦躁、口干舌燥、咽喉肿痛、颜面红赤、生疔长痈、口舌生疮、口臭涎酸、性爆气粗、头目眩晕、大便干结、便血、小便短赤，或神昏谵语、惊厥、抽搐，或男性性欲亢进、女性赤白带下、月经失调或经期提前，或皮肤生疮斑疹、疥癣等。

（3）阿波塔都想（水塔过盛）　是指感受病邪，或因四塔失调及脏腑功能障碍，水塔不能正常运行所致的水血潴留或渗出的病证。临床上常见气短乏力、心胸闷胀疼痛、心慌心悸、肢体活动不灵、肢体浮肿按之凹陷、周身麻木困重、黄疸或腹大如鼓（腹水）、颜面浮肿、皮肤溃烂等。

（4）巴他维塔都想（土塔壅塞）　是指因机体感受病邪，或四塔和脏腑功能失调，土塔功能障碍，壅塞不通所致的病证。主要临床表现为脘腹胀满、大便闭阻、肢体困重、肌肉酸痛、肿胀疼痛、胁肋下胀痛、心胸闷胀、头昏、不思饮食、食而不化、嗳气吞酸、恶心呕吐等。

3. 塔都迭（"四塔"衰败） 傣医学认为，"四塔"随生命的存在而存在，随生命的结束而消亡，其功能的正常与否决定着人的健康状况。"四塔"衰败是指人体风、火、水、土严重失调所致的衰竭之症，"迭"即休克、崩溃之意，为疾病晚期或危重阶段。如风塔衰败者可表现为全身肿痛、全身发抖、睡梦哭叫等；土塔衰败者可表现为脚手麻木僵直、耳聋、嗅觉不灵、汗味腥气，脉搏跳动异常；水塔衰败者可表现为脖颈流汗、口角流涎、舌内缩、两便失禁、周身疼痛、手足冰凉、心神不定，全身浮肿；火塔衰败可见手脚乱动、目不认人、休克等。

（二）"五蕴"病证分类

"五蕴"病证是指人体感受外邪内毒等各种致病因素的影响，导致"四塔"（风、火、水、土塔）功能病证，或伤及脏腑，导致"五蕴"（色、识、受、想和行蕴）表现异常的病变。主要为人之容颜、形体、精神状况和意识的病理状态。"五蕴"病证分类多结合"四塔"病证进行诊断，二者紧密相连，相互补充，而且即使是夯塔档哈（"五蕴"）病之间，症状也有交叉和重叠，因此，在临床上多联合使用。

鲁巴夯塔（色蕴）病证是指因各种致病因素，或先天禀受不足，导致"四塔"和脏腑功能障碍，表现为以人之形体、体态、肤色、容颜、动作异常为主的病证。多与先天禀受"四塔"不足或"四塔"病证有关，临床以颜面、肤色、形体、动作异常、营养过剩或不足为特点，可表现为形体肥胖、浮肿或消瘦骨立，小儿头方大或头偏小，肢体痿废、抽搐、颤动、蜷缩、角弓反张、牙关紧闭、面色苍白、淡白、发黑、红赤、紫黑及浮肿，双目和皮肤黄如鲜橘（金黄色）、皮肤结节、溃烂、硬肿、变黑，头发干枯、脱落等。

维雅纳夯塔（识蕴）病证是指因各种致病因素，或先天禀受不足，导致"四塔"和脏腑功能障碍，表现出以人对外界认识、判断辨别能力减弱，或对外界和自身不能正确认识、识别和判断，或眼识、耳识、鼻识、舌识、身识等功能活动或意识精神状态异常的病变。本病证以精神、意识异常为临床表现特点，可表现为意识迟钝（多睡少动、淡漠、理解障碍等）、精神萎靡、面色无华，或神情淡漠、感觉迟钝、神识痴呆、恐惧失眠，或焦躁不安、狂躁、胡言乱语，或神昏谵语、四肢抽搐、猝然昏倒、两目上视等。

维达纳夯塔（受蕴）病证是指因各种致病因素，或先天禀受不足，导致"四塔"和脏腑功能障碍，引起人体的感觉和情感活动反应过度或减弱，如感觉过敏、感觉减退、感觉异常、情绪高涨、欣快、焦虑、恐惧等的病证。本病证以感觉异常和情绪异常为临床表现特点，常表现为乏气懒言、精神不振、注意力不集中、情绪低落、意志消沉、淡漠少语、悲伤欲哭，或心悸、失眠、健忘、心神不宁、情绪失常，甚或狂乱、莫名欣快、烦躁多动、言语高亢，或忽冷忽热、全身蚁行感、身体麻木或疼痛、两胁胀痛、胸闷、咽中如有物梗阻等。

先雅纳夯塔（想蕴）病证是指因各种致病因素，或先天禀受不足所致的思维和记忆能力障碍或精神异常的病变，患者可出现错觉、幻觉、思维迟钝、思维混乱、妄想、遗忘、记忆力减退等。本病证以精神症状为主，一般无昏迷为临床表现特点，患者表现有别于识蕴病证的意识障碍，往往有自己特定的思维模式，会沉迷于自己的世界中。临床表现常见表情呆滞、自言自语、语言重复、语无伦次、哭笑无常，或精神紧张、情绪激动、烦躁易怒、语言刻板、答非所问、幻视幻听、恐惧多虑、失眠多梦、记忆力减退或健忘、打人毁物、行为怪异等。

山哈纳夯塔（行蕴）病证是指因各种致病因素，或先天禀赋不足，导致"四塔"和脏腑功能障碍，进而引起生长发育异常的病变。该病证多为先天禀赋不足或后天失养所致，与巴几给（生长发育之火）和土塔关系密切。本病证以生长发育异常为主要临床特点，常表现为发育迟缓、智力低下，"五迟""五软"发育畸形、解颅、方颅、性早熟及性器官发育不全、早老症、侏儒症、巨人症、智障、痴呆、过度肥胖或消瘦等。

（三）脏腑病证分类

脏腑病证是各种致病因素导致"四塔"失调、脏腑生理功能障碍或器质损害的病证。脏腑的"四塔"（风、火、水、土塔）之间共栖协调失衡是脏腑病证的基础，脏腑病证可以概括为各脏腑的"四塔"功能不足或过盛两方面。病证主要从心、肝、胆、肺、胃、大小肠、胰腺、肾、膀胱等脏腑进行分类。

栽（心）病证指的是因感受病邪，而导致栽（心）主管的塔喃（水、血）运行异常的病变。临床以心悸、胸闷疼痛，或心中冷痛，或心胸灼热疼痛、面色爪甲紫暗，或面色苍白无华、唇舌色淡，或谵语、发狂，或痴呆、表情淡漠、昏迷等为主要表现特点。主要包括了栽（心）之塔拢（风、气）不足或过盛，塔喃（水、血）不足或不通，塔菲（火）不足或过盛及拢比（风火入心）等病证。

呆咪（肝胆）病证，是指肝胆所主管的血液储藏和调节血液的运行异常，以及机体排泄毒物、促进食物消化的功能失常所致的病变。临床以胁痛、肝和胆囊肿大、性急易怒、恶心呕吐、心中烦闷不舒、双目、肌肤发黄、身困乏力等为主要特点，包括呆接（肝痛）、呆咪改板（肝和胆囊肿大）、呆咪皇（肝胆热盛）、呆咪嘎（肝胆寒盛）等病证。

拨（肺）病证是指以拨（肺）主管的呼吸之气和塔拢（风、气）的运行交换、司出息入息（呼吸）功能异常所致的病证，临床以咳喘、呼吸异常为主要临床表现，主要包括拨皇（肺热）、拨嘎（肺寒）、拨想（肺水不足）、拢拨软（肺之风气不足）等。

办（脾）病证是指由于土塔功能失调，导致土塔受纳、消化水谷、化生气血及营养物质、水的运转和排泄功能异常，引起恶心呕吐、嗳腐吞酸、不思饮食或腹痛泄泻、完谷不化，或暴注下迫、里急后重、大便溏泻等临床表现的病证。主要包括塔拎（土）壅塞不通、塔拢（风、气）不足、塔菲（火）不足等病证。

崩（胃）、晒（肠）、棉（胰）病证是指脏腑及土塔受纳、消化吸收及排泄精糟粕等功能异常所导致的病变。临床以腹痛泄泻、泻下食物残渣或大便秘结、腹胀腹痛等为主要症状特点。病证主要包括塔拢崩软（胃肠风气不足）、拢嘎短（胃肠积滞）、皇短（肠胃火过盛）、塔菲软（胃肠火不足）、拢蒙沙嘿档龙（细菌性痢疾）、咪多短（肠虫症）、拢旧晒（冷风寒邪直入肠中）、拢胖腊里皇（热秘）、塞恩兵洞（急性阑尾炎）、晒兵洞飞桑（肠癌）等类型。

（四）"三盘"病证分类

傣医认为"三盘"是人体水血、风气运行的通道，塔喃（水血）、塔拢（风气）运行于"三盘"之中，维持着"四塔"功能的协调与平衡。"三盘"病证，是指在疾病发生、发展的过程中，由于各种致病因素的影响，导致机体"四塔"失调，引起"三盘"生理功能紊乱，水血、风气运行失常，脏腑功能障碍的病变。

"三盘"在生理上相互联系，病理上相互影响、互相传变。"三盘"病证是傣医根据长期的临床经验创立的一种以辨识疾病所属部位为主的病证辨治方法。心、肺、头面、上肢的损伤多为上盘之病证，脾胃、肝胆、胰和部分肠腔的损伤多为中盘之病证，肾、膀胱、子宫、大小肠、下肢的损伤多为下盘之病证。

上盘病证是指因感受外邪，四塔失调，水血、风气运行失常，内生之病邪侵犯上盘，所属脏腑组织器官（心、肺、胸部、头目和上肢）功能障碍所致的病变。临床表现以头部、心胸、上肢和精神情志症状为主，常见头目昏眩，头胀痛或刺痛，眼、口、鼻干涩或肿痛，失音或音哑，耳聋，耳鸣，耳内及耳四周流血流脓，胸畸形，胸痛，咳嗽，咳喘痰鸣，心慌，心中烦热，失眠多梦或不寐，双手无力、疼痛、受损，失眠、焦虑、抑郁、癫狂等。

中盘病证是指因感受外邪，病邪侵犯中盘，致"四塔"失调，引起水血、风气运行失常，所属脏腑组织器官（肝、胆、脾、胃、肠、胰腺等）功能障碍所致的病变。临床表现以消化道症状为主，常见胃胀，胃痛，嗳腐吞酸，嗳气，呃逆，呕吐，食不下咽或食入即吐，中或上腹痛，泻痢，呕血，两肋胀痛，腹中有块，双目和肌肤发黄等临床表现。

下盘病证是指病邪侵犯下盘，"四塔"失调，水血、风气运行失常，所属脏腑组织器官（肾、膀胱、肠、子宫、下肢等）功能障碍所致的病变。临床表现以生殖泌尿系统及下肢症状为主，临床可表现为腰膝冷痛，生殖功能失调，妇女月经不调，痛经，闭经，白带异常，小腹疼痛，大便稀溏、干结、下血，脱肛，脱宫，小便频数，癃闭，尿中夹砂石、血，脐下有包块，下肢受损、畸形、运动不便等。

三、傣医内科学的治疗特点

（一）治疗原则

傣医学的基本治疗原则有调平"四塔"、调平寒热、未病先解、先解后治、急缓分治、急缓同治、补抑并用、动静结合、通利"三盘"、内病外治、外病内治、内外合治、上病治上、下病治下、上病治下、下病治上、上下合治、因时因地因人制宜、左右分治、综合治疗等。

（二）治法特点

1. 多雅摆内（内治法）特点　多雅摆内（内治法）主要是以内服药物的方法治疗疾病，使病邪从内而解。傣医的多雅摆内（内治法）主要有解沙把（解法）、哦喝（汗法）、哦皇（清法）、鲁（泻法）、压海（消法）、雅补塔都（补法）、泵（通法）、鹿喃（利法）、哈（催吐法）、罕接（止痛法）、罕勒（止血法）、罕河（止汗法）、罕鲁（止泻法）、罕哈（止吐法）、乃牛亨（化石法）、乃沙利（化痰法）等。

2. 多雅摆诺（外治法）特点　傣医外治法具有悠久的历史，也是最具傣医特色的治疗方法，主要指施治于体表或从体外进行治疗的方法。傣医外治法可总结归纳为十大外治法，包括：烘雅（熏蒸疗法）、暖雅（睡药疗法）、芬雅（磨药疗法）、阿雅（洗药疗法）、难雅（坐药疗法）、沙雅（刺药疗法）、果雅（包药疗法）、过（拔罐疗法）、咱雅（拖擦药物疗法）、闭（推拿按摩疗法）。

3. 傣医学"解药"的运用　"解药"又称"雅解"，是傣医学临床实践经验的总结，也是具有鲜明民族特色的理论之一。解药在傣族地区种类繁多，应用十分广泛，故有"傣族医生人人能配制解药，个个会用解药"之说。

傣医学解药的应用，以雅解学说为核心。雅解学说以"四塔"和"五蕴"理论为指导，目的是运用各种解药，通过调节人体脏腑生理功能，解除人体各种毒素，保持体内"四塔"和"五蕴"功能的平衡和协调。雅解学说包括"未病先解、先解后治""先治后解"和"同治同解"等诊疗思想，以及雅解方药的运用等内容，在傣医学中占有重要地位，是傣医学临床实践经验的总结。

傣医学认为，凡具有解除机体内各种致病毒素，并能维持人体健康的傣药都属于解药的范畴。傣医学解药所解之"毒"，其内涵非常宽泛，既包括毒性物质、机体代谢产物、过剩的营养物质，也包括食物中的有害物质、酒精、烟草、药物等毒性或毒副作用，还包含了有害物质（毒虫、毒素等）所引起的症状或疾病。

傣医学解药可分为五类：解热毒、除湿解毒、散寒解毒、祛风解毒和扶正解毒。解药的类型有单味药及复方药物，例如雅解沙把（百解胶囊）、雅解匹勒（月子病解药丸）、雅解今匹（解食物毒磨药方）、胡椒、辣藤、姜、傣草蔻、羊耳菊等均是临床常用解药。使用解药时，应通过药物的增减，观察治疗的效果，逐步筛选用药，而对于久治不愈、误诊误治或首次来诊者，常让其先服用雅解沙把（百解胶囊），然后再给予服用治疗的药物而达治疗目的。

第三节　傣医内科学学习要求和方法

一、学习要求

根据高等医学院校傣医学及相关专业培养目标的要求，遵循"早临床、多临床"原则，全面准确掌握傣医内科学的基本理论、基本知识和基本技能，掌握内科常见病、多发病的傣医药处理原则和常用方法，了解重点疾病的研究现状。掌握学习、研究方法，提高自主性学习的能力和临床科研的能力。

二、学习方法

傣医内科学分为理论学习和临床实习两部分。在理论学习阶段，要遵循教学大纲的指引，学习过程强调扎实基础与循序渐进。首先，深入熟悉并掌握基础学科知识，定期复习并巩固前期基础课程，如傣医基础理论、傣医诊断学、傣医方剂学、傣医治疗学等；其次，广泛阅读傣医药经典著作，加深对傣医药的认识和理解，深入探讨傣医学病因、发病机理、预防调护等相关知识；再次，注意辨证和辨病相结合，学习必要的中西医学知识，提高对疾病的诊断水平和对疾病发生、发展、预后的预见性；最后，重视重点病例示教学习和临床模拟实训，加深对傣医内科疾病诊治过程、诊治方法的认识，为临床实习打好基础。

三、傣医内科学相关文献著作简介

据《贝叶经》记载，早在 2500 多年前傣族就有了自己的医药，据傣医文献《尼单莫雅》记述，在"滇腊撒哈"时期已出现了帕雅比萨奴、帕雅迪萨巴莫哈阿章、帕雅纳来等傣医药学家，研究创立了治疗大病的方药"雅摩哈比扎哈聋"、治疗胸闷、腹泻的神圣宝药"雅叫维细萨腊昔"、治疗风热毒邪所致疾病的方药"雅阿它纳来"、治疗天下所有疾病的宝药"雅勒罗松桑"等，但由于当时没有文字，这些医药经验仅能靠口传心授，直至"米腊撒哈"时期。

"米腊撒哈"时期，相当于奴隶社会末期向封建社会的过渡时期。由于佛教的传入，傣族借用印度古巴利文的字母创造了傣泐文（西双版纳老傣文）。在这一时期，一些掌握了文字的有识之士，把千百年来在傣族民间流传、使用的动植物药的药名、功用和防治疾病的傣医药单方、验方进行了收集、整理，并用傣泐文记载下来。最早的记载版本为"竹刻本"，后来出现了"贝叶本"，也称"贝叶经"，"贝叶经"又分为"南传三藏经"和"藏外实用经""科幻经"三种，都记载了人体生理病理与医药常识。当时记述成册的文献主要有《阿皮踏麻基干比》《嘎牙山哈雅》《萨打依玛拉》《嘎牙维腊底》《档哈雅龙》《巴腊麻他坦》《帷苏提麻嘎》《解过帕捌洛》（心病解部）、《桑松细典》（医学总论）、《档哈雅勘湖》（戏湖医书）、《娥西达敢双》（医学教材）、《罗嘎嘿尼聋》（世间杂病论）、《沙满达嘎拉扎达》（数理诊断医术）、《干比摩录帕雅》（傣医诊断术）等，这些典籍较为集中地记述了傣医对人体结构、生理病理、辨病论治方面的认识和理解；另有《尼该》（诊法）、《嘎比迪沙迪巴尼》（傣医诊治书）、《刚比迪萨萨可菊哈》（看舌诊断书）、《哟雅阿巴》（傣医方药书）等典籍为傣医诊治学、药物学方面的专著。

《嘎牙山哈雅》（人体解说）是现存最早的傣医药典籍，该书是系统论述傣医学基础理论的第一部专著，是傣医药理论体系形成的标志之一。

《档哈雅龙》在总结傣医临床实践的基础上，结合《嘎牙山哈雅》的理论基础，较集中地记录了早先时期傣族民间各方面的医药知识，是一部反映傣族传统医学的综合性巨著，是傣医认识自然、认识自我、诊断疾病、识药采药、加工炮制、立法配方用药的指南，也是傣医临床学和药物学的专著之一，被誉为"傣医药典"。该书初步确立了傣医学临床治疗体系，为傣医学的发展奠定了坚实的基础。

新中国成立后，党和政府高度重视民族医学的发展，多年来，傣医工作者们对傣医药理论、文献、典籍等进行了广泛挖掘、整理、翻译和研究，先后翻译、编辑出版了《嘎牙山哈雅》《档哈雅龙》《傣药志》《傣医传统方药志》《傣医四塔五蕴的理论研究》《中国傣医》《德宏傣族医药及其验方》《傣族医药验方集》《德宏民族药志》《德宏民族药名录》《傣医传统方剂的研究》《风病条辨》《竹楼医述》《档哈雅龙》《傣医药基础理论》《傣医诊断学》《傣医临床医学》《傣药学》《傣医方剂学》等傣医药专著及教材，使得傣族医药得到了不断充实和传播，极大地推动了傣医药事业的发展，为本民族的繁衍昌盛和边疆人民的健康作出了重要的贡献。

第二章　肺系病证 ▷▷▷▷

第一节　兵哇（感冒）

一、概述

兵哇（感冒），简称"哇"，是由于机体在不同的季节，感受外在的帕雅拢皇（热风毒邪）、帕雅拢嘎（冷风寒邪）、帕雅拢皇更喃（风、水、热毒之邪）等病邪，侵犯上盘，导致体内"四塔""五蕴"功能失调而发生的病证。

临床表现以恶寒、发热、头身疼痛、咳嗽痰黄或白、咽痒或痛、鼻塞流涕、打喷嚏、全身不适等为特征。

本病四季皆可发生，傣医根据发病季节将兵哇（感冒）分为哇皇（热季感冒）、哇嘎（冷季感冒）和哇芬（雨季感冒）。依据傣医"四塔理论"，可分为塔喃想（水塔过盛型）、塔喃软（水塔不足型）、塔拎想（土塔过盛型）、塔拎软（土塔不足型）、塔拢想（风塔过盛型）、塔拢软（风塔不足型）、塔菲想（火塔过盛型）、塔菲软（火塔不足型）等八个证型论治。

西医学中的上呼吸道感染、流行性感冒等表现为本病特征者，可参照本节辨治。

二、辨解帕雅（病因病机）

1. 感受外邪　外在热风毒邪、冷风寒邪、热毒之邪等，侵犯上盘，导致体内"四塔""五蕴"功能失调，导致肺主呼吸之气和风气的运行交换功能异常而致病。

2. "四塔"功能不足　素体虚弱或久病致使机体抗御病邪的能力下降，易受外邪侵袭，内外相合，更加损伤"四塔"功能而发病。

三、诊查要点

（一）诊断依据

1. 临床表现以恶寒发热、头身疼痛、咳嗽痰黄或白、咽痒或痛等为主，可见伴乏力、肌肉酸痛、鼻塞流涕、脉浅等。

2. 起病急、病程短，病程一般 3 ～ 7 日。

3.四季皆可发病，冬春季节多发。

（二）相关检查

1.血常规检查：白细胞总数减少（一般低于 $4 \times 10^9/L$），淋巴细胞相对增加（多大于 40%）。

2.有咳嗽、痰多等呼吸道症状者，胸部 X 线检查可见肺纹理增粗。

四、辨解帕雅多雅（病、证分类辨治）

（一）辨证要点

本病邪在于肺，应根据发病季节、症状区别所感受的外邪。一般而言，热季感冒发热重，恶寒轻，冷季感冒恶寒重，发热轻；而雨季感冒恶寒，发热，肢体困重酸痛，身体倦怠，头昏胀痛；如若素来"四塔"不足，则可见其他脏腑内伤症状。

（二）治疗原则

感冒的治疗原则为解表除邪。

（三）分类辨治

1.兵哇皇（热季感冒）

（1）兵哇皇塔菲想（热季感冒火塔过盛型）

[夯帕雅（主症）]

发热重，身热较著，汗泄不畅，头胀痛，面赤，咳嗽，痰黏或黄，咽喉乳蛾红肿疼痛，鼻塞、流黄浊涕，口干欲饮，舌苔黄或黄厚，舌边尖红，脉表浅、快。

[辨解帕雅（病因病机）]

平素喜食辛辣、香燥、味厚之品，热积体内，复感热季外在的风热毒邪，导致体内火塔偏盛。风火亢盛则壮热，面红，多汗，咽燥。内外热邪相合，损伤塔喃（水塔），水不制火，火为热邪，热邪致病。故出现发热出汗、口干咽痛、痰黄、涕黄稠、尿黄、舌苔色黄、三部脉快等。

[平然（治则）]

清火解毒，除风止痛，化痰止咳。

[多雅（治法）]

1）雅解沙把（百解胶囊），口服，每次 4～8 粒，每天 3 次。

2）雅叫哈顿（五宝胶囊），口服，每次 4～8 粒，每天 3 次。

3）雅哇腊鲁皇（罕满龙感冒方）。

4）哈罕满龙（黄花稔根）30g，哈娜龙（艾纳香根）15g，哈娜妞（翼齿臭灵丹根）15g，哈哈（白茅根）15g，每天 1 剂，开水煎取 600mL，分早、中、晚 3 次饭后温服。

5）咽喉痛剧，咳吐大量脓痰：楠晚（三丫苦）15g，哈娜罕（羊耳菊根）15g，雅解先打（傣百解）15g，每天1剂，开水煎取600mL，分早、中、晚3次饭后温服。

6）咳吐脓痰带血丝：波答（藕节）30g，嘿亮兰（止血藤）15g，雅解先打（傣百解）15g，每天1剂，开水煎取600mL，分早、中、晚3次饭后温服。

（2）兵哇皇塔喃想（热季感冒水塔过盛型）

[夯帕雅（主症）]

身热困重，汗少，肢体酸重或疼痛，头昏重胀痛，咳嗽痰黏，鼻流浊涕，心烦口渴，或心中黏腻，渴不多饮，胸闷脘痞，泛恶，腹胀，大便或溏，小便短赤，舌苔薄、黄、腻，脉行缓慢。

[辨解帕雅（病因病机）]

由于体内塔喃（水塔）偏盛，塔拎（土塔）功能不足，无力制约塔喃（水塔），加之感受外在的火热之邪，外部的火热之邪与体内水邪相合所致，故出现身热困重，头昏重胀痛，咳嗽痰多、黏腻，鼻流浊涕，心烦口渴，胸闷脘痞，泛恶，腹胀等以湿热为主的临床表现。

[平然（治则）]

除风解毒，清热利水。

[多雅（治法）]

1）雅解沙把（百解胶囊），口服，每次4～8粒，每天3次。

2）苏藿感冒汤。方药组成：摆阿（苏叶）10g，藿香15g，哈麻娘布（茴香砂仁根）30g，辛（姜）15g，内累牛（薏苡仁）30g，罕好喃（水菖蒲）10g，先勒（十大功劳）30g，抱勒（金花果）10g，每天1剂，开水煎取600mL，分早、中、晚3次饭后温服。

（3）兵哇黄塔喃软（热季感冒水塔不足型）

[夯帕雅（主症）]

身热，微恶风寒，少汗，头昏，心烦，口干，干咳少痰，舌质红，脉行细、快。

[辨解帕雅（病因病机）]

平素体弱，体内塔喃（水塔）不足，加之遇风热毒邪偏盛之热季，机体感受热季之邪后更加损伤塔喃（水塔）。塔喃（水塔）不足，无力制火，出现发热重、微恶寒、汗少、口干咽痛、痰少而黄、涕黄稠、尿黄、舌苔黄、三部脉快等。

[平然（治则）]

除风清热，补水止咳。

[多雅（治法）]

1）雅解沙把（百解胶囊），口服，每次4～8粒，每天3次。

2）雅叫哈顿（五宝胶囊），口服，每次4～8粒，每天3次。

3）雅哇腊鲁皇（罕满龙感冒方）。方药组成：哈罕满龙（黄花稔根）30g，嫩该罕（石斛）15g，芽把路（麦冬）20g，哈娜龙（艾纳香根）15g，哈娜妞（翼齿臭灵丹根）15g，哈哈（白茅根）15g，每天1剂，开水煎取600mL，分早、中、晚3次饭后温服。

（4）兵哇黄塔拢软（热季感冒风塔不足型）

[夯帕雅（主症）]

发热，恶寒，汗出，头痛身痛，咳嗽，痰黄，咳痰无力，平素神疲体弱、气短懒言、反复易感，舌质红、苔黄，脉行表浅、无力。

[辨解帕雅（病因病机）]

平素体内塔拢（风、气）不足，或体内"四塔"功能失调，损伤塔拢（风、气），气血受阻，加之机体感受外在的火热之邪，内外病邪相合，导致塔拢（风、气）功能不足，表现四肢酸软无力，少气懒言，语音低微，形瘦体弱，舌质红瘦小、活动无力，气短，或动则气喘、汗出。

[平然（治则）]

除风清热，通气止痛。

[多雅（治法）]

1）雅解沙把（百解胶囊），口服，每次 4～8 粒，每天 3 次。

2）雅叫哈顿（五宝胶囊），口服，每次 4～8 粒，每天 3 次。

3）叫哈荒（生藤）15g，娜罕（羊耳菊）15g，哈麻喝（洗碗叶根）15g，摆娜龙（艾纳香叶）10g，每天 1 剂，开水煎取 600mL，分早、中、晚 3 次饭后温服。

4）咽喉疼痛：哈吐崩（四楞豆根）15g，哈帕利（旋花茄根）15g，巴闷烘（苦冬瓜）5g，每天 1 剂，开水煎取 600mL，分早、中、晚 3 次饭后温服。

2. 兵哇嘎（冷季感冒）

（1）兵哇嘎塔菲软（冷季感冒火塔不足型）

[夯帕雅（主症）]

恶寒重，发热轻，无汗，头痛，肢节酸疼，鼻塞声重，时流清涕，喉痒，咳嗽，痰吐稀薄色白，舌苔薄白而润，脉浮或脉紧。

[辨解帕雅（病因病机）]

平素喜食酸冷、性寒之品，寒湿内生，易损伤塔菲（火塔），塔菲（火塔）不足，加之处于冷季，寒邪偏盛，机体易感受外在的帕雅拢嘎（冷风寒邪），内外寒邪相合发为本病。塔菲（火塔）不足，故恶寒重，发热轻或不发热；冷风寒邪侵袭肌表，多嚏涕，咳痰清稀，肢节酸疼，鼻塞声重。

[平然（治则）]

调补塔菲（火塔），除风止痛。

[多雅（治法）]

1）雅叫哈顿（五宝胶囊），口服，每次 4～8 粒，每天 3 次。

2）雅拢恒拦火想（除风颈痛方）。方药组成：哈约沙梗（卵叶巴豆鲜根）10g，匹图（胡椒）5g，鲜辛蒋（小姜）10g，歪亮（红糖）为引，每天 1 剂，开水煎取 600mL，分早、中、晚 3 次饭后温服。

3）叫哈荒（生藤）15g，娜罕（羊耳菊）15g，哈麻喝（洗碗叶根）15g，摆娜龙（艾纳香叶）10g，每天 1 剂，开水煎取 600mL，分早、中、晚 3 次饭后温服。

（2）兵哇嘎塔菲想（冷季感冒火塔过盛型）

[夯帕雅（主症）]

发热重微恶寒，汗多，鼻塞流浊涕，头胀痛，面赤，咳嗽，痰黏或黄，咽喉红肿疼痛，口干欲饮，大便干结，小便短赤，舌苔黄、干燥少水或黄厚、干燥，舌边尖红，脉行表浅、快。

[辨解帕雅（病因病机）]

平素喜食辛辣、香燥、味厚之品，热积体内，复感冷季的冷风寒湿邪气，寒热毒邪相合，上犯上盘，热邪偏盛，故出现发热重、汗出、口干咽痛、痰黄、涕黄稠、尿黄、便干、舌苔色黄、三部脉快等。

[平然（治则）]

清火解毒，除风止痛，化痰止咳。

[多雅（治法）]

1）雅解沙把（百解胶囊），口服，每次4～8粒，每天3次。

2）雅哇腊鲁皇（罕满龙感冒方）加味。哈罕满龙（黄花稔根）30g，哈娜龙（艾纳香根）15g，哈娜妞（翼齿臭灵丹根）15g，哈哈（白茅根）15g，嘿涛罕（大黄藤）15g，雅解先打（傣百解）15g，文尚海（百样解）10g，每天1剂，开水煎取600mL，分早、中、晚3次饭后温服。

3）咽喉痛剧，咳吐大量脓痰：楠晚（三丫苦）15g，哈娜罕（羊耳菊根）15g，雅解先打（傣百解）15g，哈哈（白茅根）15g，楠楞嘎（海船树皮）15g，每天1剂，开水煎取600mL，分早、中、晚3次饭后温服。

（3）兵哇嘎塔喃想（冷季感冒水塔过盛型）

[夯帕雅（主症）]

恶寒较重，周身或四肢冰冷，身体困重乏力，咳喘痰鸣，咯痰量多、色白，鼻塞、流鼻涕，打喷嚏，舌苔薄白，脉行慢或紧。

[辨解帕雅（病因病机）]

体内塔拎（土塔）功能不足，无力制约塔喃（水塔），塔喃（水塔）偏盛，加之处于寒冷季节，易感受外在的帕雅拢嘎（冷风寒邪），内外之邪相合，损伤塔菲（火塔），塔菲（火塔）不足，抗寒能力下降，身体失去温煦，出现恶寒较重，全身或局部冰冷；水湿不化，内积成痰，痰湿阻碍肺气，见气道不通，故咳喘痰鸣、咳痰量多、鼻塞、流鼻涕、打喷嚏；塔拎（土塔）功能不足，气血化生则少，从而出现周身困重乏力等临床表现。

[平然（治则）]

补土利水，除风散寒，止咳化痰。

[多雅（治法）]

1）雅叫哈顿（五宝胶囊），口服，每次4～8粒，每天3次。

2）生苏感冒汤加减。组成：叫哈荒（生藤）10g，辛（姜）15g，摆阿（苏叶）15g，哈麻娘布（茴香砂仁根）30g，芽英热（车前草）20g，楠楞嘎（海船树皮）、罕好喃（水菖蒲）10g，水煎服。

（4）兵哇嘎塔喃软（冷季感冒水塔不足型）

[夯帕雅（主症）]

恶寒重，发热轻，少汗，心烦，口干咽燥，鼻干，干咳少痰，舌质红，少痰，脉行浅、微快。

[辨解帕雅（病因病机）]

平素体弱，加之机体感受外在的寒冷之邪损伤塔菲（火塔），使之抗寒能力不足而见恶寒重。由于平素体弱，又逢寒冷季节，气候干燥，塔喃（水塔）不足，不能滋润机体而见口干咽痛、鼻干、皮肤干、大便干燥等。

[平然（治则）]

调补塔喃（水塔），除风散寒，化痰止咳。

[多雅（治法）]

1）雅解沙把（百解胶囊），口服，每次4～8粒，每天3次。

2）雅叫哈顿（五宝胶囊），口服，每次4～8粒，每天3次。

3）雅哇腊鲁皇（罕满龙感冒方）加减。哈罕满龙（黄花稔根）15g，嫩该罕（石斛）15g，文尚海（百样解）15g，哈娜龙（艾纳香根）15g，哈娜妞（翼齿臭灵丹根）15g，哈哈（白茅根）15g，每天1剂，开水煎取600mL，分早、中、晚3次饭后温服。

4）腊借些（藤茶）20g，楠晚（三丫苦）、沙海（香茅草）、芽沙海藤（野香茅草）、摆埋丁别（灯台叶）各15g，每天1剂，开水煎取600mL，分早、中、晚3次饭后温服。

（5）兵哇嘎塔拢想（冷季感冒风塔过盛型）

[夯帕雅（主症）]

恶寒重，发热轻，头目眩晕、胀痛，耳聋、耳鸣，肢节酸疼，鼻塞声重，时流清涕，喉痒，咳嗽，痰吐稀薄、色白，舌苔薄、白、润，脉行表浅、紧。

[辨解帕雅（病因病机）]

由于体内风气过盛，加之处于寒冷季节，感受外界的风寒之邪，内外病邪相合，上犯上盘，阻碍气血运行，气血不通，故见恶寒重，头痛，发热轻，无汗，头目眩晕、胀痛，耳聋、耳鸣，鼻塞声重，时流清涕，肢节酸痛等。

[平然（治则）]

除风化痰，散寒止痛。

[多雅（治法）]

1）雅解沙把（百解胶囊），口服，每次4～8粒，每天3次。

2）雅叫哈顿（五宝胶囊），口服，每次4～8粒，每天3次。

3）更拢良（腊肠树心）20g，荒仑（水薄荷）20g，内管底（三叶蔓荆子）20g，哈吐崩（四楞豆根）15g，哈帕利（旋花茄根）15g，巴闷烘（苦冬瓜）5g，水煎取600mL，分早、中、晚3次饭后温服。

（6）兵哇嘎塔拢软（冷季感冒风塔不足型）

[夯帕雅（主症）]

恶寒较甚，发热轻，无汗，头、身痛，咳嗽痰白，咳痰无力，平素神疲体弱、气短懒言、反复易感，舌淡苔白，脉浮、无力。

[辨解帕雅（病因病机）]

平素体内塔拢（风、气）不足，加之寒冷季节机体易感受外在的帕雅拢嘎（冷风寒邪），内外病邪相合，导致塔拢（风、气）功能不足，表现为咳痰无力、神疲体弱、四肢酸软无力、少气懒言、气短或动则气喘等。

[平然（治则）]

解表散寒，通气止痛。

[多雅（治法）]

1）雅解沙把（百解胶囊），口服，每次 4～8 粒，每天 3 次。

2）雅叫哈顿（五宝胶囊），口服，每次 4～8 粒，每天 3 次。

3）叫哈荒（生藤）15g，辛（姜）10g，娜罕（羊耳菊）15g，哈麻喝（洗碗叶根）15g，摆娜龙（艾纳香叶）10g，每天 1 剂，开水煎取 600mL，分早、中、晚 3 次饭后温服。

3. 兵哇芬（雨季感冒）

（1）兵哇芬塔菲想（雨季感冒火塔过盛型）

[夯帕雅（主症）]

身热较重，出汗多，头胀痛，面赤，咳嗽，痰黏或黄，咽燥，胸腹满闷，周身酸痛，鼻塞、流黄浊涕，口干欲饮，舌苔白腻或黄腻，舌边尖红，脉行表浅、快。

[辨解帕雅（病因病机）]

平素喜食辛辣、香燥、味厚之品，热积体内，处于湿热雨季，复感外在的湿热之邪，内外病邪相合而出现多汗、胸腹满闷、周身酸痛等症状。湿热之邪相合，损伤塔喃（水塔），水不制火，火为热邪，热邪致病，故出现发热出汗、身热、面红、口干咽痛、痰黄、涕黄稠、尿黄、舌苔色黄、三部脉快等。

[平然（治则）]

清热除风，利水化湿，化痰止咳。

[多雅（治法）]

1）雅解沙把（百解胶囊），口服，每次 4～8 粒，每天 3 次。

2）雅叫哈顿（五宝胶囊），口服，每次 4～8 粒，每天 3 次。

3）雅哇腊鲁皇（罕满龙感冒方）加减。方药组成：哈罕满龙（黄花稔根）30g，摆咱阿亮（紫苏叶）20g，雅解先打（傣百解）10g，哈娜龙（艾纳香根）15g，哈娜妞（翼齿臭灵丹根）15g，哈哈（白茅根）15g，哈帕利（大苦凉菜根）20g，每天 1 剂，开水煎取 600mL，分早、中、晚 3 次饭后温服。

4）咽喉痛剧，咳吐大量脓痰：楠晚（三丫苦）15g，哈娜罕（羊耳菊根）15g，雅解先打（傣百解）15g，每天 1 剂，开水煎取 600mL，分早、中、晚 3 次饭后温服。

（2）兵哇芬塔菲软（雨季感冒火塔不足型）

[夯帕雅（主症）]

恶寒重，发热轻，头痛，胸腹满闷，周身酸痛，鼻塞声重，或鼻痒打喷嚏，时流清涕，咳嗽，咳痰稀薄色白，四肢无力，不欲食，食则欲呕，腹痛腹泻，舌苔薄白而润，脉浅、紧。

[辨解帕雅（病因病机）]

平素体弱，塔菲（火塔）不足，加之处于水湿偏盛的腊鲁芬（雨季），机体感受外在的水湿之邪，损伤塔菲（火塔），塔菲（火塔）更加不足，故寒湿过重而见恶寒重，头痛，发热轻，周身酸痛，胸腹满闷，鼻塞声重，时流清涕，打喷嚏，咳痰清稀、色白等。

[平然（治则）]

除火除寒，化痰止咳。

[多雅（治法）]

1）雅叫哈顿（五宝胶囊），口服，每次 4～8 粒，每天 3 次。

2）叫哈荒（生藤）15g，辛（姜）20g，娜罕（羊耳菊）15g，摆埋丁别（灯台叶）15g，哈麻喝（洗碗叶根）15g，摆娜龙（艾纳香叶）10g，芽英热（车前草）20g，哈累牛（野芦谷根）20g，每天 1 剂，开水煎取 600mL，分早、中、晚 3 次饭后温服。

3）可选用烘雅（熏蒸疗法）、呵痧（刮痧疗法）、闭诺（推拿按摩疗法）配合治疗。

（3）兵哇芬塔喃想（雨季感冒水塔过盛型）

[夯帕雅（主症）]

身热，头目胀痛，肢体酸重疼痛，汗多，鼻流清涕，咳嗽痰多，胸闷腹胀，不欲食，食则欲呕，腹痛腹泻，便溏，舌淡，舌苔白、腻，脉滑数。

[辨解帕雅（病因病机）]

患者平素塔拎（土塔）功能不足，无力制约塔喃（水塔），使得体内塔喃（水塔）偏盛，又处于盛夏雨水之季，水热毒邪过盛，人易感受外在的水热毒邪，内外之邪相合，损伤塔菲（火塔）、塔拎（土塔）功能，以致出现身热，汗多，咳嗽痰多，胸闷腹胀，不欲食，食则欲呕，腹痛腹泻，肢体酸重疼痛，头目胀痛，便溏，舌淡，舌苔白、腻，脉滑数的现象。

[平然（治则）]

补塔拎（土塔）健胃，利水止泻，通气止痛。

[多雅（治法）]

1）雅解沙把（百解胶囊），口服，每次 4～8 粒，每天 3 次。

2）苏藿感冒汤加减。方药组成：摆阿（苏叶）15g，藿香 15g，哈麻娘布（茴香砂仁根）30g，辛（姜）15g，内累牛（薏苡仁）30g，罕好喃（水菖蒲）15g，先勒（十大功劳）30g，芽英热（车前草）20g，麻娘（砂仁）10g，沙海（香茅草）10g，抱勒（金花果）10g，每天 1 剂，开水煎取 600mL，分早、中、晚 3 次饭后温服。

（4）兵哇芬塔拢软（雨季感冒风塔不足型）

[夯帕雅（主症）]

身热，出汗多，头昏胀痛，身重倦怠，胸闷欲呕，周身酸痛，四肢无力，咳嗽，痰白，咳痰无力，神疲体弱，气短懒言，反复易感，舌淡苔白，脉浅、无力。

[辨解帕雅（病因病机）]

平素体内塔拢（风、气）不足，加之处于盛夏水热毒邪偏盛之季，机体易感外在之邪，内外病邪相合，更加损伤塔拢（风塔），塔拢（风塔）不足，气逆不顺，上阻气道而见咳嗽，痰白，咳痰无力，神疲体弱，气短懒言，反复易感，舌淡，舌苔白，脉浅、无力等表现。

[平然（治则）]

除风散寒，通气止痛。

[多雅（治法）]

1）雅叫哈顿（五宝胶囊），口服，每次 4～8 粒，每天 3 次。

2）雅解沙把（百解胶囊），口服，每次 4～8 粒，每天 3 次。

3）叫哈荒（生藤）15g，娜罕（羊耳菊）15g，贺沙海（香茅草）15g，荒仑（水薄荷），罕好喃（水菖蒲）10g，哈麻喝（洗碗叶根）15g，摆娜龙（艾纳香叶）10g，每天 1 剂，开水煎取 600mL，分早、中、晚 3 次饭后温服。

五、预防调护

感冒患者在生活上应慎起居，适寒温，保持室内空气新鲜，冬春季节注意防寒保暖，盛夏不要贪凉；注意锻炼，增强体质；常易患感冒者，可坚持每天按摩迎香穴，酌情服用扶正固表中药。本病在流行季节须积极防治，如时感流行期间，应少去人口密集的公共场所，防止交叉感染；预防可用贯众、板蓝根（或大青叶）、生甘草等药水煎服，室内可用食醋熏蒸。

感冒期间患者应注意休息，重症者，应卧床休息，时行感冒者应予隔离；患者应多饮开水，饮食清淡；要注意观察患者的体温、汗出及病情变化。服药出汗后尤应避风，以防复感。

六、现代研究进展

呼吸道感染在全球范围内发病率较高，近年来许多研究提出了"肺–肠轴"这一概念，研究表明肠道菌群与呼吸系统疾病存在相关性，而组织胚胎学研究也证明了肠道与呼吸道结构来源相同，即原肠的前肠分化为肺与气管，原肠的内胚层分化为呼吸道上皮与腺体，其黏膜内壁实际上是连续的。研究发现肠道菌群对宿主防御系统起着至关重要的作用，它可通过免疫机制抵抗呼吸道感染，肠道菌群失调可能诱发呼吸道感染的发生并引起呼吸道感染加重，而呼吸道感染也可改变肠道菌群的组成。

近年来，一些研究表明，使用益生菌可显著缩短呼吸道感染持续时间，起到防治呼吸道感染的作用，因此有学者认为使用益生菌可能成为对抗呼吸道感染的一种创新治疗措施。

七、傣医医案选读

岩某，男，36 岁。2015 年 12 月 4 日，因外出劳作时遇天气突变，淋雨后感头痛身热，出汗，全身酸痛，流清涕，痰多乏力，曾自服药物治疗，症状无明显好转。2015年 12 月 6 日，到西双版纳傣族自治州傣医医院就诊。症见：恶寒较重，四肢冰冷，身体困重乏力，咳喘痰鸣，咯痰量多色白，鼻塞、流涕，打喷嚏，舌苔薄白，脉行浅、紧。傣医诊断为兵哇嘎塔喃想（冷季感冒水塔过盛型）。治疗以除风散寒、化痰止咳为主。给予除风止痛胶囊口服，每次 4 粒，每天 3 次，连服 3 天；再给生苏感冒汤加减治疗：叫哈荒（生藤）10g，辛（姜）15g，摆阿（苏叶）15g，哈麻娘布（茴香砂仁根）30g，芽英热（车前草）20g，楠楞嘎（海船树皮）10g，罕好喃（水菖蒲）10g，水煎服，每天 1 剂，开水煎取 600mL，分早、中、晚 3 次饭后温服，连服 3 剂而获效。

第二节　唉哇（咳嗽）

一、概述

唉哇（咳嗽），"唉"意为咳嗽，"哇"为感冒之意，唉哇主要表现为咳嗽作声、咳吐脓痰或清痰、发热、咽喉肿痛、咽痒等病证，也是肺系疾病的主要症状。傣医根据其性质分为唉哇嘎（外感寒咳）和唉哇皇（外感热咳），应用傣医"四塔理论"分为唉哇皇（外感热咳火塔过盛型）、唉哇皇塔喃想（外感热咳水塔过盛型）、唉哇皇嗒喃软（外感热咳水塔不足型）、唉哇皇塔拢想（外感热咳风塔过盛型）、唉哇嘎塔菲软（外感寒咳火塔不足型）、唉哇嘎他拢软（外感寒咳风塔不足型）、唉哇嘎塔喃想（外感寒咳水塔过盛型）等七个证型来论治。西医学中上呼吸道感染、急慢性气管炎、急慢性支气管炎、支气管扩张、肺炎等以咳嗽为主要表现的疾病均可参照本节辨治。

二、辨解帕雅（病因病机）

1. 感受外邪　外在帕雅拢皇（热风毒邪）、帕雅拢嘎（冷风寒邪）、帕雅拢皇更喃（风、水、热毒之邪）等病邪，侵犯上盘，引起体内"四塔"（风、火、水、土）"五蕴"（风、火、水、土）功能失调，导致肺主呼吸之气和风气的运行交换功能异常而致病。

2. "四塔"功能不足　素体虚弱或久病致使机体抗御病邪的能力下降，易受外邪侵袭，内外相合蕴积肺中，更加损伤"四塔"功能损伤肺脏而发病。

三、诊查要点

（一）诊断依据

以咳嗽、咳吐脓痰或清痰、发热、咽喉肿痛、咽痒等为主要临床表现。一般多发生于兵哇（感冒）之后，常先有上呼吸道感染症状，继之出现咳嗽、咳痰等症状。临床上需注意区别唉哇嘎（外感寒咳）和唉哇皇（外感热咳）的辨治。

（二）相关检查

1. 体温　正常或升高，一般不超过 39℃，一般持续 3～5 天后渐退。

2. 听诊　可无明显体征，或两肺呼吸音较粗，并可闻及散在的干性或湿性啰音，部位不固定。

3. 影像学检查　X 线可见肺纹理增粗，少数无异常发现。

4. 实验室检查　血常规检查白细胞计数或分类多数无明显变化，少数淋巴细胞可增高（病毒感染者），或见白细胞总数和中性粒细胞比例增高（细菌感染时）。

四、辨解帕雅多雅（病、证分类辨治）

（一）辨证要点

1. 辨咳嗽的特征　咳嗽时作，白昼明显，鼻塞声重者多为唉哇嘎（外感寒咳）；咳嗽阵作，咳吐黄痰或带血丝，咽喉肿痛，面色发红，口干唇燥者多为唉哇皇（外感热咳）。

2. 辨痰的性质　痰白清稀者属火塔不足；痰白而稠厚者属水塔过盛；痰白质黏者属水塔不足；痰黄而黏稠者属火塔过盛；痰中带血者，多属火塔过盛损伤水塔。

（二）治则治法

祛邪利肺。

（三）分类辨治

1. 唉哇嘎（外感寒咳）

（1）唉哇嘎塔菲软（外感寒咳火塔不足型）

[夯帕雅（主症）]

恶寒重，发热轻，咳嗽，痰稀薄、色白，头痛，肢节酸疼，鼻塞声重，时流清涕，喉痒，舌苔薄、白、润，脉行慢。

[辨解帕雅（病因病机）]

平素喜食酸冷之品，寒湿内生，寒盛则损伤塔菲（火塔），致塔不足，或久病大病塔菲（火塔）大伤，而致塔喃（水塔）过盛，加之机体感受外在的帕雅拢嘎（冷风寒邪），内外寒邪相合，损伤塔菲（火塔）而发为本病。塔菲（火塔）不足，冷风寒邪侵袭肌表，故见恶寒重、发热轻或不发热、多嚏涕、咳痰清稀、肢节酸疼、鼻塞声重等。

[平然（治则）]

调补塔菲（火塔），除风止痛。

[多雅（治法）]

1）雅解沙把（百解胶囊），口服，每次4～8粒，每天3次。

2）雅叫哈顿（五宝胶囊），口服，每次4～8粒，每天3次，喃莫（米汤）送服。

3）加味雅拢恒拦火想（除风颈痛方）。

4）叫哈荒（生藤）15g，摆咱阿亮（紫苏叶）15g，贺沙海（香茅草根）10g，娜罕（羊耳菊）15g，哈麻喝（洗碗叶根）15g，嘿涛弯（藤甘草）10g，辛（姜）10g，每天1剂，开水煎取600mL，分早、中、晚3次饭后半小时温服。

（2）唉哇嘎塔喃想（外感寒咳水塔过盛型）

[夯帕雅（主症）]

咳喘痰鸣，咳痰量多，伴鼻塞，流清涕、色白，打喷嚏，恶寒重，四肢不温，身体困重乏力，舌苔薄白，脉行深、慢。

[辨解帕雅（病因病机）]

由于患者平素塔菲（火塔）、塔拎（土塔）功能不足，无力温化塔喃（水塔），塔喃（水塔）偏盛，水湿内停，加之时处寒冷季节，易感外在的帕雅拢嘎（冷风寒邪），内外之邪相合，更加损伤塔菲（火塔），塔菲（火塔）不足，不能制约塔喃（水塔），水湿偏盛，积久化为痰湿而致本病，故见咳喘痰鸣、咳痰量多、鼻塞、打喷嚏、流清涕、恶寒重、四肢不温、身体困重乏力等。

[平然（治则）]

利水化痰，除风止痛。

[多雅（治法）]

1）雅叫哈顿（五宝胶囊），口服，每次4～8粒，每天3次，喃莫（米汤）送服。

2）苏藿感冒汤加减。方药组成：摆阿（苏叶）10g，藿香15g，叫哈荒（生藤）10g，辛（姜）15g，楠楞嘎（海船树皮）15g，摆埋丁别（灯台叶）15g，哈麻娘布（茴香砂仁根）30g，罕好喃（水菖蒲）10g，哈内牛（野芦谷根）30g，芽英热（车前草）20g，每天1剂，开水煎取600mL，分早、中、晚3次饭后半小时温服。

（3）唉哇嘎塔拢软（外感寒咳风塔不足型）

[夯帕雅（主症）]

咳嗽痰白，咳痰无力，头痛身痛，平素神疲体弱，气短懒言，反复易感，声低语怯，舌淡苔白，脉浅、无力。

[辨解帕雅（病因病机）]

平素体内塔拢（风气）不足，加之处于寒冷季节机体感受外在的帕雅拢嘎（冷风寒邪），内外病邪相合，更加损伤塔拢（风塔），塔拢（风塔）大伤，无力排出病邪，故见咳痰无力、神疲体弱、四肢酸软无力、少气懒言、气短或动则气喘等。

[平然（治则）]

调补塔拢（风气），散寒止痛。

[多雅（治法）]

1）雅解沙把（百解胶囊），口服，每次4～8粒，每天3次。

2）雅叫哈顿（五宝胶囊），口服，每次4～8粒，每天3次。

3）叫哈荒（生藤）10g，麻娘（砂仁）10g，摆咱阿亮（紫苏叶）15g，哈波丢勐（茴香豆蔻根）20g，娜罕（羊耳菊）15g，哈麻喝（洗碗叶根）15g，摆娜龙（艾纳香叶）10g，每天1剂，开水煎取600mL，分早、中、晚3次饭后温服。

2. 唉哇皇（外感热咳）

（1）唉哇皇塔拢想（外感热咳风塔过盛型）

[夯帕雅（主症）]

咳嗽，喉痒，痰稀薄、色白，恶风怕冷，发热轻，头目眩晕，胀痛，耳聋、耳鸣，鼻塞声重，时流清涕，肢节酸疼，舌苔薄、白、润，脉行浅、快。

[辨解帕雅（病因病机）]

由于体内风气过盛，加之感受外界的风热毒邪，内外相合上犯上盘，蕴积肺脏，肺气不得顺行而出现恶风怕冷，发热轻，头目眩晕，胀痛，肢节酸疼，鼻塞声重，咳嗽，痰稀薄、色白，时流清涕等症。

[平然（治则）]

除风止痛，通气止咳。

[多雅（治法）]

1）雅解沙把（百解胶囊），口服，每次4～8粒，每天3次。

2）雅叫哈顿（五宝胶囊），口服，每次4～8粒，每天3次。

3）雅拢恒拦火想（除风颈痛方）加减。方药组成：哈嘿别（葛根）20g，楠楞嘎（海船树皮）15g，摆埋丁别（灯台叶）15g，罕好喃（水菖蒲）10g，哈波丢勐（茴香豆蔻根）20g，嘿罕盖（通血香）15g，匹囡（胡椒）5g，鲜辛蒋（小姜）10g，每天1剂，开水煎取600mL，分早、中、晚3次饭后温服。

4）叫哈荒（生藤）15g，帕波（葱白）15g，哈帕利（旋花茄根）20g，娜罕（羊耳菊）15g，哈麻喝（洗碗叶根）15g，摆娜龙（艾纳香叶）10g，每天1剂，开水煎取600mL，分早、中、晚3次饭后温服。

5）若见咽喉疼痛者，取哈吐崩（四楞豆根）15g，哈帕利（旋花茄根）15g，巴阿烘（苦冬瓜）5g，每天1剂，开水煎取600mL，分早、中、晚3次饭后半小时温服。

（2）唉哇皇塔菲想（外感热咳火塔过盛型）

[夯帕雅（主症）]

咳嗽，咳吐黄痰或带血丝，发热，咽喉肿痛，面色发红，口干唇燥，舌质红，舌苔黄腻，脉行快。

[辨解帕雅（病因病机）]

平素喜食辛辣、香燥、味厚之品，热积体内，复感外在的风热毒邪，导致体内火塔偏盛，风火亢盛则发热、面红、咽燥。内外热邪相合，损伤塔喃（水塔），水不制火，火为热邪，热邪致病，故出现发热、口干咽痛、痰黄、质稠、尿黄、舌苔黄、三部脉快等。

[平然（治则）]

除风清火，化痰止咳。

[多雅（治法）]

1）雅解沙把（百解胶囊），口服，每次 4 ～ 8 粒，每天 3 次。

2）雅叫哈顿（五宝胶囊），口服，每次 4 ～ 8 粒，每天 3 次。

3）雅拢响唉想（除风止咳汤）。

4）哈罕满龙（黄花稔根）30g，哈娜龙（艾纳香根）15g，哈娜妞（翼齿臭灵丹根）15g，哈哈（白茅根）15g，每天 1 剂，开水煎取 600mL，分早、中、晚 3 次饭后温服。

5）咽痒呛咳或咳吐脓痰、心胸闷胀："方四"加摆埋丁别（灯台叶）15g，雅解先打（傣百解）15g，每天 1 剂，开水煎取 600mL，分早、中、晚 3 次饭后温服。

（3）唉哇皇塔喃想（外感热咳水塔过盛型）

[夯帕雅（主症）]

咳嗽，气息粗促，或喉中有痰声，痰多质黏或稠厚，咳吐不爽，或有热腥味，或咳血痰，胸胁胀满，面赤，或有身热，头昏重胀痛，口干发黏，舌质红，舌苔薄黄或黄腻，脉行深、快。

[辨解帕雅（病因病机）]

由于塔拎（土塔）功能不足，无力制约塔喃（水塔），使得体内塔喃（水塔）偏盛，加之感受外在的火热之邪，内外之邪相合上犯上盘，蕴积肺中，损伤肺脏，从而出现身热困重，头昏重胀痛，咳嗽痰多、黏腻，鼻流浊涕，心烦口渴，或口中黏腻、胸闷脘痞、泛恶、腹胀等以湿热为主的临床表现。

[平然（治则）]

利水化痰，除风止咳。

[多雅（治法）]

1）雅解沙把（百解胶囊），口服，每次 4 ～ 8 粒，每天 3 次。

2）苏藿感冒汤加减。方药组成：摆阿（苏叶）10g，藿香 15g，哈麻娘布（茴香砂仁根）30g，辛（姜）15g，内累牛（薏苡仁）30g，罕好喃（水菖蒲）15g，嘿涛罕（大黄藤）15g，芽英热（车前草）20g，抱勒（金花果）10g，每天 1 剂，开水煎取 600mL，分早、中、晚 3 次饭后温服。

（4）唉哇皇塔喃软（外感热咳水塔不足型）

[夯帕雅（主症）]

发热，干咳，咳声短促，痰少黏白，或带血丝，咽喉肿痛，口干唇燥，常伴午后潮热，手足心热，舌质红、少苔，脉行细、快。

[辨解帕雅（病因病机）]

平素体弱，体内塔喃（水塔）不足，或久病大病，或体内塔菲（火塔）过盛，损伤塔喃（水塔）。加之感外在的火热之邪，内外之邪相合，导致出现塔喃（水塔）不足而出现发热、干咳、咳声短促、痰少黏白、咽喉肿痛、口干唇燥等。

[平然（治则）]

补水清热，除风止咳。

[多雅（治法）]

1）雅解沙把（百解胶囊），口服，每次 4～8 粒，每天 3 次。

2）雅叫哈顿（五宝胶囊），口服，每次 4～8 粒，每天 3 次。

3）雅哇腊鲁皇（罕满龙感冒方）加减。哈罕满龙（黄花稔根）30g，嫩该罕（石斛）15g，哈帕利（大苦凉菜根）20g，哈帕弯（甜菜根）20g，哈娜龙（艾纳香根）15g，哈娜妞（翼齿臭灵丹根）15g，哈哈（白茅根）15g，每天 1 剂，开水煎取 600mL，分早、中、晚 3 次饭后半小时温服。

五、预防调护

对唉哇（咳嗽）的预防，应注意气候变化，保持空气流通，保持室内空气新鲜，在生活上应慎起居，适寒温，冬春注意防寒保暖，避免受凉。戒烟，注意饮食清淡，过敏体质者忌鱼腥虾蟹。少食肥甘厚味、辛辣香燥之品。痰多者应尽量将痰排出。注意锻炼，增强体质，提高抗病能力。

六、现代研究进展

咳嗽是一种呼吸道常见症状，由于气管、支气管黏膜或胸膜受炎症、异物、物理或化学性刺激引起，表现先是声门关闭、呼吸肌收缩、肺内压升高，然后声门张开，肺内空气喷射而出，通常伴随声音。咳嗽具有清除呼吸道异物和分泌物的保护性作用。但如果咳嗽不停，由急性转为慢性，常给患者带来很大的痛苦，如胸闷、咽痒、喘气等。咳嗽可伴随咳痰。咳嗽的治疗以对症处理为主。剧烈干咳者可适当应用镇咳剂，咳嗽有痰而不易咳出，可用祛痰药。如有细菌感染，可选择抗菌药物。

《名傣医林艳芳临床诊治咳嗽经验》中采用麻杏三子灯台汤治疗咳嗽。该方加减治疗风寒袭肺、风热犯肺、痰湿蕴肺、体虚咳嗽具有显著的疗效，可广泛用于治疗各种咳嗽，适应证包括急性气管 - 支气管炎、普通感冒、流行性感冒、肺炎、支气管哮喘、麻疹合并肺炎等，在治疗上应注意老幼适当减量，体弱者加黄芪，高热者重用石膏，热盛者加银花、黄芩。

七、傣医医案选读

杨某，女，32 岁。因不慎受凉，于 2016 年 10 月 2 日到医院就诊。症见：发热，咳嗽，痰清色白，喉痒，恶寒怕冷，头身疼痛，鼻流清涕，舌淡、苔白，脉行慢。曾在家自服感冒片和川贝枇杷止咳糖浆，症状无明显好转。傣医诊断为唉哇嘎塔菲软（外感寒咳火塔不足型），治以温散风寒，化痰止咳，除风止痛。取雅解沙把（百解胶囊）口服，每次 6 粒，每天 3 次；同时内服雅兵哇唉嘎（麻威冷咳汤），每天 1 剂，开水煎取 600mL，分早、中、晚 3 次饭后温服，连服 4 剂而愈。

第三节　拢唉习火（支气管哮喘）

一、概述

拢唉习火（支气管哮喘），是由于患者平素喜好香燥油腻味厚之品，积热于内，痰湿内生，加之感受外在的帕雅拢皇（热风毒邪），痰热互结，风火夹痰上犯上盘；或因平素患者体内"四塔""五蕴"功能低下，加之复感外在的帕雅拢嘎（冷风寒邪），痰湿不化，上犯上盘，阻塞肺气而发为喘咳。

临床表现以反复咳嗽、痰多、张口抬肩、喉中有哮鸣声、喘息不得卧、呼吸急促或反复发作喘息、呼吸困难、胸闷等为特征。

本病病位在上盘，傣医根据感邪途径不同将拢唉习火（支气管哮喘）分别称为拢唉习火皇（热性支气管哮喘，简称热喘）和拢唉习火嘎（寒性支气管哮喘，简称寒喘）两类来论治。

西医学中的支气管哮喘、嗜酸性粒细胞增多症（或其他急性肺过敏性疾患）、哮喘性支气管炎等，可参照本节进行辨治。

二、辨解帕雅（病因病机）

1. 感受外邪　外在热风毒邪，侵犯上盘，导致体内"四塔""五蕴"功能失调，引起肺主呼吸之气和塔拢（风、气）的运行交换、司出息入息（呼吸）的功能异常而致病。

2. 四塔、五蕴功能低下　素体虚弱使得机体抵抗外邪的能力下降，易受外邪侵袭，内外相合，导致四塔、五蕴之功能更虚而致病。

三、诊查要点

（一）诊断依据

1. 临床表现以反复发作喘息、气急、胸闷或咳嗽、呼吸困难、张口抬肩、喉中有哮鸣声、喘息不得卧等为表现特征。

2. 发作时双肺可闻及散在或弥漫性以呼气相为主的哮鸣音，呼气相延长。

3. 一般与运动，接触变应原，冷空气，物理、化学性刺激，上呼吸道感染等有关。

（二）相关检查

1. 支气管激发试验或运动试验阳性，支气管舒张试验阳性。

2. 血液检查　发病时血液中嗜酸性粒细胞增多，或白细胞数增多，或血清 IgE 增多（可较正常升高 2 倍以上）。

3. X 线检查　发作时两肺透亮度增加，横隔降低。反复发作者可见肺纹理增粗并出现肺气肿征。

四、辨解帕雅多雅（病、证分类辨治）

（一）辨证要点

拢唉习火（支气管哮喘）主要因体内"四塔""五蕴"功能失调，复感外邪，内外相合而致，根据感邪的寒热性质当分为拢唉习火皇（热性支气管哮喘）和拢唉习火嘎（寒性支气管哮喘）两类来论治。一般而言，拢唉习火均有咳嗽，喘促、张口抬肩等症状，然拢唉习火皇多见咳嗽痰多色黄，口干渴喜冷饮，咽喉肿痛，饮食不佳，舌苔黄厚腻，脉行快；而拢唉习火嘎形寒怕冷，咳喘痰多，色白或呈泡沫痰，口唇青紫，遇寒加剧，胸闷气短，腰膝冷痛，舌质淡，苔白厚腻或青紫，脉行慢闷气短，腰膝冷痛，舌质淡，苔白厚腻或青紫，脉行慢而无力，需分证论治。

（二）治疗原则

支气管哮喘的治疗原则为驱邪扶正。拢唉习火皇（热喘）治以除风止喘，清火解毒；拢唉习火嘎（寒喘）治以祛风除痰，平喘止咳。

（三）分类辨治

1. 拢唉习火皇（热喘）

[夯帕雅（主症）]

咳嗽，痰多色黄，喘息不得卧，张口抬肩，口干渴喜冷饮，咽喉肿痛，饮食不佳，舌苔黄厚腻，脉行快。

[辨解帕雅（病因病机）]

平素喜食辛辣、香燥、油腻之品，热积体内，导致痰湿内生，复感外在的热风毒邪，内外相合，痰热互结，导致体内火塔五蕴功能失调。风火夹痰上犯上盘肺中，阻塞肺气，肺气宣降失常，故喘息不得卧，张口抬肩。热邪内盛，痰热互结，故出现咳嗽痰多色黄，口干渴喜冷饮，咽喉肿痛，饮食不佳，舌苔黄厚腻，脉行快等。

[平然（治则）]

除风止喘，清火解毒。

[多雅（治法）]

1）雅罕唉喃（灯台叶止咳合剂）。口服，每次 30mL，每日 3 次。

2）拢响唉想（除风止咳汤）加减。吻牧（苦藤）10g，更习列（黑心树心）30g，更拢良（腊肠树心）30g，灯台叶 15g，白茅根 15g。水煎服。

3）哈芽拉劲图（草决明根）15g，哈罕满（拔毒散根）15g，哈芽穷燕（马鞭草根）15g，哈宾亮（红花臭牡丹根）30g，哈宾蒿（白花臭牡丹根）30g，芽帕怀（蟋蟀草）15g，共切细，一半水煎服，一半泡水服。

4）肺热咳喘痰鸣者，取法西里布（公的菩提树寄生）、法娜（冰片叶寄生）、法麻尚（五亚果寄生）、法勒办（对叶镕寄生）、法管底（蔓荆树寄生），磨汁服或水煎服。

麻黄 5g，杏仁 5g，苏子 20g，白芥子 20g，莱菔子 20g，半夏 15g，黄芩 15g，摆埋丁别（灯台叶）20g，水煎服。

2. 拢唉习火嘎（寒喘）

［夯帕雅（主症）］

咳喘痰多，色白或呈泡沫痰，胸闷气短，张口抬肩，口唇青紫，遇寒加剧，形寒怕冷，腰膝冷痛，天冷或受寒易发，舌质淡，苔白厚腻或青紫，脉行慢而无力。

［辨解帕雅（病因病机）］

平素"四塔""五蕴"功能低下，机体抵御外邪能力不足，加之感受外在的帕雅拢嘎（冷风寒邪）侵袭，导致四塔、五蕴之功能更虚，塔菲（火塔）、塔拢（风塔）不足，不能温煦塔喃（水塔）、塔拎（土塔），使水湿无法运化，停积于内，化为痰液，上犯上盘肺中，痰升气阻，肺气不得下降，上逆咽喉而发为喘咳。肺气郁闭，不得宣畅，故见胸闷气短，色白或呈泡沫痰；病性属寒，阴盛于内，阳气不能宣达，故见形寒怕冷、口唇青紫、遇寒加剧、腰膝冷痛、舌质淡、脉行慢而无力等。

［平然（治则）］

祛风除痰，平喘止咳。

［多雅（治法）］

（1）雅唉喃火烘（棉梆青止咳液）。口服，每次 30mL，每日 3 次。

（2）雅解习火嘎（冷喘解药方）。哈麻喝（洗碗叶根）、毫烘龙（大通关藤），磨汁服，然后再服下列诸方。

（3）麻黄 5g，杏仁 5g，半夏 15g，陈皮 10g，摆埋丁别（灯台叶）20g，苏子 20g，莱菔子 20g，白芥子 20g，水煎服。

（4）石岧蒲、沙干（青藤）、嘿摆（芦子藤）、罕好喃（水富蒲）、芽儿作龙（大篱兰网）、辛蒋（小姜）各适量，哥腊（陀盐）为引，水煎服。

（5）咳喘病剧咳，取更习列（黑心树心）30g，更拢良（腊肠树心）30g，疲萝蜜树心 15g，椿树树心 15g，更埋沙（釉木树心）15g，水煎服。

（6）若咳喘咯血，更拢良（腊肠树根）30g，取吻牧（苦藤）10g，哈习列（黑心树根）30g，水煎服。

7）各种咳喘病可取毫命（姜黄）、邓嘿罕（定心藤）等量，泡酒服。

五、预防调护

生活中注意锻炼，增强体质提高抗病能力；注意防寒保暖，预防感冒，避免因寒冷空气的刺激而诱发；饮食宜清淡，保持心情舒杨。常易患感冒者，平时可常服扶正固表，调护正气中药如玉风散、肾气丸等药物，以提高机体抗病能力。

六、现代研究进展

伴随环境气候等因素，目前我国哮喘患病率逐年上升，尤其是儿童哮喘患者。西医针对支气管哮喘的治疗药物主要包括糖皮质激素、茶碱、β2-受体激动剂、白三烯调节剂、抗胆碱药等，这些药物长期使用不良反应多，特别对于儿童患者带来的不良反应不容忽视。傣医傣药在漫长的历史发展进程中，因其独特的治疗手法和显著的疗效，成为重要的民族医药文化之一，并形成了自己的理论体系，如已完成的《戛牙三哈雅》（公元前964—884）、《傣药名录》（1982）等。根据傣医拥有独特的"四塔""五蕴"理论体系，通过多靶点防治支气管哮喘取得了良好的临床疗效。研究发现傣药中常用药物灯台叶中的生物碱和黄酮的混合成分具有镇咳和祛痰作用，同时黄酮类成分还具有平喘和抗急性炎症作用。在治疗支气管哮喘的方药运用方面，傣医药的发展功不可没。其中全国名老傣医康郎伦根据自创的"风病论"学说，收集创立的关于治疗支气管哮喘的药方及用药经验，为傣医药治疗哮喘的研究提供了重要的开展方向。

七、傣医医案选读

杨某，男，62岁。近几年来，每到冷季反复发生喘息胸闷，张口抬肩，咳嗽痰多，喉中有哮鸣声。2004年11月患兵哇嘎（冷季感冒）后，咳喘痰多，色白，为泡沫状痰，喘促气短，张口抬肩，夜间喘息不得卧，口唇青紫，遇寒加剧，形寒怕冷，胸闷气短，舌质淡，苔白厚腻，脉行慢而无力。傣医诊断为拢唉习火嘎（寒喘），以祛风除痰，平喘止咳为治。先给予哈麻喝（洗碗叶根）、毫烘龙（大通关藤），磨汁服，然后又取麻黄5g，杏仁5g，苏子20g，白并子20g，莱菔子20g，半夏15g，陈皮10g，摆埋丁别（灯台叶）20g，水煎服，3剂而见效。

第四节　拨想（肺结核）

一、概述

肺结核，傣医称为"拨想"。"拨"即"肺"，"想"即"干"，意为"肺干病"，即肺结核病。其主要因"四塔"功能失调，塔喃（水）不足，水不制火，损伤肺脏而致。

临床表现主要为干咳无痰或咯血、痰中带血丝或喘咳不得卧、盗汗、午后潮热、形瘦体弱、面色苍白或唇周青紫、少气懒言、饮食不佳、脉行弱而无力且快等，病位在上盘。根据病情分期，分拨想菲想（肺结核早期）和拨想多温（肺结核中晚期）论治。

西医学中的肺结核属本病范畴，可参照本节辨证论治。

二、辨解帕雅（病因病机）

本病的发生，主要是平素体虚，外受风毒之邪，导致四塔、五蕴功能失调，塔喃（水）不足，水不制火，塔菲（火）、塔拢（风）过盛，风火上犯上盘，损伤肺脏所致。

三、诊查要点

（一）诊断依据

1. 有与拨想（肺结核）患者的长期接触史。
2. 以干咳无痰或咳血、痰中带血丝、潮热、盗汗为主要表现特征。
3. 病程长，伴见形瘦体弱，面色苍白或唇周青紫，少气懒言，饮食不佳等症。

（二）相关检查

1. 体温 多有低热，常在 37.5 ～ 38℃之间。

2. 胸部体征 早期或轻症者可无异常。病变广泛时，患侧呼吸运动受限，病变部位叩诊呈浊音，听诊呼吸音减弱或可闻及湿啰音等。

3. 实验室检查 结核菌素试验呈强阳性，痰结核菌培养阳性。

4. X 线检查 可发现在肺部有原发病灶，肺门淋巴结肿大，或两肺均匀分布粟粒状浸润阴影。X 线检查可早期发现，且可对病灶部位、性质、范围、发展情况和治疗效果判断有重要参考意义。

四、辨解帕雅多雅（病、证分类辨治）

（一）辨证要点

本病邪在于肺，是由于正气不足，与拨想（肺结核）患者接触，外受风毒之邪，导致四塔、五蕴功能失调，塔喃（水塔）不足，水不制火，塔菲（火塔）、塔拢（风塔）过盛，风火上犯上盘，侵蚀肺脏所致的具有传染性的一种慢性虚弱性疾患。

（二）治疗原则

治疗分拨想菲想（肺结核早期）和拨想多温（肺结核中晚期），分别采取补水清火，化痰止咳，凉血止血或补益四塔，补水清火，化痰止咳，凉血止血之法治之。

（三）分类辨治

1. 拨想菲想（肺结核早期）

［夯帕雅（主症）］

干咳少痰或痰中带血丝，口燥咽干，神疲乏力，手足心发热或午后潮热，两颊发红，舌边尖红，脉行弱而无力且快。

［辨解帕雅（病因病机）］

本病的发生，主要因为四塔、五蕴功能失调，塔喃（水塔）不足，水不制火，塔菲（火塔）、塔拢（风塔）过盛，风、火上犯上盘，损伤肺脏而见干咳少痰或痰中带血丝。

水塔受伤故见口燥咽干，手足心热，午后潮热，两颧发红，舌边尖红，脉行弱而无力且快等。

[平然（治则）]

调节四塔，补水清火，凉血止血，化痰止咳。

[多雅（治法）]

（1）雅叫哈顿（五宝药散）。口服，每次 3～6g，每日 3 次，开水送服。

（2）雅拨想菲想（哈郎凉血止咳汤）。取哈莫哈郎（大驳骨丹根）30g，哈皇旧（旱莲草根）30g，水煎服。

（3）嘿摆（芦子藤）、皇旧（旱莲草）各 5 尖，水煎加胡椒 1g，红糖适量，雅叫哈顿（五宝药散）为引内服。

（4）摆埋怀（鹊肾树叶）捣烂，取汁内服。

（5）补累（野姜）15g，罕好喃（水菖蒲）10g，波波罕（山乌龟）10g，水煎服。

（6）雅唉喃火烘（棉榔青止咳液）。口服，每次 30mL，每日 3 次。

2. 拨想多温（肺结核中晚期）

[夯帕雅（主症）]

形瘦体弱，面色苍白或两颧发红，干咳少痰或痰中带血丝或大量咯血，色鲜红，喘息不眠，午后潮热，手足心热，咽干口燥，神疲乏力，舌边尖红，少苔或苔薄黄，脉行弱而无力且快。

[辨解帕雅（病因病机）]

本病则因患病日久，失治误治或用药不当，更加损伤体内的四塔、五蕴之功能，水不制火，火气更加旺盛，上犯上盘，灼伤肺脏，故而出现大量咯血。气血极衰则见形瘦体弱，神疲乏力，喘息不眠，面色苍白。火为热邪而见两颊发红，口燥咽干，手足心热或午后潮热，舌边尖红，少苔或苔薄黄，脉行弱而无力且快等症。

[平然（治则）]

调补四塔，补水清火，凉血止血，化痰止咳。

[平然（治则）]

除风解毒，清热利水。

[多雅（治法）]

（1）雅拨想多温（驳骨旱莲汤）。哈莫哈郎（大驳骨丹根）30g，哈皇旧（旱莲草根）30g，哈哈（白茅根）30g，黄芪 30g，芽楠嫩（荷包山桂花）30g，水煎服。

若两颧发红、干咳少痰或痰中带血丝或大量吐血、色鲜红、口燥咽干、手足心热、午后潮热、舌边尖红、少苔或苔薄黄、脉行弱而无力者，加白茅根 30g，龙血树叶 15g，止血藤 30g，鸭嘴花根 15g，藕节 30g，水煎服。若咳吐大量脓血痰、乏力气短明显者，加桑白皮 15g，灯台叶 15g，水煎送服雅叫哈顿（五宝药散）5～10g。

（2）雅叫哈顿（五宝药散）。每次 3～6g，每日 3 次，用蜂蜜水调服或蒸鸡蛋食之。

（3）妇女产后患结核病，手足疼挛者，取芽桑西双哈（地胆头）15g，罗尖（公丁香）5g，黑种草籽 10g，泡酒内服。

（4）形瘦体弱、大量吐血者，取哈莫哈郎（大驳骨丹根）、哈皇旧（旱莲草根）、白茅根、黄芪、芽楠嫩（荷包山桂花）30g，水煎服。

（5）咳嗽、咯血者，可取哈嘿宋些（白粉藤根）、嘿喃活（两面针）、锈毛野枣、哈麻电（圆锥南蛇藤根）、黄伞树各等量，水煎服。

（6）雅唉喃火烘（棉榔青止咳液）。口服，每次 30mL，每日 3 次。

五、预防调护

拔想的发生及转归主要取决于患者正气的盛衰、病情的轻重和治疗是否及时。若诊断及时，早期治疗，可逐渐康复；若误诊失治，邪气壅盛，或耐药药损，病情可加重，甚至恶化，故早期诊断，及时做相关检查，避免误诊漏诊，非常关键。拔想患者在药物治疗的同时，还应注意饮食、摄生等综合治疗，忌食香燥煎炸性热之食物，宜食清淡味甜滋补之品，并加强身体锻炼。

对于肺结核的防护首先要做好隔离，对患者要进行隔离，减少传染。同时，如果与患者进行密切接触，一定要注意戴口罩进行防护，要注意勤洗手，注意卫生。

六、现代研究进展

肺结核在傣医学中主要遵循四塔、五蕴理论防治，在临床实践中也不断有新的验方总结和创新，蔡屏江单味应用傣药牙竹麻或配入中药汤剂中，内服治疗鼻衄不止、牙龈出血久治不效及肺结核咯血不止，取得满意疗效。生活于云南省德洪州的傣族同胞，在治疗肺结核而引起的干咳不止时，常常用当地特产的草药来配方治疗，例如运用大响铃30g，小响铃 30g，笔管草 30g，马鞭草 30g，加水煎服，每日 1 剂，分 2 次早晚服用。方中的大响铃为蝶形花科植物吊裙青，小响铃为豆科植物猪屎豆，这几味药物同用，具有润肺止咳、清喉利咽的功效，主治肺结核或者由于燥热之邪侵袭肺部而造成的干咳、咽喉疼痛、发干发痒等症状。

七、傣医医案选读

王某，男，16 岁。3 个月以来经常咳嗽，干咳少痰，午后发热。因 3 天前咳嗽，痰中带血丝而于 2002 年 7 月 22 日就诊。患者较瘦，两颧发红，神疲乏力，咳嗽少痰，痰中带血丝，口燥咽干，手足心发热，午后潮热，舌边尖红，脉行弱而无力且快。查体：T: 37.8℃，R: 20 次 / 分，P: 102 次 / 分，BP: 100/70mmHg，两颧发红，咽充血（+），扁桃体无肿大，胸廓对称，双肺未闻干湿啰音，心界不大，腹软，肝脾未扪及，余（－）。X 线胸片报告右上肺结核可疑。结核菌素试验阳性。傣医诊断为拔想菲想（肺结核早期），治以补水清火，化痰止咳，凉血止血。给予雅拔想菲想（哈郎凉血止咳汤），即哈莫哈郎（大驳骨丹根）30g，哈皇旧（旱莲草根）30g，水煎服，每日 1 剂；另取雅叫哈顿（五宝药散），每次服 4g，每日 3 次，开水送服。5 剂而获效。

复习思考题

1. 兵哇（感冒）的分类有哪些？
2. 唉哇嘎（外感寒咳）和唉哇皇（外感热咳）如何鉴别？
3. 如何从症状特点上区分拢唉习火皇（热喘）和拢唉习火嘎（寒喘）？
4. 拨想（肺结核）的诊断要点有哪些？

第三章　心系病证 ▷▷▷

第一节　栽线（心悸）

一、概述

栽线（心悸），指患者自觉心慌心跳、气短、胸闷乏力为主要表现的一种临床常见疾病，也是多种疾病的一个症状。

傣医根据"四塔理论"将栽线（心悸）分为栽线塔拢软（心悸风塔不足型）、栽线塔拢想（心悸风塔过盛型）、栽线塔菲软（心悸火塔不足型）和栽线塔喃软（心悸水塔不足型）。

西医中各种原因引起的心律失常，如心动过速、心动过缓、期前收缩与扑动、颤动、房室传导阻滞、束支传导阻滞、病态窦房结综合征、预激综合征、心力衰竭、心肌炎、心包炎及一部分神经官能症、更年期综合征等有心悸表现的疾病可参照辨治。

二、辨解帕雅（病因病机）

栽线（心悸）的发生多因素体虚弱，或久病失养、年老体衰等导致"四塔""五蕴"功能失常，风气水血不足，或风气过盛，壅塞不通，而使水血运行不畅；或平素水寒，火衰心失温养而致；或水血不足，水不制火，内火偏盛，心失所养。

三、诊查要点

（一）诊断依据

临床表现为自觉心中悸动不安，气短，心胸憋闷，少气懒言，头目昏眩，睡眠不佳，舌淡苔白或少苔，脉行细、弱、无力或快或慢。

（二）相关检查

1. 心电图可正常，亦可出现各种快速型或缓慢型心律失常心电图特征。
2. 动态心电图、超声心动图有助于本病的诊断。

四、辨解帕雅多雅（病、证分类辨治）

（一）辨证要点

心悸应辨不足与过盛，常有风塔不足型、火塔不足型、水血不足型，过盛有风塔过盛型。不足主要有少气懒言，语音低弱，面色苍白，周身酸软乏力，舌淡、苔薄白，脉深、细、无力。过盛主要有心胸急剧疼痛，呈阵发性发作，心胸痞闷如重压感，舌质紫暗或有瘀斑，脉行不畅。

（二）治疗原则

心悸的治疗原则为调补和清泄，不足型调补为主，过盛型以清泄为主。

（三）分类辨治

1. 栽线塔拢软（心悸风塔不足型）

[夯帕雅（主症）]

心慌心悸，胸闷气短，神差，睡眠不佳，少气懒言，语音低弱，面色苍白，舌淡、苔薄白，脉深、细、无力。

[辨解帕雅（病因病机）]

本证的发生是由于久病、大病或劳欲过度，损伤塔拢（风塔），或平素体弱，"四塔"不足，无力运行水血滋养身心，心失所养，出现心慌心悸，胸闷气短；塔拢（风塔）不足，推动气血运行之力下降，出现神差，睡眠不佳，少气懒言，语音低弱，面色苍白，舌淡、苔薄白，脉深、细、无力等。

[平然（治则）]

调补塔拢（风塔），养心安神。

[多雅（治法）]

（1）芽嫩养心汤：芽楠嫩（荷包山桂花）30g，芽把路（麦冬）15g，邓嘿罕（定心藤）30g，哈芽拉勐（决明根）30g，内罕盖（五味子）10g，每天1剂，开水煎取600mL，分早、中、晚3次饭后温服。

（2）贺哈（红豆蔻）、鲜辛（姜）、补累（野姜）、毫命（姜黄）、内管底（三叶蔓荆子）各等量，煎煮取汁1盅，喃蓬（蜂蜜）、劳（酒）各1盅，共混匀，再取匹囡（胡椒）7粒，捣细，分因（阿魏）适量加入药汁内，放于竹筒内煎煮后含服。

（3）叫哈蒿（弯管花）、沙腊比罕（台乌）、哈芽拉勐（决明根）、哈罕满囡（小拔毒散根）、答歪郎（黑甘蔗芽）各等量，每天1剂，开水煎取600mL，分早、中、晚3次饭后温服。

（4）尖亮（降香黄檀）、沙英（甘草）、答歪郎（黑甘蔗芽）各适量，磨于喃莫（米汤）内服。

（5）贺姑（九翅豆蔻）30g，贺嘎（草豆蔻）30g，吻牧（苦藤）15g，每天1剂，开水煎取 600mL，分早、中、晚 3 次饭后温服。

2. 栽线塔拢想（心悸风塔过盛型）

[夯帕雅（主症）]

心悸气短，心胸急剧疼痛，呈阵发性发作，心胸痞闷如重压感，面色无华或青紫，舌质紫暗或有瘀斑，脉行不畅。

[辨解帕雅（病因病机）]

本证的发生主要为体内塔拢（风、气）过盛，阻碍水血运行，瘀阻心胸，心气不通，而出现心悸气短，心胸疼痛急剧，痞闷如重压；风气不行常道、逆乱，症状呈阵发性发作，气道不通，机体失去润养而面色无华或青紫，舌质紫暗或有瘀斑，脉行不畅等。

[平然（治则）]

通气活血，化瘀止痛，镇心安神。

[多雅（治法）]

（1）嘎筛通气止痛散。方药组成：埋嘎筛（龙血树）、麻尖（肉豆蔻）、罗尖（丁香）各等量，碾细粉，朱砂少许为引，内服，每次 1.5～3g，每天 3 次。

（2）飞拢（松萝）、更方（苏木）、罗罕（红花）各等量，每天 1 剂，开水煎取 600mL，分早、中、晚 3 次饭后温服。

（3）心慌心悸，心痛欲死：哈宾亮（红花臭牡丹根）30g，哈罗埋亮龙（朱槿根）30g，哈麻烘些亮（红蓖麻根）15g，哈孩嫩（水杨柳树根）10g，芽帕怀（蟋蟀草）15g，辛蒋（小姜）、匹囡（胡椒）为引，每天 1 剂，开水煎取 600mL，分早、中、晚 3 次饭后温服。

3. 栽线塔菲软（心悸火塔不足型）

[夯帕雅（主症）]

形寒怕冷，肢体蜷缩，心慌心跳，胸闷，心前区剧痛，面色苍白或唇周青紫，舌质紫暗或有瘀斑，脉行缓慢、无力。

[辨解帕雅（病因病机）]

本证多因大病、久病后，体内塔菲（火塔）不足，塔喃（水塔）寒冷，不能温养心胸，心血瘀阻，致心慌心跳、胸闷；塔菲（火塔）不足，机体失去温煦，表现出寒象，形寒怕冷，肢体蜷缩，面色苍白；寒盛气血不行，出现瘀血，表现为唇周青紫，舌质紫暗或有瘀斑，脉行缓慢、无力。

[平然（治则）]

补火通气，化瘀止痛，养心安神。

[多雅（治法）]

（1）比亮温心汤。方药组成：比比亮（红花丹）5g，娜罕（羊耳菊）30g，哈罕满囡（小拔毒散根）30g，每天 1 剂，开水煎取 600mL，分早、中、晚 3 次饭后温服。

（2）麻亮（海红豆）、大蒜烧炭，碾细粉，每次 1～3g，每天 2 次，开水调服。

（3）摆嘎筛（龙血树叶）、麻尖（肉豆蔻）、罗尖（丁香）各等量，共碾细粉，朱砂

（少许）为引，每次 1 ～ 3g，每天 3 次，开水调服。

4. 栽线塔喃软（心悸水塔不足型）

[夯帕雅（主症）]

心慌心悸，面色苍白，神差，睡眠不佳，周身酸软乏力，气短胸闷，舌淡白、苔薄白，脉深、弱、无力；或见心慌心悸，心烦不安，头目昏眩，五心烦热，盗汗，口干舌燥，大便干燥，小便短赤，舌质红、少苔，脉行细、弱、快。

[辨解帕雅（病因病机）]

本证的发生主要为平素体弱或久病、大病后导致塔拎（土塔）、嗒喃（水塔）受损，气血化生无源，水血不足，不能滋养机体而致。傣医学认为，水血同源，水血不足则干，而内火旺，水不制火，可见一派内热之象，如心慌心悸，心烦不安，头目昏眩，五心烦热，盗汗，口干舌燥，大便干燥，小便短赤，舌质红、少苔，脉行细、弱、快等；血不足，则出现心慌心悸，面色苍白，神差，睡眠不佳，周身酸软乏力，气短胸闷，舌质淡白、苔薄白，脉行深、弱、无力等。

[平然（治则）]

补水清火，养血安心。

[多雅（治法）]

（1）雅叫哈顿（五宝药散），口服，每次 3 ～ 6g，每天 3 次，用喃蓬（蜂蜜水）送服。

（2）补水定心汤。方药组成：邓嘿罕（定心藤）30g，哈芽拉勐（决明根）30g，波波罕（山乌龟）5g，内罕盖（五味子）10g，芽把路（麦冬）15g，沙英（甘草）5g，水煎服。

（3）锅麻过（嘎哩啰果核）20g，沙英（甘草）10g，故罕（当归）15g，更方（苏木）15g，加歪亮（红糖）为引，每天 1 剂，开水煎取 600mL，分早、中、晚 3 次饭后温服。

（4）偏于塔喃（水塔）不足，出现心慌心悸、心烦不安、心中疼热、头目昏眩、五心烦热、盗汗、口干舌燥：邓嘿罕（定心藤）20g，文尚海（百样解）10g，嘿蒿莫（滑叶藤仲）15g，吻牧（苦藤）15g，哈罕满囡（拔毒散根）30g，共磨水服或每天 1 剂，开水煎取 600mL，分早、中、晚 3 次饭后温服。

（5）热重，心慌心悸加剧：咪火哇（山大黄）、邓嘿罕（定心藤）、哈帕利（旋花茄根）、哈帕弯（甜菜根）、哈沙腊比罕（台乌根）各适量，共磨水服。

五、预防调护

1. 合理饮食，适量运动，稳定情绪，劳逸适度。

2. 顺应自然，注意季节调养。

3. 未病先解，先解后治。在栽线尚未发生之前，通过采取"雅解"（解药）的预防和治疗措施，调节人体生理功能、解除人体的各种毒素，保持体内"四塔""五蕴"功能的平衡和协调，以防止栽线的发生和发展；发生栽线后一是应先服用"雅解"（解药），以解除导致人体发病的各种因素；二是患病日久，久治不愈者，应先服用"雅解"（解药）以解除用药不当或所用药物的不良反应，理顺人体的气血，然后对病论治、对病下药，才能起到良好的治疗效果和防止疾病的恶化。

六、现代研究进展

栽线（心悸），轻者自觉心慌、心跳，重者可发生恶性心律失常，而危及生命。病态窦房结综合征可予以永久起搏器治疗。室性心律失常有以下几种类型：多源室性期前收缩、频发室性期前收缩及 R-on-T 现象。合理使用经导管射频消融临床疗效满意。

七、傣医医案选读

玉某，女，31 岁。2020 年 9 月 10 日到医院就诊。症见：产后形瘦体弱，加之调理不当，出现心慌心悸、失眠多梦、头晕目眩、面色苍白、少气懒言、舌质淡、脉细、微弱等症状。傣医诊断为栽线塔拢软（心悸风塔不足型），治以调补塔拢（风塔），养心安神。取雅叫哈顿（五宝药散）口服，每次 4g，每天 3 次，用嘴蓬（蜂蜜水）送服。另加芽嫩养心汤：芽楠嫩（荷包山桂花）30g，芽把路（麦冬）15g，邓嘿罕（定心藤）30g，哈芽拉勐（决明根）30g，内罕盖（五味子）10g，每天 1 剂，开水煎取 600mL，分早、中、晚 3 次饭后温服。连服 7 剂而愈。

第二节　拢旧斤贺栽（心绞痛）

一、概述

拢旧斤贺栽（心绞痛）临床表现为发病急，心胸憋闷，心前区急剧疼痛，呈阵发性发作，心慌心悸，甚则突然昏倒，大汗淋漓。

傣医应用"四塔理论"，将拢旧斤贺栽（心绞痛）分为拢旧斤贺栽塔拢想（心绞痛风塔过盛型）、拢旧斤贺栽塔拢软（心绞痛风塔不足型）、拢旧斤贺栽拢比（心绞痛风火入心型）、拢旧斤贺栽塔菲软（心绞痛火塔不足型）、拢旧斤贺栽塔菲想（心绞痛火塔过盛型）、拢旧斤贺栽勒拢巴（心绞痛水血瘀滞型）六型来论治。

西医学的急性冠脉综合征、急性心肌梗死等均可参照辨治。

二、辨解帕雅（病因病机）

拢旧斤贺栽（心绞痛）的发生主要是因体内"四塔""五蕴"功能失调，塔拢（风塔）偏盛，水血运行不畅，加之复感外邪，内外相合，直入心胸，阻碍气血行运，气血瘀滞心脉，心脉不通，不通则痛；或感受外在的病毒邪气，病邪入心，阻滞气血运行而致。

三、诊查要点

（一）诊断依据

临床以发病急，心胸憋闷，心前区急剧疼痛，呈阵发性发作，心慌心悸，头目昏眩，面色苍白，畏寒怕冷，四肢困倦，唇周青紫，甚则突然昏倒，大汗淋漓，呼吸困难为特征。

（二）相关检查

1.平时心电图大多正常。发作时或发作后短暂出现急性缺血型S–T改变，或见T波由倒置转为直立，或短暂出现小Q波、倒U波和各种室内传导阻滞。

2.运动、饱餐等负荷试验后出现缺血性心电图及心律失常。心肌梗死时心电图检查可有病理性Q波（坏死型）、ST段升高（损伤型）和T波倒置（缺血型）等改变。

3.心肌酶增高，血沉加快，白细胞升高，肌红蛋白升高。

四、辨解帕雅多雅（病、证分类辨治）

（一）辨证要点

本病邪在于心，应根据发作时的症状、舌脉区别疾病虚实和病理因素。一般而言，心绞痛风塔过盛型心前区急剧疼痛呈阵发性发作，伴唇周青紫，舌质紫暗或有瘀斑，脉行不畅；心绞痛风塔不足型心前区急剧疼痛伴四肢冰凉，少气懒言，舌质淡或有瘀斑，脉行缓慢、无力；心绞痛风火入心型可见突然昏倒，不省人事，或感头晕眼花，心胸绞痛，牵扯肩背，大汗淋漓，呼吸困难，若兼见神昏谵语、心慌心悸，似见鬼状；心绞痛火塔不足型可见心胸憋闷疼痛，伴畏寒怕冷，双手抱胸，肢体蜷缩，四肢冰凉，舌体胖大，舌质淡或有瘀斑，脉行缓慢、无力；心绞痛气血瘀滞型可见心胸疼痛剧烈，痛如针刺，痛有定处，日久不愈，可因情绪变化加重，舌质紫暗或有瘀斑瘀点，舌苔薄，脉行不畅；心绞痛水塔过盛型可见形体肥胖，胸闷重而心痛轻，痰多气短，阴雨天易发作或加重，伴倦怠乏力，纳呆便溏，口黏，咯吐痰涎，苔白腻或白滑，脉行不畅。

（二）治疗原则

心绞痛的治疗原则为调补中上盘火，通络止痛。一旦出现疼痛剧烈、持续不能缓解，伴突然昏倒，汗出肢冷，呼吸困难，脉散乱或微细欲绝等危候，应尽早予以抢救。

（三）分类辨治

1.拢旧斤贺栽塔拢想（心绞痛风塔过盛型）

[夯帕雅（主症）]

心胸憋闷，心前区急剧疼痛，呈阵发性发作，心慌心悸，头目昏眩，面色苍白，畏寒怕冷，四肢困倦，唇周青紫，甚则突然昏倒，大汗淋漓，舌质紫暗或有瘀斑，脉行不畅。

[辨解帕雅（病因病机）]

本证是因体内"四塔""五蕴"功能失调，塔拢（风塔）过盛，瘀阻心胸，阻碍塔喃（水、血）运行，气血不通，加之感受外在的病毒邪气，病邪入心，内外相合，阻滞血脉运行，心脉闭阻而致。

[平然（治则）]

通气活血，化瘀止痛。

[多雅（治法）]

（1）雅接纳厄（贺哈胸痛方）。方药组成：喃贺哈（红豆蔻根汁）10mL，喃辛（姜汁）10mL，喃毫命（姜黄汁）10mL，喃补累（野姜汁）10mL，喃管底（三叶蔓荆汁）10mL，匹囡（胡椒）3粒，分因（阿魏）1g，劳（酒）10mL，共混合，煎煮服。

（2）雅解沙把（百解胶囊），口服，每次 4～8 粒，每天 3 次。

2. 拢旧斤贺栽塔拢软（心绞痛风塔不足型）

[夯帕雅（主症）]

心胸憋闷，心前区急剧疼痛，心慌心悸，畏寒怕冷，双手抱胸，肢体蜷缩，四肢冰凉，面色苍白，少气懒言，唇周青紫，舌质淡或有瘀斑，脉行缓慢、无力。

[辨解帕雅（病因病机）]

本病是因体内"四塔""五蕴"功能失调，塔拢（风塔）不足，无力运化水血，气血瘀滞心脉，心失所养而致。

[平然（治则）]

补气活血，除风止痛。

[多雅（治法）]

（1）路吗（狗骨头）30g，罕好喃（水菖蒲）10g，哈波丢勐（茴香豆蔻根）30g，麻娘（砂仁）20g，更方（苏木）15g，毫命（姜黄）15g，晚害闹（莪术）15g，每天 1 剂，开水煎取 600mL，分早、中、晚 3 次饭后温服。

（2）雅朋勒（黄药散），每次 3～6g，每天 3 次，开水送服。

3. 拢旧斤贺栽拢比（心绞痛风火入心型）

[夯帕雅（主症）]

突然昏倒，不省人事，或感头晕眼花，心胸绞痛，牵扯肩背，大汗淋漓，呼吸困难，口唇青紫，心慌心悸，面色苍白，肢体发冷，甚至突发痉挛等。若兼见神昏谵语、心慌心悸，则称为"巴纹"（似见鬼状）。

[辨解帕雅（病因病机）]

本病是因体内"四塔""五蕴"功能失调，塔喃（水塔）不足，无力制火，塔菲（火塔）过盛，火盛生风，风火相合，上犯心胸、头目而致。

[平然（治则）]

补水清火，养心止痛，除风活血。

[多雅（治法）]

（1）雅拢旧嘎栽线（匹龙平心汤）。方药组成：哈匹龙（大辣椒根）15g，锅捧先（香樟树）15g，的哇拉呆沙（蜘蛛干壳）5g，水煎服。

（2）雅拢旧（祛风散）加味治疗。方药组成：摆皇曼（马蓝叶）、皇丈（火焰花）、皇旧（旱莲草）、宋先嘎（酢浆草）、楠晚（三丫苦）、景郎（黑种草子）各等量，共碾细粉，每次 3～5g，每天 3 次，开水送服。

4. 拢旧斤贺栽塔菲软（心绞痛火塔不足型）

[夯帕雅（主症）]

心胸憋闷，心前区急剧疼痛，心慌心悸，畏寒怕冷，双手抱胸，肢体蜷缩，四肢冰凉，面色苍白，少气懒言，唇周青紫，舌体胖大，舌质淡或有瘀斑，脉行缓慢、无力。

[辨解帕雅（病因病机）]

本病是因体内"四塔""五蕴"功能失调，栽（心）之塔菲（火塔）不足，无力运化水血、温煦周身，冷风入心而致。

[平然（治则）]

补火温心，除风止痛。

[多雅（治法）]

（1）雅拢旧嘎栽（补火温心汤）。方药组成：路吗（狗骨头）30g，哈比多楠（花叶假杜鹃）10g，贺帕顿（滴水芋）30g，每天 1 剂，开水煎取 600mL，分早、中、晚 3 次饭后温服。

（2）雅拢旧（祛风散）加减治疗。方药组成：摆皇曼（马蓝叶）、嘿罕盖（通血香）、嘿蒿烘（通关藤）、皇丈（火焰花）、皇旧（旱莲草）、宋先嘎（酢浆草）、景郎（黑种草子）各等量，共碾细粉，每次 3～5g，每天 3 次，开水送服。

5. 拢旧斤贺栽勒拢巴（心绞痛气血瘀滞型）

[夯帕雅（主症）]

心胸疼痛剧烈，痛如针刺，痛有定处，牵扯肩背，大汗淋漓，胸闷，呼吸困难，日久不愈，可因情绪变化加重，舌质紫暗或有瘀斑瘀点，舌苔薄，脉行不畅。

[辨解帕雅（病因病机）]

本病是因体内"四塔""五蕴"功能失调，栽（心）之塔拢（风塔）无力，不能推动水血运行，水血运行不畅，血瘀中盘，加之感受外在冷风寒邪所致。

[平然（治则）]

调气活血，养心止痛。

[多雅（治法）]

（1）更方（苏木）15g，罗罕（红花）10g，吻牧（苦藤）15g，贺姑（九翅豆蔻）30g，贺嘎（草豆蔻）30g，嘿罕盖（通血香）15g，匹囡（胡椒）3g，锅捧先（香樟树）15g，的哇拉呆沙（蜘蛛干壳）5g，每天 1 剂，开水煎取 600mL，分早、中、晚 3 次饭后温服。

（2）雅拢旧（祛风散）加减治疗。方药组成：皇旧（旱莲草）、嘿罕盖（通血香）、更方（苏木）、罗罕（红花）、贺波亮（小红蒜）、嘿蒿烘（通关藤）、皇丈（火焰花）、摆皇曼（马蓝叶）、宋先嘎（酢浆草）、景郎（黑种草子）各等量，共碾细粉，每次3～5g，每天3次，开水送服。

6. 拢旧斤贺栽塔喃想（心绞痛水塔过盛型）

[夯帕雅（主症）]

形体肥胖，胸闷重而心痛轻，痰多气短，阴雨天易发作或加重，伴倦怠乏力，纳呆便溏，口黏，咯吐痰涎，苔白腻或白滑，脉行不畅。

[辨解帕雅（病因病机）]

本病是因体内"四塔""五蕴"功能失调，塔拢（风塔）不足，水血运行不畅，塔喃（水塔）过盛，停积心胸而致。

[平然（治则）]

调补塔拢（风塔），利水止痛。

[多雅（治法）]

（1）雅拢旧嘎栽（补火温心汤）加味。方药组成：路吗（狗骨头）30g，哈比多楠（花叶假杜鹃）10g，贺帕顿（滴水芋）30g，嘿罕盖（通血香）20g，芽英热（车前草）20g，罕好喃（水菖蒲）10g，每天1剂，开水煎取600mL，分早、中、晚3次饭后温服。

（2）雅拢旧（祛风散）加减治疗。方药组成：皇旧（旱莲草）30g，芽英热（车前草）20g，换汗喃（狗响铃）20g，邓嘿罕（定心藤）20g，嘿罕盖（通血香）20g，嘿蒿烘（通关藤）15g，皇丈（火焰花）20g，宋先嘎（酢浆草）20g，景郎（黑种草子）10g，共碾细粉，每次3～5g，每天3次，开水送服。也可煎汤服，每天1剂，开水煎取600mL，分早、中、晚3次饭后温服。

五、预防调护

注意生活起居，避免受寒，寒温适宜，忌烟酒，调摄精神，避免情绪波动，保持心情平静愉快。饮食宜清淡易消化，保持大便通畅，忌烟酒等刺激之品，注意劳逸结合，坚持适当运动，保持充足睡眠，急性发作期则应卧床休息。

六、现代研究进展

现代研究表明，稳定型心绞痛危险因素可分为传统因素和非传统因素，传统危险因素可包括血脂异常、高血压、糖尿病、运动减少、吸烟、社会心理因素、年龄、性别等，非传统危险因素主要有血清胆红素、高尿酸血症、高同型半胱氨酸血症、凝血功能异常等。

其最普遍的病因是冠状动脉粥样硬化。脂质代谢障碍为动脉粥样硬化的病变基础，导致动脉壁增厚变硬、血管腔狭窄等结构改变，受累病变动脉则出现血管弹性差，供应的组织或器官将缺血或坏死，以及血流变学改变，造成血液黏度增高。发病机制主要有脂质浸润学说、内皮损伤反应学说、炎症因子反应学说等。

稳定型心绞痛的主要西医治疗方法是口服药物的保守治疗以及血运重建，前者主要以降低心肌耗氧和改善心肌灌注为主缓解症状，以抗血小板聚集、抗凝、稳定斑块调脂预防心血管事件再发生率。后者包括经皮冠状动脉介入治疗或冠状动脉旁路移植术。

七、傣医医案选读

阿某，女，50岁。2017年3月2日到医院就诊。症见：心胸憋闷、绞痛，呈阵发性发作，面色无华，头晕目眩，四肢困乏，唇色青紫，舌质暗、有瘀点和瘀斑，脉行不畅。傣医诊断为拢旧斤贺栽塔拢想（心绞痛风塔过盛型），治以通气活血、化瘀止痛、宁心安神。选用雅接纳厄（贺哈胸痛方）治疗。方药组成：贺哈（红豆蔻）舂细取汁10mL，喃辛（姜汁）10mL，喃毫命（姜黄汁）10mL，喃补累（野姜汁）10mL，劳（酒）10mL，喃管底（三叶蔓荆汁）10mL，匹囡（胡椒）3粒，分因（阿魏）1g，共混合，水煎服，连服6剂获效。

第三节　暖冒拉（不寐）

一、概述

暖冒拉（不寐，也称失眠）是因体内"四塔""五蕴"功能失调，偏盛或不足而导致的以经常不能获得正常睡眠为特征的一类病证，临床主要表现为睡眠时间、睡眠深度不足。轻症者表现为入睡困难，或睡眠轻浅，时睡时醒，或醒后不能再次入睡；重症者则彻夜不眠。

傣医根据"四塔理论"将暖冒拉（不寐）分为塔拢想（风塔偏盛型）、塔拢软（风塔不足型）、塔菲想（火塔偏盛型）、塔菲软（火塔不足型）、塔喃软（水塔不足型）、塔喃想（水塔偏盛型）、塔拎软（土塔不足型）、塔拎嘎（土塔不通型）八型。

西医学中的神经官能症、脑动脉硬化粥样硬化、神经衰弱、更年期综合征、贫血等以失眠为主要临床表现时，均可参照本病辨治。

二、辨解帕雅（病因病机）

1. 饮食不节　本病的发生，多因饮食不节，过食辛辣炙煿厚味之品，里热炽盛，塔拢（风塔）、塔菲（火塔）偏旺，风热上扰心神，心神不宁则失眠；或因过食生冷酸腥之物，寒湿内生，损伤塔菲（火塔），心失温养而失眠。

2. 病后体虚　"四塔"功能不足，水血运行不畅或水血不足，机体失于滋养，神不内守而失眠；或因塔拎（土塔）受损，水食运化无力，停积中盘，中盘阻塞不通，气逆上盘，导致心气运转不利而出现失眠多梦。

综上所述，体内"四塔""五蕴"功能失调，偏盛或不足均可导致失眠。

三、诊查要点

（一）诊断依据

1. 以入睡困难或寐而易醒，醒后不寐，连续 3 周以上，重者彻夜不寐为主要临床表现。
2. 常伴有头痛头昏、心悸、健忘、乏力、心神不宁、多梦等症。
3. 常有饮食不节、情志失调、劳逸过度、病后体虚等病史。

（二）相关检查

暖冒拉（不寐）主要为睡眠时间、深度不足，临床采用多导睡眠图检查：平均睡眠潜伏时间延长（长于 30 分钟）、实际睡眠时间减少（每夜不足 6.5 小时）、觉醒时间增多（每夜超过 30 分钟）。

四、辨解帕雅多雅（病、证分类辨治）

（一）辨证要点

暖冒拉（不寐）临床辨证应首辨"四塔"偏盛和不足。

1. "四塔"（风塔、火塔、水塔和土塔）偏盛　多因过食辛辣炙煿厚味之品，导致"四塔"偏盛，风火上犯上盘，扰乱心神，心神不安，症见失眠多梦，心慌心悸，头目胀痛，心烦易怒，便秘尿赤；或"四塔"功能失调，水湿偏盛，停积中盘，上犯上盘心胸，多见腹闷胀，口淡乏味，腹大如鼓，或周身浮肿。

2. "四塔"（风塔、火塔、水塔和土塔）不足　多因过食生冷酸腥之物或大病久病之后，"四塔"虚弱不足，水血运行不畅，机体失于滋养，症见失眠多梦或不寐，心悸，神疲乏力，面色苍白，饮食不佳，大便溏；或水血不足，水不足则干，虚火旺盛，上扰心神，多见或心烦不安，头目昏眩，五心烦热，盗汗等症。

（二）治疗原则

治疗当以清补结合，平调"四塔""五蕴"生理功能为原则。"四塔"偏盛，当清其过盛为主，如清火解毒、除风利水等，辅以清心安神；"四塔"不足，当补其不足，恢复"四塔"功能，如补益气血、补土健胃、平调水塔、土塔，辅以养心安神。

（三）分类辨治

1. 暖冒拉塔拢想（不寐风塔偏盛型）

［夯帕雅（主症）］

失眠多梦，心悸胸闷，头昏头痛，目赤耳鸣，急躁易怒，饮食减退，大、小便次数增多，舌质红少苔，脉行快。

[辨解帕雅（病因病机）]

本病为平素过食香辣燥热、肥甘厚腻之品，导致体内"四塔""五蕴"功能失调，塔拢（风塔）偏盛，风盛乱行，上犯头目，致头昏头痛，目赤耳鸣、急躁易怒，扰乱心神，出现失眠多梦，心悸不安；风扰中盘，致胸部胀闷，饮食减退；风扰下盘，致大小便次数增多，舌质红少苔，脉行快。

[平然（治则）]

疏风清热，宁心安神。

[多雅（治法）]

（1）哈管底（三叶蔓荆根）15g，怀免王（大叶钩藤）10g，邓嘿罕（定心藤）20g，哈撇反（臭黄皮根）15g，楠晚（三丫苦）15g，雅解先打（傣百解）15g，水煎服。

（2）先勒龙（大树黄连）30g，大黄5g，咪火哇（山大黄）10g，波波罕（山乌龟）5g，哈芽拉勐囡（决明根）30g，水煎服。

2. 暖冒拉塔拢软（不寐风塔不足型）

[夯帕雅（主症）]

失眠多梦，心悸不宁，面色无华，神疲乏力，周身酸软，气短胸闷，舌淡苔薄白，脉弱、无力。

[辨解帕雅（病因病机）]

本病的发生主要因为平素体弱或大病、久病后损伤塔拢（风塔）。塔拢（风塔）不足，则表现出周身酸软、气短胸闷；同时气血同路，风气不足，水血运行不畅，机体得不到滋养，出现失眠多梦，面色无华，神疲乏力；舌淡苔薄白，脉弱、无力。

[平然（治则）]

益气活血，养血安神。

[多雅（治法）]

（1）取芽楠嫩（荷包山桂花）30g，哈芽拉勐囡（决明根）30g，嘿多吗（鸡屎藤）15g，波波罕（山乌龟）5g，每天1剂，开水煎取600mL，分早、中、晚3次饭后温服。

（2）锅麻过（嘎哩啰果核）20g，沙英（甘草）10g，故罕（当归）15g，更方（苏木）15g，加喃歪亮（红糖水）煎服。

（3）邓嘿罕（定心藤）20g，文尚海（百样解）15g，嘿蒿莫（滑叶藤仲）15g，吻牧（苦藤）15g，哈罕满囡（拔毒散根）30g，波波罕（山乌龟）5g，共磨水服。

3. 暖冒拉塔菲想（不寐火塔偏盛型）

[夯帕雅（主症）]

心烦失眠，急躁易怒，头目胀痛，口干口苦，口渴喜冷饮，小便短赤，大便干结，舌质红，舌苔黄厚或干燥，脉行快、有力。

[辨解帕雅（病因病机）]

本病多为平素过食香燥辛辣之品，导致体内"四塔""五蕴"功能失调，塔菲（火塔）偏盛，塔喃（水塔）相对不足，水不能制火，火热炽盛生风，风火相煽，上犯上盘，扰动心神则心烦失眠，急躁易怒，头目胀痛；火热炽盛，煎熬津液致口干口苦，口渴喜冷饮，小便短赤，大便干结，舌质红，舌苔黄厚或干燥，脉行快、有力。

[平然（治则）]

清热泻火解毒，和中安神。

[多雅（治法）]

（1）清火定心安神汤。方药组成：邓嘿罕（定心藤）15g，文尚海（百样解）15g，吻牧（苦藤）15g，大黄15g，咪火哇（山大黄）15g，磨水服。

（2）哈管底（三叶蔓荆根）15g，哈撇反（臭黄皮根）10g，楠晚（三丫苦）15g，雅解先打（傣白解）15g，每天1剂，开水煎取600mL，分早、中、晚3次饭后温服。

（3）先勒龙（大树黄连）30g，大黄5g，咪火哇（山大黄）10g，邓嘿罕（定心藤）15g，哈帕利（旋花茄根）10g，波波罕（山乌龟）5g，哈芽拉勐图（决明根）30g，每天1剂，开水煎取600mL，分早、中、晚3次饭后温服。

4. 暖冒拉塔菲软（不寐火塔不足型）

[夯帕雅（主症）]

失眠不寐，恶寒肢冷，胸腹隐痛，遇寒尤甚，口淡乏味，喜热饮，腰膝酸软，男子遗精、阳痿，女子月经不调，小便清长，大便稀溏，舌淡，边有齿印，舌苔白厚腻，脉弱无力。

[辨解帕雅（病因病机）]

本病多为平素过食酸冷性寒之品，导致体内"四塔""五蕴"功能失调，塔菲（火塔）不足，心失温养而见失眠不寐；塔菲不足，土塔失于温煦则胸腹隐痛，遇寒尤甚，且口淡乏味，喜热饮；火气不足，则腰膝酸软，男子遗精、阳痿，女子月经不调，小便清长，大便稀溏。舌淡边有齿印，苔白厚腻，脉弱无力均为火塔不足之外候。

[平然（治则）]

清火解毒，清心安神。补土健胃，利水安神。

[多雅（治法）]

（1）温心安神汤。方药组成：芽楠嫩（荷包山桂花）30g，哈芽拉勐图（决明根）30g，嘿多吗（鸡屎藤）15g，波波罕（山乌龟）5g，每天1剂，开水煎取600mL，分早、中、晚3次饭后温服。

（2）占电拎（大剑叶木）30g，锅麻过（嘎哩啰果核）20g，沙英（甘草）10g，故罕（当归）15g，更方（苏木）15g，加喃歪亮（红糖水）煎服。

（3）波波罕（山乌龟）5g，哈芽拉勐图（决明根）30g，哈罕满龙（大拔毒散根）15g，哈罕满图（小拔毒散根）15g，每天1剂，开水煎取600mL，分早、中、晚3次饭后温服。

5. 暖冒拉塔喃软（不寐水塔不足型）

[夯帕雅（主症）]

虚烦不寐，心悸不宁，面色无华，头晕耳鸣，五心烦热，潮热盗汗，咽干少津，小便短赤，大便干燥，舌红少苔，脉细弱或细数。

[辨解帕雅（病因病机）]

本病的发生主要因为平素体弱或大病、久病后损伤塔喃（水塔），水血不足则心失滋养则虚烦不寐，心悸不宁；水血不足，机体失于滋养，而见面色无华。傣医学认为，水血同源，水不足则干而虚火旺，可见一派虚热之象，如五心烦热、潮热盗汗，头晕耳鸣，咽干少津，大便干燥，小便短赤。舌红少苔，脉细弱或细数均为水塔不足型之外候。

[平然（治则）]

补水清火，养血安神。

[多雅（治法）]

（1）雅叫哈顿（五宝药散）：口服，每次3～6g，每天3次，喃蓬（蜂蜜水）送服。

（2）定心决明汤：邓嘿罕（定心藤）30g，哈芽拉勐囡（决明根）30g，波波罕（山乌龟）5g，内罕盖（五味子）10g，芽把路（麦冬）15g，沙英（甘草）5g，每天1剂，开水煎取600mL，分早、中、晚3次饭后温服。

（3）雅拢利（补血安神汤）。方药组成：嘿亮兰（鸡血藤）15g，芽把路（麦冬）15g，内罕盖（五味子）10g，哈芽拉勐囡（决明根）30g，波波罕（山乌龟）5g，每天1剂，开水煎取600mL，分早、中、晚3次饭后温服。

（4）锅麻过（嘎哩啰果核）20g，沙英（甘草）10g，故罕（当归）15g，更方（苏木）15g，加喃歪亮（红糖水）煎服。

（5）邓嘿罕（定心藤）20g，文尚海（百样解）15g，嘿蒿莫（滑叶藤仲）15g，吻牧（苦藤）15g，哈罕满囡（拔毒散根）30g，共磨水服。

6. 暖冒拉塔喃想（不寐水塔偏盛型）

[夯帕雅（主症）]

失眠多梦，心悸不宁，头目昏眩，面色恍白，腹胀腹痛，口淡乏味，或全身浮肿，腹大如鼓，小便短少，或尿闭，大便不成形，舌质淡，舌苔白腻，脉细、弱、慢。

[辨解帕雅（病因病机）]

本病的发生主要因平素体弱或大病、久病后损伤塔拎（土塔）脾胃，致使塔喃（水塔）功能失调，水湿运化无力，停积中盘，上犯上盘心胸，导致心气运转不利，心失所养，而出现失眠多梦、心悸不宁、头目昏眩、面色恍白、腹胀腹痛、口淡乏味；水湿泛溢周身则见全身浮肿、腹大如鼓；水塔功能失调则小便短少或尿闭、腹泻，舌质淡，舌苔白厚腻，脉细、弱、慢均为水塔过盛之外候。

[平然（治则）]

补土健胃，利水安神。

[多雅（治法）]

（1）雅朋勒（健胃消食胶囊），口服，每次3～6g，每天3次。

（2）雅叫哈顿（五宝药散），口服，每次3～6g，每天3次，喃蓬（蜂蜜水）送服。

（2）邓嘿罕（定心藤）30g，芽英热（车前草）20g，嘿盖贯（倒心盾翅藤）20g，哈芽拉勐囡（决明根）30g，波波罕（山乌龟）5g，内罕盖（五味子）10g，沙英（甘草）

5g，每天 1 剂，开水煎取 600mL，分早、中、晚 3 次饭后温服。

7. 暖冒拉塔拎软（不寐土塔不足型）

[夯帕雅（主症）]

失眠多梦，心悸不宁，头晕目眩，气短懒言，面色无华，胃脘隐痛，泛吐清涎，口淡乏味，纳呆食少，小便清长，大便不爽，舌质淡，舌苔白厚腻，脉缓慢。

[辨解帕雅（病因病机）]

本病的发生主要因平素体弱或大病、久病后损伤塔拎（土塔），致使水食运化无力，气血化生无源，心失所养，而出现失眠多梦、心悸不宁；气血不足，全身失养则头晕目眩、面色无华，气短懒言；土塔不足，运化失职则胃脘隐痛，口泛清水，小便清长，大便不爽。舌质淡，舌苔白厚腻，脉缓慢均为土塔不足之外候。

[平然（治则）]

补土健胃，养血安神。

[多雅（治法）]

（1）雅朋勒（健胃消食胶囊），口服，每次 3 ～ 6g，每天 3 次。

（2）雅叫哈顿（五宝药散），口服，每次 3 ～ 6g，每天 3 次，嗝蓬（蜂蜜水）送服。

（3）毫命（姜黄）15g，哈波丢勐（茴香豆蔻根）20g，麻娘（砂仁）20g，邓嘿罕（定心藤）30g，哈芽拉勐因（决明根）30g，波波罕（山乌龟）5g，内罕盖（五味子）10g，沙英（甘草）5g，每天 1 剂，开水煎取 600mL，分早、中、晚 3 次饭后温服。

8. 暖冒拉塔拎嘎（不寐土塔不通型）

[夯帕雅（主症）]

心烦失眠，头晕目眩，胸闷脘痞，嗳气矢气则舒，反胃吞酸，口干苦，胃纳欠佳，大便燥结，小便短黄，舌边尖红，舌苔黄厚腻少津，脉行不畅。

[辨解帕雅（病因病机）]

本病的发生主要因为平素体弱或大病、久病后损伤塔拎（土塔），致使水食运化无力，停积中盘，久积不化，中盘阻塞不通，气逆上盘，导致心气运转不利，心气不通，心神不定，心烦不安，而出现心烦失眠，头晕目眩；中盘阻滞，则胸闷脘痞，嗳气矢气则舒；水食停滞、气机阻滞化热则口干苦、反胃吞酸、胃纳欠佳、小便短黄、大便不爽；舌边尖红，舌苔黄厚腻少津，脉行不畅均为土塔不通之外候。

[平然（治则）]

调平塔拎（土塔），通气清心安神。

[多雅（治法）]

（1）雅朋勒（健胃消食胶囊），口服，每次 3 ～ 6g，每天 3 次。

（2）雅叫哈顿（五宝药散），口服，每次 3 ～ 6g，每天 3 次，嗝蓬（蜂蜜水）送服。

（3）邓嘿罕（定心藤）30g，嘿涛罕（大黄藤）20g，毫命（姜黄）15g，哈波丢勐（茴香豆蔻根）20g，麻娘（砂仁）20g，嘿多吗（鸡屎藤）15g，哈芽拉勐因（决明根）30g，波波罕（山乌龟）5g，内罕盖（五味子）10g，沙英（甘草）5g，每天 1 剂，开水煎取 600mL，分早、中、晚 3 次饭后温服。

五、预防调护

暖冒拉（不寐）属心神病变，在日常生活中，应注意避免过度紧张、兴奋、焦虑、抑郁、惊恐、愤怒等不良刺激，做到喜怒有节，保持情绪稳定，精神舒畅，以放松的心态对待睡眠。患者应养成有规律的作息习惯，晚餐要清淡，不宜过饱，忌浓茶、咖啡及吸烟等过度刺激；另外要注意睡眠环境的安宁，并努力减少噪音，去除各种可能影响睡眠的外在因素。此外，适当地进行户外运动，有助于提高治疗失眠的疗效。

六、现代研究进展

失眠是女性更年期综合征的一种常见症状，西医认为更年期失眠的发生可能与女性激素水平波动、情绪失常、体温调节中枢功能失调、阻塞性睡眠呼吸暂停低通气综合征及不安腿综合征等有关。其中，雌激素水平的降低是形成此病的首要因素。研究发现，卵巢分泌的雌激素与大脑睡眠觉醒相关核团位置分布的雌激素受体结合后，能够影响由多巴胺控制的睡眠调节因子 5-羟色胺的分泌，进而导致睡眠发生变化。另外，更年期妇女体内明显的雌激素水平改变可导致尿道平滑肌敏感性降低及尿道上皮萎缩，增加夜尿并引起其他诱发早醒的尿路症状，影响其睡眠质量。故调节患者体内激素水平及脑内神经递质含量是治疗本病的关键。

七、傣医医案选读

杨某，女，43 岁。平素体弱多病。2017 年 8 月 7 日到医院就诊。患者因饮食不节，暴饮暴食后出现饮食不化，上吐下泻，经治好转。之后常感失眠多梦，头目昏眩，心慌心悸，心烦不安，口干口苦，嗳气频频，反胃吞酸，饮食不佳，胃脘胀痛，矢气多，小便短黄，大便不爽，舌边尖红，舌苔黄、厚、腻、干燥，脉行不畅。傣医诊断为暖冒拉塔拎嘎（失眠土塔不通型）。治以调平塔拎（土塔），通气安神。取邓嘿罕（定心藤）30g，嘿涛罕（大黄藤）20g，毫命（姜黄）15g，哈波丢勐（茴香豆蔻根）20g，麻娘（砂仁）20g，嘿多吗（鸡屎藤）15g，哈芽拉勐因（决明根）30g，波波罕（山乌龟）5g，内罕盖（五味子）10g，沙英（甘草）5g，每天 1 剂，开水煎取 600mL，分早、中、晚 3 次饭后温服。连服 6 剂获愈。

复习思考题

1.栽线塔喃软（心悸水血不足型）的辨证要点和治疗方法有哪些？
2.拢旧斤贺栽（心绞痛）的治疗原则是什么？
3.试述暖冒拉（不寐）的辨解帕雅和辨证要点。

第四章 脑系病证 ▷▷▷

第一节 拢贺接（头风痛）

一、概述

拢贺接（头风痛）是以头部疼痛为主要表现的病证，很多疾病均可出现头痛，可单独出现，也可发生于多种急慢性疾病过程中，常常反复发作，缠绵难愈。傣医将拢贺接（头风痛）分为拢贺接皇（热性头风痛）、拢贺接嘎（寒性头风痛）和拢贺接勒拢巴（瘀血阻滞型头风痛）三大类；或按"四塔理论"分为拢贺接塔拢塔菲想（头风痛风塔火塔偏盛型）、拢贺接塔拢塔菲软（头风痛风塔火塔不足型）、拢贺接塔喃软（头风痛水塔不足型）、拢贺接塔喃想（头风痛水塔过盛型）等四型。

临床上多种疾病均可出现头痛，常见主要表现为单侧或双侧头痛，可合并自主神经系统功能障碍如恶心、呕吐、畏光和畏声等症状；饮食不佳，情绪波动或冷、热刺激可诱发或加剧，反复发作，时轻时重。

西医学中的偏头痛、紧张性头痛、高血压头痛、丛集性头痛可参照辨治。颅内病变导致的继发性头痛不在本节讨论范围内。

二、辨解帕雅（病因病机）

1. 饮食不节 平素喜食香燥性热之品，积热于内，加之感受外在的帕雅拢皇（热风毒邪），内外相合，导致体内"四塔"功能失调，塔菲（火塔）偏盛所致。

2. 情志不舒 平素情志不畅，"五蕴"受伤，塔喃（水塔）不足，不能制火，塔菲（火塔）、塔拢（风塔）偏盛，上犯头目而致。

3. 素体偏寒 平素体质偏寒，寒湿内积，加之感受外在的帕雅拢嘎（冷风寒邪），内外相合，导致体内"四塔"功能失调，塔菲（火塔）受伤，塔喃（水塔）过盛，火不制水，寒水上犯头目所致；抑或水寒血冷致体内气血运行不畅，瘀血阻滞头目所致。

三、诊查要点

（一）诊断依据

以单侧或双侧头痛剧烈，遇情绪波动或冷、热刺激可诱发或加剧，反复发作，时轻时重为特征。

（二）相关检查

1. 头颅 CT/MRI 通常无明显异常。

2. 脑电图 可见轻微异常或无异常。

3. 经颅超声多普勒（TCD） 提示颈内动脉分支先收缩后扩张。

4. 血压 高血压头痛常升高。

四、辨解帕雅多雅（病、证分类辨治）

（一）辨证要点

头风痛病位在上盘，其发生是由于体内外各种病毒邪气使"四塔"功能失调而导致。主要辨热性头痛和寒性头痛。

（二）治则治法

头风痛以通气活血，除风止痛为治疗原则。应先解后治，再分清寒热。寒性头痛治以补火除寒、通血止痛；热性头痛治以清火泄热、除风止痛。

（三）分类辨治

1. 拢贺接皇（热性头风痛）

（1）拢贺接塔拢塔菲想（热性头风痛风塔火塔偏盛型）

[夯帕雅（主症）]

单侧或双侧头目胀痛，遇情绪波动或热刺激可诱发或加剧，反复发作，时轻时重；面红目赤，烦躁不安，失眠多梦，舌边尖红，舌苔黄、厚、腻或干燥，小便黄，大便干燥或黏滞，脉行快。

[辨解帕雅（病因病机）]

本证的发生为平素喜食香燥、肥甘、厚腻之品，积热于内，加之感受外在的帕雅拢皇（热风毒邪），内外相合，导致体内"四塔"功能失调，塔拢（风塔）、塔菲（火塔）偏盛，或因情志不舒，忧思恼怒，"五蕴"受伤，塔菲（火塔）、塔拢（风塔）偏盛，上犯头目致头目胀痛，风火上犯上盘，使其面红耳赤；风火扰心，致患者烦躁不安，失眠多梦，舌边尖红、苔黄、脉行快。

[平然（治则）]

除风清火，通气止痛。

[多雅（治法）]

1）清火除风止痛汤。方药组成：咪火哇（山大黄）15g，怀免王（大叶钩藤）15g，波波罕（山乌龟）5g，邓嘿罕（定心藤）30g，文尚海（百样解）15g，嘿罕盖（通血香）

30g，水煎服。

2）娜罕（羊耳菊）、楠晚（三丫苦）各 15 ～ 30g，水煎服。

3）锅麻过（嘎哩啰果核）、嘿柯罗（青牛胆）、比比亮（红花丹）各适量，磨水服，同时可取药汁揉擦患处。

（2）拢贺接皇塔喃软（热性头风痛水塔不足型）

[夯帕雅（主症）]

单侧或两侧头痛剧烈，反复发作，时轻时重，心烦易怒，口干，喜冷饮，小便短黄，大便干结，舌质红，舌苔黄或干燥，脉行快。

[辨解帕雅（病因病机）]

本证的发生为平素喜食香燥、肥甘、厚腻之品，积热于内，合并外在的帕雅拢皇（热风毒邪），内外相合，导致体内"四塔"功能失调，塔拢（风塔）、塔菲（火塔）偏盛，塔喃（水塔）不足，不能上行滋养头目，头目失养致头痛、机体失养，出现心烦易怒，口干，喜冷饮，小便短黄，大便干结，舌质红，舌苔黄或干燥，脉行快。

[平然（治则）]

补水清火，除风止痛。

[多雅（治法）]

1）娜罕（羊耳菊）、嫡该罕（石斛）、芽把路（麦冬）、荒仑（水薄荷）、帕冷（水香菜）各 15g，水煎服。

2）锅麻过（嘎哩啰果核）、嘿柯罗（青牛胆）、嘿罕盖（通血香）、竹扎令（宽筋藤）各适量，磨水服。同时可取药汁揉擦患处。

3）贺接嘎（罕盖头痛汤）加味。方药组成：嘿罕盖（通血香）30g，哈沙海（香茅草根）15g，哈麻三端（云南萝芙木根）10g，怀免王（大叶钩藤）15g，水煎服或取叶煮水洗头。

2. 拢贺接嘎（寒性头风痛）

（1）拢贺接嘎塔喃想（寒性头风痛水塔过盛型）

[夯帕雅（主症）]

单侧或双侧头部冷痛，自觉拘急收紧，遇冷诱发或加剧，胸部冷痛满闷，小便清长，大便稀溏，舌质淡、苔薄白，脉行慢、无力。

[辨解帕雅（病因病机）]

本证的发生多因平素喜食酸冷心寒之品，寒湿内积，体质偏寒，加之感受外在的帕雅拢嘎（冷风湿寒邪气），内外相合，寒湿之邪损伤塔菲（火塔），导致火不足，火不制水，塔喃（水塔）过盛，寒水上犯头目，致头部冷痛，拘急收紧；寒水盛停滞胸部，致胸部冷痛满闷，小便清长，大便稀溏，舌质淡、苔薄白，脉行慢、无力。

[平然（治则）]

补火除寒，利水止痛。

[多雅（治法）]

1）贺接嘎（罕盖头痛汤）加减。方药组成：嘿罕盖（通血香）30g，哈沙海（香茅草根）15g，哈麻三端（云南萝芙木根）15g，辛（姜）10g，芽英热（车前草）20g，水煎服或取叶煮水洗头。

2）锅麻过（嘎哩啰果核）、嘿柯罗（青牛胆）、比比亮（红花丹）各适量，磨水服，同时可取药汁揉擦患处。

（2）拢贺接嘎塔菲软（寒性头风痛火塔不足型）

[夯帕雅（主症）]

单侧或双侧头部疼痛如裹，缺乏食欲，畏寒怕冷，肢体蜷缩，腰膝冷痛，遇冷加剧，喜温喜暖，小便清长，大便稀溏，舌质淡、苔薄白，脉行深、慢、无力。

[辨解帕雅（病因病机）]

本证的发生多因平素过食酸冷，或先天塔菲（火塔）禀赋不足，体质偏寒，寒湿内积，加之感受外在的帕雅拢嘎（冷风寒邪），内外相合，导致体内"四塔"功能失调，塔菲（火塔）不足，火不制水，水聚而生湿，水湿上犯头目，致头部疼痛如裹；寒湿内盛，塔菲（火塔）大伤，机体失去温煦，故见畏寒怕冷，肢体蜷缩，腰膝冷痛，遇冷加剧，喜温喜暖；水湿停滞，水血运行不畅，致脾胃消化吸收功能下降，食欲缺乏，体形消瘦，小便清长，大便稀溏，舌质淡、苔薄白，脉行深、慢、无力。

[平然（治则）]

补火除寒，利水止痛。

[多雅（治法）]

1）贺接嘎（罕盖头痛汤）加减。方药组成：叫哈荒（生藤）10g，辛（姜）10g，毫命（姜黄）15g，嘿罕盖（通血香）30g，哈沙海（香茅草根）15g，哈麻三端（云南萝芙木根）10g，水煎取600mL，分早、中、晚3次饭后温服。

2）烘雅（熏蒸疗法）治疗。方药组成：摆管底（三叶蔓荆叶）、叫哈荒（生藤）、摆拢良（腊肠树叶）、摆兵蒿（白花臭牡丹叶）、摆埋习列（黑心树叶）、摆娜龙（艾纳香叶）、芽沙板（除风草）、沙干（辣藤）、嘿罕盖（通血香）、吊吊香、罕毫帕（石菖蒲）、哈嘿别（葛根）、辛（姜）、罕好喃（水菖蒲）各适量，置入熏蒸器内，待煮沸产生热气后，让患者位于特制的熏蒸器内，进行全身或局部熏蒸。

3）可取沙过哦勒（放血疗法）治疗。

3. 拢贺接勒拢巴（瘀血阻滞型头风痛）

[夯帕雅（主症）]

单侧或双侧头部刺痛难忍，疼痛部位固定不移，反复发作；舌质暗红、有瘀点或瘀斑，脉行慢。

[辨解帕雅（病因病机）]

本证的发生多因体内"四塔"失调，塔喃（水塔）过盛，塔菲（火塔）不足，火不制水，水聚而生湿，水湿阻滞，气血运行不畅产生瘀血，或因跌仆外伤致瘀血停聚头部，头目刺痛难忍，疼痛部位固定不移，致舌质暗红、有瘀点或瘀斑，脉行不畅。

[平然（治则）]

通气活血，化瘀止痛。

[多雅（治法）]

（1）贺接嘎（罕盖头痛汤）加味。方药组成：嘿罕盖（通血香）30g，哈沙海（香茅草根）15g，更方（苏木）15g，贺波亮（小红蒜）10g，罗罕（红花）10g，水煎服或煮水洗头。

（2）锅麻过（嘎哩啰果核）、嘿柯罗（青牛胆）、比比亮（红花丹）各等量，磨水服，同时可取药汁揉擦患处。

（3）埋嘎晒蓬（血竭粉）口服，每次 1.5 ～ 3g，每天 3 次，开水冲服。

五、预防调护

以上各病均各有调护方法，但总体来说，在生活上应慎起居，各类头痛患者均应戒烟限酒，适当休息。平时可参加体育锻炼以增强体质，保持情志舒畅，避免精神刺激。

六、现代研究进展

经现代研究，偏头痛发作时间多以 24 小时为 1 个周期，呈现单峰的分布形式，峰顶多在清晨出现。由此可以推测偏头痛发作的昼夜变化可能与患者对疼痛刺激感受的周期性变化有关。季节性偏头痛（seasonal migraine，SM）更易出现在季节分明的区域。有研究者对北纬 68°～ 71°的亚北极地区的偏头痛患者进行了统计，发现 SM 约占29.8%，极昼季节相比极夜季节的发作频率显著增加；此外，其中 22% 的患者在向极昼过渡的季节发作频率有增加趋势。

另有研究显示，慢性偏头痛患者多伴有焦虑、抑郁等负性情绪，且明显高于一般性发作性偏头痛患者。情绪的变化会导致患者更多地采用屈服、回避的应对方式，也会影响患者健康行为方式。认知行为干预有助于规避慢性偏头痛患者屈服等消极应对行为，提高积极应对能力，促进健康行为方式的养成，进而改善患者临床症状。

七、傣医医案选读

玉某，女，45 岁，反复头痛发作 6 年，再发 5 天。以右侧太阳穴区疼痛为主，遇冷加剧，伴头晕，耳鸣，欲呕，乏力气短，出汗，纳眠差，舌质淡，苔薄白，脉弦细。查体：T 36.2℃，P 72 次 / 分，R 18 次 / 分，BP 120/80mmHg，一般情况及精神可、神清、对答切题，查体合作，心肺腹（－）。头颅 CT 示：颅内未见异常。诊断：拢贺接嘎塔菲软（寒性头风痛火塔不足型）。治则：补火除寒，利水止痛。给予贺接嘎（罕盖头痛汤）加减。方药组成：叫哈荒（生藤）10g，辛（姜）10g，毫命（姜黄）15g，嘿罕盖（通血香）30g，哈沙海（香茅草根）15g，哈麻三端（云南萝芙木根）10g，水煎取 600mL，分早、中、晚 3 次饭后温服。结合黑种草子外包额头部，每日早、晚各 1次，每次包 4 ～ 6 小时。经治疗两个疗程后，患者头痛，头晕，耳鸣，欲呕，乏力气短，出汗等症状消失，随访 6 个月未复发。

第二节　贺办答来（眩晕病）

一、概述

贺办答来（眩晕病），是由于饮食不节、情志不舒、素体偏寒或外伤、手术，加之感受外在的帕雅拢皇（热风毒邪）、帕雅拢嘎（冷风寒邪）等病邪上犯头目，导致体内"四塔""五蕴"功能失调而发生的病证。临床表现以头晕眼花为主要特征。发作时，视物旋转，轻者闭目即止，重者恶心、呕吐，甚至昏倒。

依据傣医"四塔理论"，本病可分为贺办答来塔菲想（眩晕病火塔过盛型）、贺办答来塔喃软（眩晕病水塔不足型）、贺办答来塔喃想（眩晕病水塔过盛型）、贺办答来塔拢软（眩晕病风塔不足型）和贺办答来勒拢巴（眩晕病瘀血阻滞型）五个证型论治。

西医学的梅尼埃病、高血压、低血压、后循环缺血、贫血等引起的眩晕，可参照本节辨治。

二、辨解帕雅（病因病机）

1.饮食不节　平素喜食香燥，积热于内，加之感受外在的帕雅拢皇（热风毒邪），内外相合，导致体内"四塔"功能失调，塔菲（火塔）偏盛而致病。

2.情志内伤　情志不舒，"五蕴"受伤，塔喃（水塔）不足，不能制火，塔菲（火塔）、塔拢（风）偏盛，上犯头目而发病。

3.体寒受邪　平素体质偏寒，寒湿内积，加之感受外在的帕雅拢嘎（冷风寒邪），内外相合，导致体内"四塔"功能失调，塔菲（火塔）受伤，塔喃（水塔）过盛，火不制水，寒水上犯头目而致病。

4.外伤、手术　外伤或手术后气血瘀滞，瘀血阻滞头目而发病。

三、诊查要点

（一）诊断依据

1.临床表现以头晕目眩、视物旋转，轻者闭目即止，重者如坐车船，甚至跌倒等为主。

2.严重者可伴有头痛、项强、恶心呕吐、眼球震颤、耳鸣耳聋、出汗、面色苍白等表现。

3.多有情志不遂、年高体虚、跌仆损伤等病史。

（二）相关检查

1.血压、心电图、超声心动图、眼底检查、肾功能检测等，有助于明确诊断高血压病、高血压危象、低血压。

2.血红蛋白、红细胞计数等检查，有助于诊断贫血。

3.颈椎 X 线片、TCD 等，有助于诊断椎 – 基底动脉供血不足、颈椎病、脑动脉硬化，必要时做 CT 和 MRI 来进一步明确诊断。

4.电测听、脑干诱发电位、眼震电图等检测，有助于诊断梅尼埃氏综合征。

四、辨解帕雅多雅（病、证分类辨治）

（一）辨证要点

本病病位在头目，应根据患者体质、症状区别致病邪气。一般而言，热性眩晕多伴心烦易怒、口燥便干；而寒性眩晕多伴头重如蒙、形寒怕冷、纳差乏力；若见头痛固定、面唇紫暗，则为血瘀眩晕。

（二）治则治法

眩晕的治疗原则为清热祛寒、活血化瘀、调平四塔。热性眩晕者治以清火除风，寒性眩晕者治疗以除寒止痛，血瘀眩晕者治疗以活血化瘀。

（三）分类辨治

1.贺办答来皇（热性眩晕病）

（1）贺办答来皇塔拢想（热性眩晕病风塔偏盛型）

[夯帕雅（主症）]

眩晕耳鸣，头痛且胀，遇恼怒加重，肢麻震颤，失眠多梦，急躁易怒，舌质红、苔黄，脉行快、有力。

[辨解帕雅（病因病机）]

平素喜食香燥、肥甘、厚腻之品，积热于内，加之感受外在的帕雅拢皇（热风毒邪），内外相合，导致体内"四塔"功能失调，塔拢（风塔）、塔菲（火塔）偏盛，或因情志不舒，忧思恼怒，"五蕴"受伤，塔拢（风塔）、塔菲（火塔）偏盛，上犯头目，致头目胀痛；风火上犯上盘，使其眩晕耳鸣，头痛且胀，遇恼怒加重，肢麻震颤；风火扰心，致患者烦躁不安，失眠多梦，舌质红、苔黄，脉行快。

[平然（治则）]

除风清火，行气止痛。

[多雅（治法）]

1）雅呼糯（拢良耳通汤）。方药组成：哈拢良（腊肠树根）、哈芽拉勐图（小决明根）、尖蒿（檀香）各等量，每天 1 剂，开水煎取 600mL，分早、中、晚 3 次饭后温服。

2）清火除风止痛汤加减。方药组成：咪火哇（山大黄）15g，怀免王（大叶钩藤）15g，波波罕（山乌龟）5g，邓嘿罕（定心藤）30g，文尚海（百样解）15g，嘿罕盖（通血香）15g，每天 1 剂，开水煎取 600mL，分早、中、晚 3 次饭后温服。

3）楠麻过（嘎哩啰树皮）、嘿柯罗（青牛胆）、比比亮（红花丹）各适量，磨水服，同时可取药汁揉擦前额、后颈部。

（2）贺办答来皇塔菲想（热性眩晕病火塔偏盛型）

[夯帕雅（主症）]

头晕且痛，其势较剧，目赤口苦，胸胁胀痛，烦躁易怒，少寐多梦，小便黄，大便干，舌质红，舌苔黄干，脉行快、有力。

[辨解帕雅（病因病机）]

平素饮食不节，喜食香燥、肥甘、厚腻之品，积热于内，加之感受外在的帕雅拢皇（热风毒邪），内外相合，塔拢（风塔）、塔菲（火塔）偏盛；或情志不舒，"五蕴"失衡，塔拢（风塔）、塔菲（火塔）偏盛，上犯头目致头目胀痛，目赤，烦躁不安，火盛煎熬水液，机体失于滋润濡养，出现口苦，小便黄，大便干，舌质红，舌苔黄或干，脉行快等热象。

[平然（治则）]

清火泄热，除风止痛。

[多雅（治法）]

1）清火除风止痛汤加减。方药组成：嘿涛罕（大黄藤）30g，邓嘿罕（定心藤）30g，怀免王（大叶钩藤）15g，芽夯燕（马鞭草）15g，芽英热（车前草）20g，吻牧（苦藤）15g，文尚海（百样解）10g，每天1剂，开水煎取600mL，分早、中、晚3次饭后温服。

2）雅贺接黄（山竹泻火汤）加减。方药组成：咪火哇（山大黄）10g，嘿涛罕（大黄藤）30g，文尚海（百样解）10g，嘿柯罗（青牛胆）10g，每天1剂，开水煎取600mL，分早、中、晚3次饭后温服。也可磨于开水内服。

（3）贺办答来皇塔喃软（热性眩晕病水塔不足型）

[夯帕雅（主症）]

眩晕反复发作，时轻时重，心烦易怒，口干，腰膝酸软，小便短黄，大便干结，舌质红，舌苔薄或干燥，脉行细、快。

[辨解帕雅（病因病机）]

平素喜食香燥、肥甘、厚腻之品，积热于内，加之感受外在的帕雅拢皇（热风毒邪），内外相合，导致体内"四塔"功能失调，风火偏盛，塔喃（水塔）不足，不能上行滋养头目，头目失养致眩晕；塔喃（水塔）不足，机体失养，出现心烦易怒，口干，小便短黄，大便干结。

[平然（治则）]

补水清火，除风止痛。

[多雅（治法）]

1）娜罕（羊耳菊）、楠晚（三丫苦）各10～15g，每天1剂，开水煎取600mL，分早、中、晚3次饭后温服。

2）楠麻过（嘎哩啰树皮）、嘿柯罗（青牛胆）各适量，磨水服，同时可取药汁揉擦前额或后颈部。

2. 贺办答来嘎（寒性眩晕病）

（1）贺办答来嘎塔喃想（寒性眩晕病水塔过盛型）

[夯帕雅（主症）]

眩晕，头重如蒙，视物旋转，胸闷作恶，呕吐痰涎，食少，多寐，舌苔白腻，脉行慢。

[辨解帕雅（病因病机）]

平素喜食酸冷之品，塔菲（火塔）之功能受损而致体质偏寒，寒湿内积，加之感受外在的帕雅拢嘎（冷风寒邪），内外相合，导致体内塔菲（火塔）大伤，火不制水；塔喃（水塔）过盛，寒水上犯头目，则眩晕；停滞胸中，致胸腹满闷，食少多寐，舌质淡，舌苔白、腻，脉行慢、无力，均为塔菲（火塔）不足、塔喃（水塔）过盛之象。

[平然（治则）]

补火除寒，利水止痛。

[多雅（治法）]

1）哈波丢勐（茴香豆蔻根）30g，麻尖（丁香）5g，辛蒋（小姜）10g，更拢良（腊肠树心）15g，嘿盖贯（倒心盾翅藤）15g，哈累牛（野芦谷根）15g，每天1剂，开水煎取600mL，分早、中、晚3次饭后温服。

2）锅麻过（嘎哩啰果核）、嘿柯罗（青牛胆）、比比亮（红花丹）各适量，磨水服，同时可取药汁揉擦患处。

（2）贺办答来嘎塔菲软（寒性眩晕火塔不足型）

[夯帕雅（主症）]

头晕目眩，动则加剧，遇劳则发，形寒怕冷，面色苍白，纳差乏力，形体消瘦，小便清长，大便稀溏，舌质淡，舌苔薄白，脉行慢。

[辨解帕雅（病因病机）]

平素体质偏寒，寒湿内积，加之感受外在的帕雅拢嘎（冷风寒邪），内外相合，导致体内"四塔"功能失调：塔拢（风塔）不足，则头晕目眩，动则加剧，遇劳则发；风气不足，水血运行不畅，致脾胃消化吸收功能下降，食欲缺乏，乏力，形体消瘦；塔菲（火塔）不足，见形寒怕冷，面色苍白，小便清长，大便稀溏，舌质淡、苔薄白、脉行慢等。

[平然（治则）]

调补塔拢（风塔），通气止痛。

[多雅（治法）]

1）哈芽拉勐囡（决明根）30g，哈罕满（拔毒散根）30g，谷子15g，芽撒（狗牙根）30g，埋便（松树）30g，莫哈蒿（鸭嘴花）30g，每天1剂，开水煎取600mL，分早、中、晚3次饭后温服。

2）嘿亮（肉桂）、锅麻过（嘎哩啰果核）、怀兔王（大叶钩藤）、嘿柯罗（青牛胆）、比比亮（红花丹）各等量，磨水服，同时可取药汁揉擦头部和颈部。

3. 贺办答来勒拢巴（眩晕病瘀血阻滞型）

[夯帕雅（主症）]

眩晕头痛，兼见健忘，失眠，心悸，耳鸣耳聋，面唇紫暗，舌质暗红、有瘀点或瘀斑，脉行不畅。

[辨解帕雅（病因病机）]

平素塔菲（火塔）不足，体质偏寒，寒湿内积或感受外在风寒湿邪，内外寒邪相合，更加损伤塔菲（火塔），塔菲（火塔）不足，火不制水，塔喃（水塔）过盛，水聚而生湿，水湿阻滞，气血运行不畅产生瘀血，或因跌仆外伤致瘀血停聚头部，头目刺痛难忍，疼痛部位固定不移，舌质暗红、有瘀点或瘀斑。

[平然（治则）]

通气活血，化瘀止痛。

[多雅（治法）]

（1）贺接嘎（罕盖头痛汤）加减。方药组成：嘿罕盖（通血香）30g，罗罕（红花）5g，更方（苏木）15g，哈沙海（香茅草根）10g，哈麻三端（云南萝芙木根）10g，每天 1 剂，开水煎取 600mL，分早、中、晚 3 次饭后温服。或取上诸药的叶煮水洗头。

（2）雅呼糯（拢良耳通汤）加减。方药组成：哈拢良（腊肠树根）15g，哈芽拉勐囡（决明根）15g，尖蒿（檀香）15g，更方（苏木）15g，哈罕满（拔毒散根）15g，每天 1 剂，开水煎取 600mL，分早、中、晚 3 次饭后温服。

五、预防调护

眩晕患者在生活上，应调畅情志，节制饮食，注意休息；贺办答来皇（热性眩晕病）当避热，忌食香燥、酸辣、性热之品；贺办答来嘎（寒性眩晕病）当避风寒，忌食酸冷、性寒之品。

六、现代研究进展

眩晕是一种由于人及周围环境的空间关系在大脑皮质中反应失真，从而产生旋转、倾倒、起伏等感觉的运动性或者位置性的错觉，是临床常见的症状之一。引起眩晕的病因极其复杂，主要与椎基底动脉狭窄 / 迂曲 / 栓塞、颈动脉粥样硬化、高血压、糖尿病、冠心病、高同型半胱氨酸等因素有关。西医治疗主要遵循对症、对因治疗，常规以扩张血管、抗血小板凝集、改善脑供血、改善脑部血管痉挛治疗为主，同时需要予降压、降脂、降糖等原发病治疗。针对存在栓塞的患者，经综合评估后，可选择溶栓或介入治疗。有研究报道，高压氧可以改善脑组织、细胞的氧分压，增加血液细胞中的氧含量，从而减少脑细胞坏死以缓解临床症状。

七、傣医医案选读

杨某，女，67 岁。2014 年 10 月 12 日，患者到西双版纳傣族自治州傣医医院就诊。症见：头晕，头痛如刺，胸闷、心悸、气短，口唇青紫，舌质暗，舌苔有瘀点，脉行不畅。傣医诊断为贺办答来勒拢巴（眩晕病瘀血阻滞型），以通气活血、化瘀止痛为治。取嘿罕盖（通血香）30g，哈沙海（香茅草根）15g，哈麻三端（云南萝芙木根）15g，罕好喃（水菖蒲）10g，哈芽拉勐（决明根）10g，更方（苏木）10g，水煎服。3剂见效。

第三节 拢呆坟（偏瘫风病）

一、概述

拢呆坟（偏瘫风病）是临床常见病，主要表现为突然昏倒、不省人事、口眼㖞斜、舌强口謇、半身不遂或口角流涎、喉中痰鸣、肢体麻木等为主的一种疾病。

傣医学将拢呆坟（偏瘫风病）分为拢呆坟兵卖（中风急性期）和拢呆坟兵亨（中风偏瘫后遗症）两期，以除风化痰、清火开窍和除风通血、化瘀止痛治之。西医学将其分为出血性脑血管病和缺血性脑血管病。出血性脑血管病以高血压性脑出血常见，缺血性脑血管病以脑血栓形成、脑栓塞和短暂性脑缺血发作常见。

西医学的出血性脑血管病如高血压性脑出血、缺血性脑血管病如脑血栓形成、脑栓塞和短暂性脑缺血发作等可参照治疗。

二、辨解帕雅（病因病机）

（一）拢呆坟兵卖（中风急性期）

1.饮食不节 平素喜食辛香、燥热、肥甘、厚腻之品，积热于内，导致塔菲（火塔）偏盛，火伤塔喃（水塔），不能制火，火盛生风，风火过盛，加之感受外邪，内外病邪相合，阻碍气血运行，气血不通，机体失养而致；或平素喜食性寒之品，或久居湿地，寒湿过盛，损伤"四塔"，发为本病。

2.内伤积损 久病、大病致"四塔"功能急衰，气血运行无力，加之感受外在的帕雅拢嘎、皇（冷、热风邪），内外相合，重伤"四塔"，"四塔"不足，机体各种功能活动的作用减弱，风不能推动水行，则水湿聚而生痰；风火不足，则水血不畅，阻滞成瘀，痰瘀阻滞，水血运行不通，为发本病。

（二）拢呆坟兵亨（中风偏瘫后遗症）

余邪未尽，风、火、痰、瘀阻滞气血运行或感受外在的帕雅拢嘎、皇（冷、热风邪），使体内的"四塔"功能失调，病邪阻滞气血运行，气血不通，筋肌失养。

三、诊查要点

（一）诊断依据

1.临床以突然昏倒、不省人事、口眼㖞斜、半身不遂、屈伸不利、口角流涎、舌强口謇为特征。轻者仅见眩晕、偏身麻木、口眼㖞斜、半身不遂等。

2.多发病急，好发于 45 岁以上人群。

3.发病前多有头晕、头痛、肢体一侧麻木等先兆症状。

4.常有眩晕、头痛、心悸等病史。

5.后遗症见半身不遂、起卧不便、口眼㖞斜、语言不利。

（二）相关检查

1.体温正常或 38～40℃，脉搏可快可慢，呼吸快、急促或有鼾声。

2.血常规：白细胞总数和中性粒细胞可增高。

3.头颅 CT 及核磁共振 MRI 可提示有出血灶或梗死灶。

4.脑脊液：脑出血时脑脊液压力可增高，脑脊液化验呈均匀血性。

四、辨解帕雅多雅（病、证分类辨治）

（一）辨证要点

本病病位在上盘。主要辨急性期和后遗症期，以及风、火、痰、瘀等病理因素之不同。

（二）治则治法

治疗原则为先解后治。先服解药，再按上病上治的原则治之，同时采取内服与外治相结合的方法治疗。

（三）分类辨治

（1）拢呆坟兵卖（中风急性期）

[夯帕雅（主症）]

突然昏倒，不省人事，口眼㖞斜，舌强语謇，口角流涎，喉中痰鸣，半身不遂，舌质红，舌苔白、厚、腻或黄、厚、腻，脉行快或涩。

[辨解帕雅（病因病机）]

本证的发生是因为平素体壮，喜食香辣、肥甘、厚腻之品，塔拢（风、气）、塔非（火）偏盛，塔喃（水塔）不足，不能制火、风，风火相合上犯上盘或风火痰瘀内停，阻碍气血运行而致。

[平然（治则）]

除风化痰，清火开窍。

[多雅（治法）]

1）三皇除风汤。方药组成：摆皇丈（火焰花叶）10g，皇曼（马蓝）10g，皇旧（旱莲草）15g，景郎（黑种草子）5g，景亮（蜜蜂花子）5g，景几（小茴香子）5g，景毫柏（萝卜子）5g，景丁洪（红前草子）5g，匹囡（胡椒）3g，辛蒋（小姜）5g，水煎服。

2）摆娜龙（艾纳香叶根）、邓嘿罕（定心藤）、文尚海（百样解）、小黄茄根各等量，水煎服。

3）翁巴发（团鱼骨）、广蒿修（青竹标）、巴闷烘（苦冬瓜）、媂该勒（石斛）、文尚海（百样解）、木鳖根、哈帕弯（藤甜菜根）各适量，磨水服。

4）贺姑（九翅豆蔻根）、贺嘎（草豆蔻根）、补累（野姜）、罕好喃（水菖蒲）、嘿柯罗（青牛胆）、匹囡（花椒）、麻献（野花椒）各等量，水煎熬浓，揉擦前额、四肢、胸部或周身。

（2）拢呆坟兵亨（中风偏瘫后遗症）

[夯帕雅（主症）]

半身不遂，口眼歪斜，舌强语謇，口角流涎，喉中痰鸣，肢体麻木，舌边尖红，舌苔白、厚、腻或黄、厚、腻，脉行涩、不畅。

[辨解帕雅（病因病机）]

本病的发生主要因为急性中风后，余邪未尽，风、火、痰、瘀阻滞气血运行或感受外在的帕雅拢嘎、皇（冷、热风邪），使体内的"四塔"功能失调，病邪阻滞气血运行，气血不通，筋肌失养而致。

[平然（治则）]

除风通血，化瘀止痛。

[多雅（治法）]

1）雅叫哈顿（五宝药散），口服，每次3～6g，每天3次。

2）免王罕盖除风化瘀汤。方药组成：怀免王（大叶钩藤）15g，嘿罕盖（通血香）30g，哈娜龙（艾纳香树根）30g，邓嘿罕（定心藤）30g，小黄茄根30g，文尚海（百样解）30g，水煎服。

3）摆娜龙（艾纳香叶）、小黄茄嫩叶、刺黄茄嫩叶、摆管底（三叶蔓荆叶）、皇旧（旱莲草）各等量，共舂细，加劳（酒）炒热外包。

4）贺哈南（长序岩豆树）、文尚海（百样解）、哈麻喝（洗碗叶根）各等量，用摆帕嘎（苦菜叶）垫在锅底，水煎服。

5）楠埋短（刺桐树皮）、楠埋短喃（水刺桐树皮）、楠麻沙（毛瓣无患子树皮）、锅麻过（嘎哩啰果核）各等量，水煎服。

五、预防调护

偏瘫风各个证型皆有各自的调护方法，但总体来说，偏瘫风一级预防还是二级预防均应该"管住嘴、迈开腿"；加强体育运动，戒烟限酒，低脂饮食，若有高血压或糖尿病，应低盐、低糖饮食。

六、现代研究进展

现代研究认为以缺血半暗带为溶栓治疗的基础，可使血流灌注快速恢复，能量物质供应增强，激活休眠期和半休眠的神经细胞，从而改善神经功能。尿激酶和阿替普酶都是静脉溶栓治疗急性脑梗死的药物。尿激酶是第一代溶栓药物，能够直接对纤溶酶原产生作用，通过激活循环中的纤溶酶原及血栓中的纤溶酶，实现血栓溶解，使闭塞的脑血管畅通。尿激酶不仅有溶解血栓的作用，并且能够降解血液循环中的凝血因子、纤维蛋白原等，预防溶栓后再梗死。阿替普酶，属于第二代溶栓药物。阿替普酶是一种重组组织型的纤溶酶原激活剂，它对血栓部位有定向的作用，能够将纤溶酶原激活，成为纤溶酶，使血栓中的不溶性纤维蛋白降解，实现溶解血栓的作用。阿替普酶在纤溶酶原中有着较高的亲和力，通过阿替普酶，挽救半暗带的脑细胞，使患者的血流迅速恢复，达到良好的溶栓效果，促进神经功能修复，提高患者的生活质量。

七、傣医医案选读

岩某，男，62 岁，退休干部。有高血压病病史 10 余年，患脑梗死 1 年余。2007 年 11 月 10 日初诊，症见：左半身不遂，活动不利。伴有口眼㖞斜，舌强，口齿不清，口角流涎，喉中痰鸣，周身痿软无力，舌质红，苔白厚腻，脉来涩而不畅。查体生命体征平稳，心肺腹无明显异常。视其病证，傣医诊断为"拢呆坟兵亨（中风偏瘫后遗症），治法拟以除风通血，化瘀止痛。治疗：雅叫哈顿（五宝药散），口服，每次 3 ～ 6g，每天 3 次。结合傣医暖雅"（睡药疗法），治疗时间为 45 分钟；治疗 10 天为 1 个疗程。1 疗程后患者感左半身不遂，活动不利，口眼㖞斜有明显缓解，生活可自理。间隔 7 天后给第二个疗程进行治疗，感左侧肢体麻木不适，活动尚可，生活可自理。间隔 7 天，复行第 3 个疗程，感症状及体征基本消失，能独立生活。

第四节　拢匹巴母（癫痫）

一、概述

拢匹巴母（癫痫），是由于机体先天不足或后天脑窍受损，体内"四塔"功能失调，风、火、痰、瘀等侵犯上盘，蒙蔽脑窍，脑络壅塞，气机逆乱，脑神失控，而发生的病证。

临床表现以反复发作性、短暂性突然昏仆，呼之不应，双目上视，四肢抽搐，口中怪叫，醒后如常等为特征。

本病任何年龄皆可发生，傣医学根据患者口中发出的不同怪声，将拢匹巴母（癫痫）分为拢匹巴母（母猪风）、拢匹巴吗（狗风）、拢匹巴火（黄牛风）、拢匹巴盖（公鸡风）四类；依据"四塔理论"可分为拢匹巴母菲拢想（癫痫病风火塔偏盛型）、拢匹巴母塔喃软（癫痫病水塔不足型）和拢匹巴母塔菲软（癫痫病火塔不足型）三个证型论治。

西医学的癫痫（强直阵挛发作类型）表现为本病特征者，无论原发性或继发性均可参照本节辨治。

二、辨解帕雅（病因病机）

1.先天因素　本病于幼年发病者与先天因素关系密切，胎儿在母亲腹中时，若其母亲受到惊吓，或服药不当，或感受外邪，而致精气耗伤，必使胎元受损，"四塔"功能不足，出生后易发生本病。

2.后天所伤　平素嗜食肥甘厚腻、香燥性热之品，痰火内生，日久生风，风夹痰火上犯上盘，蒙蔽清窍，扰乱脑神；或平素喜食酸冷性寒之品，耗伤阳气，而致体内塔菲（火塔）不足，水湿内生，水寒则生痰，痰湿上犯上盘头目，扰乱脑神；或因情志失调，机体"五蕴"失常，气机逆乱，脑神失控；或头颅损伤、中毒、高热等，致机体"四塔"功能严重失调，导致脑脉瘀阻或脑神失养，亦可发生本病。

三、诊查要点

（一）诊断依据

1.反复发作性、短暂性突然昏仆，呼之不应，双目上视，四肢抽搐，口中怪叫，口吐涎沫，移时苏醒，醒后如常人，且醒后不能回忆发作时情况。

2.任何年龄、性别均可发病，具有"发作性、短暂性、重复性、刻板性"的特点。

3.多有家族史或产伤史或脑部外伤史。

（二）相关检查

1.脑电图检查　可见痫性放电波，表现为节律性棘波、尖波或棘慢复合波、尖慢复合波；

2.头颅影像学检查　头颅 CT、MRI 可发现部分患者脑结构异常或病变；SPECT、PET 可反映脑局部代谢和功能异常。

3.实验室检查　血常规、血生化、脑脊液等检查有助于明确本病的病因。

四、辨解帕雅多雅（病、证分类辨治）

（一）辨证要点

本病病情轻重与痰浊深浅及正气盛衰关系密切，需辨"四塔"之偏盛偏衰。发作期多风火塔偏盛型，偶有水塔偏盛型；休止期因阴阳亏虚、气血不足，多水塔不足型或火塔不足型。发作期先辨阴阳，风火塔偏盛为痰热，水塔偏盛为寒痰。

（二）治疗原则

本病之治疗，应根据其标本缓急及"四塔"之偏盛偏衰而有所区别。发作期，风火痰热偏盛型癫痫病以清火化痰、醒脑开窍、息风止痉治疗；冷风寒湿偏盛型癫痫病以温化寒痰、祛浊解痉治疗；气血不足型癫痫病以调补"四塔"，益气扶正、养血息风治疗。

（三）分类辨治

1. 拢匹巴母菲拢想（癫痫病风火塔偏盛型）

[夯帕雅（主症）]

突然昏仆，呼之不应，面红身热，双目上视，口吐白沫，喉中痰鸣，发出异声，伴双拳紧握，四肢抽搐，醒后如常，舌质红，舌苔黄厚腻，脉行快、有力。

[辨解帕雅（病因病机）]

平素好食肥甘厚味、香燥性热之品，或中毒、高热等，致痰火内生，日久生风，风夹痰火上犯上盘，蒙蔽清窍，扰乱脑神，脑神失控而见突然昏仆，呼之不应，双目上视，双拳紧握，四肢抽搐等；痰浊中阻塔拎（土塔），塔拎（土塔）功能失常，升降失司，浊邪上逆而致口吐白沫，口中发出异声。

[平然（治则）]

清火化痰，醒脑开窍，息风止痉。

[多雅（治法）]

（1）罕好喃（水菖蒲）10g，怀免王（大叶钩藤）15g，哈芽拉勐囡（决明根）30g，邓嘿罕（定心藤）30g，哈罕满龙（大拔毒散根）30g，哈罕满囡（小拔毒散根）30g，波波罕（山乌龟）10g，楠晚（三丫苦）15g，每日1剂，每天3次，每次200mL，饭后温服。

（2）小荨麻根、故季马（大莲座蕨）、哈广锅（毛罗勒根）各等量，每日1剂，每天3次，每次200mL，饭后温服。

（3）皇旧（旱莲草）、炮弹果根各等量，每日1剂，每天3次，每次200mL，饭后温服。

（4）吻牧（苦藤）30g，文尚海（竹叶兰）30g，嘿盖贯（倒心盾翅藤）30g，共碾细末，每次3～5g，每天3次，开水送服。

2. 拢匹巴母塔菲软（癫痫病火塔不足型）

[夯帕雅（主症）]

突然昏仆，呼之不应，面色苍白，双目上视，唇甲青紫，口吐白沫，口中发出异声，双拳紧握，四肢抽搐，醒后如常，平素形寒肢冷，遇寒则易触发，舌质淡，舌苔白腻，脉行慢、无力。

[辨解帕雅（病因病机）]

平素喜食酸冷性寒之品，耗伤阳气，或头颅损伤、中毒等，脑神失养，致机体"四塔"功能严重失调，塔菲（火塔）不足，水湿内生，水寒则生痰，痰湿上犯上盘头目，扰乱脑神，脑神失控故出现突然昏仆，呼之不应，面色苍白，双目上视，唇甲青紫，口吐白沫，口中发出异声，双拳紧握，四肢抽搐。火塔不足，阳虚寒盛，肢体经脉失于濡养，故出现形寒肢冷，舌质淡，舌苔白腻，脉行慢、无力。

[平然（治则）]

温化寒痰，祛浊解痉。

[多雅（治法）]

（1）罕好喃（水菖蒲）、辛蒋（小姜）、哈抱囡（中华巴豆根）、比比亮（红花丹）、竹扎令（宽筋藤）各等量，共碾细粉，用喃蓬（蜂蜜）调匀，搓成小丸药，晒干备用。每天 3 次，每次服 3 丸。

（2）匹囡（胡椒）3g，辛蒋（小姜）5g，哈沙梗（卵叶巴豆根）10g，比比亮（红花丹）5g，共碾细粉，取适量撒在黑水牛肉内拌匀、蒸熟食之，连食 3 个月。

（3）平时可取雅想（增力胶囊）口服，每次 5 粒，每天 3 次，开水送服。

3. 拢匹巴母塔喃软（癫痫病水塔不足型）

[夯帕雅（主症）]

突然昏仆，呼之不应，面色晦暗，双目上视，口唇青紫，口吐白沫，口中发出异声，双拳紧握，四肢抽搐，醒后如常，频繁发作，平素形瘦体弱，双目干涩，舌质红，舌苔薄、少津，脉行细、数、无力。

[辨解帕雅（病因病机）]

患拢匹巴母（癫痫）治疗不当，"四塔"功能受损，致病证频频发作；或情志失调，机体"五蕴"失常，气机逆乱；或头颅损伤、中毒、高热等，致体内"四塔"功能严重失调，水血大伤，不能濡养脑神，神机失控所致。

[平然（治则）]

调补"四塔"，养血息风。

[多雅（治法）]

（1）芽把路（麦冬）20g，嘿故罕（当归藤）15g，嘿涛勒（鸡血藤）15g，嘿亮龙（大血藤）15g，邓嘿罕（定心藤）20g，么滚（人字树）30g，麻娘（砂仁）10g，芽楠嫩（荷包山桂花）30g，每日 1 剂，每日 3 次，每次 200mL，饭后温服。

（2）雅叫哈顿（五宝药散），用喃蓬（蜂蜜水）送服，每天 3 次，每次 3～6g。

五、预防调护

本病发生的先天因素多由母亲在孕期内，饮食不节、七情内伤、劳倦过度等导致，或者是胎儿在出生过程头部外伤所致。因此，孕妇要注意个人饮食起居、精神愉快，加强自身保健，避免损伤胎气。

对于拢匹巴母（癫痫）患者，应加强护理，预防意外发生。发作期，要注意观察并记录患者意识的变化、瞳孔的大小、抽搐的频率、脉搏的频率与节律、有无大小便失禁等情况。要保持呼吸道通畅，避免患者咬伤唇舌，住院患者要加用床栏，以免坠床跌伤。休止期患者，不宜从事高空、水上作业，尽量避免驾车、骑车等，以免突然发病而发生危险。

平素要饮食清淡，忌过冷过热，少吃肥甘厚味、辛热刺激之品，多吃素菜，可多服用健脾化湿之品，如薏苡仁、山药、小米煮粥。日常生活中，要注意起居有常，劳逸适度，怡养性情，保持心情愉快。

六、现代研究进展

癫痫是神经系统常见疾病，其患病率为 0.5%，世界卫生组织报道目前全世界大约有 5000 万癫痫患者。大部分癫痫患者经过规范抗癫痫治疗后，可得到很好的控制，但仍有 1/3 的患者在规范应用两种或两种以上抗癫痫药物，经足量及足疗程治疗，并达到有效的血药浓度后，仍不能控制发作，被称为难治性癫痫。目前难治性癫痫的发病机制尚未完全阐明，是国内外癫痫防治研究的热点之一。现代研究认为本病的发生与以下因素有关：多药耐药基因 1 及多药耐药相关蛋白 1（MRP1）的表达、海马硬化、神经网络异常、线粒体功能障碍、星形胶质细胞增生、肠道菌群失调、脑内炎症、离子通道异常等。深入探讨难治性癫痫的发病机制，减少癫痫发作频率，提高患者的生活质量，是未来癫痫防治领域研究的主要方向。

七、傣医医案选读

华某，男，20 岁。突发昏仆，呼之不应，瞳孔散大，双目上视，口吐白沫，全身抽搐，数分钟后苏醒，醒后如常。查：舌质淡，舌苔白、厚、腻，脉行慢、无力。傣医诊断为拢匹巴母塔菲软（癫痫病火塔不足型），治以温化寒痰、祛浊解痉。方用罕好喃（水菖蒲）、辛蒋（小姜）、哈抱囡（中华巴豆根）、比比亮（红花丹）、竹扎令（宽筋藤）各等份，碾为细末，喃蓬（蜂蜜）调匀，搓成小丸药，晒干，每次服 3 丸，每天 3 次。另予比比亮（红花丹）5g，哈沙梗（卵叶巴豆根）10g，匹囡（胡椒）3g，辛蒋（小姜）5g，共碾细粉，每次 5g，撒入黑水牛肉内拌匀蒸熟，连服 3 个月而获效。

第五节　拢旧（痉挛风病）

一、概述

拢旧（痉挛风病）是机体感受帕雅拢嘎、皇（冷、热风邪）或者久病过劳、失治、误治，导致体内"四塔"功能失调，气血运行不畅，筋脉失于濡养，导致机体肢体拘挛抽搐的病证。

临床表现以肢体关节、肌肉痉挛，肢体抽搐，甚则项背强直、角弓反张、口噤不开为特征。

本病多起病急、变化快。依据"四塔理论"，傣医将拢旧（痉挛风病）分为拢旧塔拢塔菲想（痉挛风病风塔火塔偏盛型）和拢旧塔菲软（痉挛风病火塔不足型）两个证型论治。

西医学的小儿热性惊厥、流行性脑脊髓膜炎、流行性乙型脑炎、颅内肿瘤、脑血管病、破伤风、外科感染性疾病引起的肢体关节、肌肉痉挛、肢体抽搐者，均可参照本节辨治。

二、辨解帕雅（病因病机）

1. 感受外邪 外感帕雅拢嘎、皇（冷、热风邪），壅阻脉络，气血运行不畅，筋脉失养，肢体拘挛抽搐而发为本病。

2. 久病过劳 久病或劳累过度，机体"四塔"功能亏损，气血耗伤，精血不足，筋脉失于濡养，肢体拘挛而发为本病。

3. 失治或误治 误用或过用汗、吐、下法，导致"水塔"功能不足，"风塔""火塔"偏盛，津伤液脱，筋脉失养，肢体拘挛而发为本病。

三、诊查要点

（一）诊断依据

1. 多急性起病，以肢体关节、肌肉痉挛，肢体抽搐，甚则项背强直、角弓反张、口噤不开为特征。
2. 部分病情危重的患者可出现神昏谵语等意识障碍。
3. 多有外感或内伤等病史。

（二）相关检查

1. 脑电图检查对痉挛的诊断有重要价值，有助于癫痫的鉴别诊断。
2. 头颅影像学检查：头颅 CT、MRI 可发现部分患者脑结构异常或病变。
3. 脑脊液检查：对怀疑有脑脊髓膜炎、流行性乙型脑炎、脑膜炎或蛛网膜下腔出血时，可行脑脊液检查。
4. 实验室检查：血、尿常规、血生化（血糖、钙、磷、镁、钾、肝肾功能等）、寄生虫相关等，有助于明确本病的病因。

四、辨解帕雅多雅（病、证分类辨治）

（一）辨证要点

1. 辨外感与内伤 由于外感导致本病者常有恶寒、发热等表证，而内伤所致者则无恶寒、发热等表现。

2. 辨"四塔"之偏盛偏衰 患者痉挛、抽搐频繁有力而幅度较大，伴项背强直、角弓反张、口噤不开者，多为"风塔""火塔"偏盛。若肢体蠕动，或抽搐时发时止，倦怠乏力者，多属火塔不足型。

（二）治疗原则

本病之治疗，应根据其标本虚实及"四塔"之偏盛偏衰而治之。风塔火塔偏盛者，以祛邪为主，予清火息风、解毒镇痉；火塔不足者，予补火温水祛风止痉。

（三）分类辨治

1.拢旧塔拢塔菲想（痉挛风病风塔火塔偏盛型）

[夯帕雅（主症）]

肢体拘挛，手足躁动，甚则项背强直、角弓反张、口噤不开，神昏谵语，伴高热头痛，心烦口渴，小便黄赤，舌质红、苔黄腻，脉行快、有力。

[辨解帕雅（病因病机）]

平素嗜食肥甘厚味、香辣燥热之品，使得体内"四塔"功能失调，塔喃（水塔）受伤，水不制火，塔拢、塔菲（风塔、火塔）偏盛。复感帕雅拢皇（热风邪），内外邪气相合，阻滞经络，气血运行不畅，筋脉失于濡养，故肢体拘挛，手足躁动，火毒猖獗，风塔过盛，故见高热头痛，心烦口渴，甚则项背强直、角弓反张、口噤不开，神昏谵语，小便黄赤，舌质红，舌苔黄腻，脉行快、有力。

[平然（治则）]

清火息风，解毒镇痉。

[多雅（治法）]

（1）雅害令（景皇惊风丸）：景郎（黑种草籽）5g，哈新哈布（马莲鞍）15g，共碾细末，与雅叫哈顿（五宝药散）混合均匀，再取皇旧（旱莲草）20g，捣烂取汁，拌匀搓成小丸药，每丸重1g，每次服两丸，每天3次。

（2）雅解沙把（百解胶囊），口服，每次4～8粒，每天3次。

（3）高热不退，用扇叶铁线蕨15g，含羞草15g，水煎服。或取锅麻飞（木奶果）鲜叶适量，用火烘烤后放入酒中浸泡，取药酒擦双上肢。

（4）火热过盛，神昏谵语者，加先勒（十大功劳）20g，含毫帕（石菖蒲）15g，内管底（蔓荆子）10g，水煎服。同时可服万应小药丸。

2. 拢旧塔拢塔菲软（痉挛风病风塔火塔不足型）

[夯帕雅（主症）]

肢体关节、肌肉痉挛，蠕动，活动不灵，得温则减，遇冷加剧，或抽搐时发时止，倦怠乏力，舌淡，舌苔薄白而腻或白厚腻，脉行深、慢。

[辨解帕雅（病因病机）]

多由禀赋不足，素体虚弱，或久病过劳，或失治或误治，误用或过用汗、吐、下法，或再复感外在的帕雅拢嘎（冷风寒邪），"四塔"失调，塔菲（火塔）、塔拢（风、气）不足，塔喃（水塔）过盛，机体失温，筋脉失养则肢体关节、肌肉痉挛或蠕动、活动不灵，得温则减，遇冷加剧，或抽搐时发时止，倦怠乏力，舌淡，舌苔薄白而腻或白厚腻，脉行深、慢。

[平然（治则）]

补火温水，祛风止痉。

[多雅（治法）]

（1）哈布除风止痉散。哈新哈布（马莲鞍）、景郎（黑种草籽）。晒干碾粉，另取皇旧（旱莲草）捣烂取汁，拌于药粉内服，同时用上药拌成糊状外擦额部及颈部、四肢。

（2）暖雅（睡药疗法）。方药组成：沙海（香茅草）、沙海藤（山鸡椒）、莫哈爹（小叶驳骨叶）、摆拢良（腊肠树叶）、摆抱龙（光叶巴豆叶）、摆管底（三叶蔓荆叶）、皇旧（旱莲草）、皇曼（马蓝）各适量，切碎，置于锅内，加水、劳（酒）炒热或蒸热，取出平摊在睡药床上，加劳（酒）充分拌匀（取出一半备用），用纱布覆盖在热药上，待温度适中时，令患者睡在药上，把纱布盖在患者身上，再将余药覆盖在患部或全身（头颅除外）。

（3）摆沙梗（毛叶巴豆叶）、比比亮（红花丹）、比比蒿（白花丹）各等量，舂细，加劳（酒）揉擦患处。

（4）楠埋短（刺桐树皮）、楠埋短喃（水刺桐树皮）、楠麻沙（毛瓣无患子树皮）、摆麻任（野香橼花叶）、芽罕怀（山麻豆）、波波罕（山乌龟）、毫命（姜黄）、补累（野姜）、贺哈（红豆蔻）、辛（姜）各等量，水煎服。

（5）雅叫哈顿（五宝药散），口服，每次两粒，每天3次，米汤送服。

五、预防调护

应针对本病的危险因素进行预防性干预，如避风寒，忌食香燥性热之品，锻炼身体，增强体质，劳逸结合，防止外邪侵袭和外伤感染等。一旦感受外邪，应进行积极有效的治疗，注意固护津液，防止痉挛风病发生。

本病多属急症，痉挛发作时应尽量避免搬动患者，减少噪音刺激，以免惊扰患者。昏迷、抽搐者，应将头偏向一侧，清除呼吸道异物，保持呼吸道通畅，注意保护舌体和防止窒息。对肢体抽动频繁者，要避免强行按压或捆绑，防止骨折。

六、现代研究进展

傣医学中的拢旧（痉挛风病）和现代医学中的小儿热性惊厥有相似的临床特征，热性惊厥是儿童常见的神经系统疾病之一，大部分患儿预后较好，但也有部分患儿会进展为继发性癫痫。现代研究发现导致小儿热性惊厥的病因有很多，如感染、遗传、血液离子水平等。近年来，轮状病毒肠炎并发热性惊厥的报道越来越多，引起很多学者的关注。轮状病毒感染后，病毒可通过直接侵袭及免疫机制两条途径损害中枢神经系统，小儿大脑神经发育尚未成熟，突触、树突等结构不完整，在外界因素影响下神经细胞易出现异常兴奋，导致惊厥的发生。有学者提出轮状病毒感染的患儿呕吐、腹泻、进食少导致血钙、血糖降低，进而影响脑细胞能量代谢，大脑皮质神经细胞兴奋阈值降低，是其发生惊厥的独立危险因素。国外学者发现伴有惊厥的轮状病毒肠炎患儿血清和脑脊液中一氧化氮（NO）代谢产物水平远高于其他原因引起惊厥的患者。还有研究认为轮状病毒肠炎并发惊厥可能与Na^+通道异常有关。

七、傣医医案选读

张某，女，4岁。2004年11月3日就诊。症见：突发神志不清、抽搐1次，双目上视，牙关紧闭，颈项强硬不柔，伴发热，肌肤烫手，汗多气粗，精神萎靡，嗜睡，咽喉红肿，口唇干焦，舌质红，舌苔黄腻，脉快有力。体温40.3℃。傣医诊断为鲁旺拢旧（小儿痉挛风病）。治疗：清火息风、解毒镇痉。先掐人中，以醒神止痉。外治：取鲜荒仑（薄荷）捣烂，加娜龙（艾纳香）适量为引，塞于鼻腔内；内服：取雅害令（景皇惊风丸）口服，每次2丸，每天服3次，用喃温（温开水）送服。另外选用咱雅嘎（冷拖擦药物疗法）治疗：取鲜皇旧（旱莲草）100g，捣烂，加劳（酒）和喃皇旧（旱莲草汁）适量拌匀，置入纱布袋内，扎紧袋口，然后擦拭全身，当日热退痉止，继续治疗5天病愈。

第六节　勒拢松（高血压病）

一、概述

勒拢松（高血压病），本病的发生主要是因患者先天（风塔）过盛，后天饮食不节，起居不慎，情志失调，内外热邪相合，致四塔功能失调，五蕴受伤，塔喃（水、血）受损，水不足以制火，风、火偏盛，上犯上盘头目而致病。

临床表现头晕，头痛，或眩晕耳鸣，伴有面红耳赤，急躁易怒，少寐多梦，口干，口苦，或双目干涩，五心烦热，心悸气短，腰膝酸软等。

勒拢松（高血压病）是一种老年慢性疾病，但随着人们生活水平的提高以及生活方式、饮食习惯的改变，勒拢松（高血压病）的发病年龄也越来越年轻化，以中老年发病率较高。傣医根据其病史、临床表现、证型主要分为勒拢松菲拢想（风火偏盛型高血压）、勒拢松喃软（水血不足型高血压）。

西医学的原发性高血压和继发性高血压，表现为本病特征者，可参照本节辨治。

二、辨解帕雅（病因病机）

1. 饮食不节　过食肥甘辛辣之品，致体内土塔、水塔失和，热蕴结于内，起居不慎感受帕雅拢皇（热风毒邪），风、火塔相合，上攻头目。

2. 情志不调　喜怒无常，急躁易怒，则"五蕴"受伤，塔喃（水塔）受损，不足以制火，塔菲（火塔）、塔拢（风塔）偏盛，上犯头目而致病。

三、诊查要点

（一）诊断依据

1. 临床以头晕，头痛，或眩晕耳鸣为特征。

2. 常伴有面红耳赤，急躁易怒，少寐多梦，口干，口苦，或双目干涩，五心烦热，心悸气短，腰膝酸软等。

3. 多数患者体型偏胖，饮食不节，情志不遂，年老体弱等病史。

（二）相关检查

1. 血压检查，非同日不同时间段三次测血压值收缩压均值≥140mmHg，或舒张压≥90mmHg 作为高血压诊断依据。

2. 血液检查电解质、血糖、血脂，如考虑继发性高血压可检查血浆肾素活性、血肾上腺素、去甲肾上腺素、皮质醇、醛固酮等。

3. 24 小时动态血压监测、超声心电图、颈动脉超声、胸部 X 线、眼底视网膜检查、睡眠呼吸监测和肾上腺超声、CT 等检查。

四、辨解帕雅多雅（病、证分类辨治）

（一）辨证要点

勒拢松（高血压病）是临床常见的心血管疾病，病位在上盘，与心、脾、肾密切相关，属中医"眩晕""头痛"等病证范畴。傣医认为风、火偏盛、水血不足为勒拢松（高血压）主要病理因素，治疗上中、青年期高血压病患者，因喜食香燥辛辣肥甘之品，多以塔菲（火塔）、塔拢（风塔）偏盛较为多见，常用清火泻下法治疗。老年高血压患者多年老体弱，多以塔喃（水塔）不足最为多见，治疗以补水为主。勒拢松（高血压病）长期发展可致心、脑、肾等靶器官的严重损坏。

（二）治疗原则

勒拢松的治疗原则为清火泻下、补水清火。春夏季节高血压者治以清火泻下，秋冬季节高血压者治疗以补水清火为主。

（三）分类辨治

1. 勒拢松菲拢想（风火偏盛型高血压）

[夯帕雅（主症）]

头晕，头胀痛，或眩晕，面红耳赤，急躁易怒，少寐多梦，口干，口苦，大便秘，小便黄，舌红，苔黄腻，脉行快而有力。

[辨解帕雅（病因病机）]

平素喜食香燥辛辣、肥甘厚腻之品，性情急躁易怒，导致四塔、五蕴功能失调，塔拢（风塔）、塔菲（火塔）偏盛，风火相合，上犯头目则见头晕，头胀痛，或眩晕，面红耳赤，风火内扰心神，则失眠多梦，急躁易怒，塔水水受损，水不制火，而见口干，口苦，小便黄，大便干，舌红，苔黄厚腻，脉行快而有力均为风火偏盛之像。

[平然（治则）]

清火泻下，除风止痛。

[多雅（治法）]

（1）拢良清火降压汤：腊肠树心（更拢良）30g，云南萝芙木（麻三端）15g，定心藤（邓嘿罕）30g，光钩藤（怀兔王）15g，青牛胆（嘿柯罗）10g，山大黄（咪火哇）10g。水煎服，取600mL，每日1剂，每天3次，饭后温服。

（2）清火除风降压汤（雅菲拢想勒拢松）：云南萝芙木根（麻三端）15g，定心藤（邓嘿罕）30g，青竹标（广好修）30g，人字树（么滚）30g，粗叶木（扁少火）30g，竹叶兰（文尚海）10g。水煎服，取600mL，每日1剂，每天3次，饭后温服。

（3）百解片，口服，每次3～6片，每天三次。

2. 勒拢松喃软（水血不足型高血压病）

[夯帕雅（主症）]

形瘦体弱，头晕耳鸣，头痛，双目干涩，视物模糊，五心烦热，心悸气短，少寐多梦，腰膝酸软，口干，口苦，小便短赤，大便秘，舌边尖红，苔薄黄或少苔，脉行快而细。

[辨解帕雅（病因病机）]

素体先天不足，形瘦体弱，致水塔不足，水不足以制火，塔菲（火塔）偏盛，或因急躁易怒，情志不调，五蕴功能失调，风、火相合，上犯头目则见头晕耳鸣，头痛，双目干涩，视物模糊，五心烦热，心悸气短，少寐多梦，腰膝酸软，口干，口苦，小便短赤，大便秘，舌边尖红，苔薄黄或少苔，脉行快而细，水血不足之像。

[平然（治则）]

补水清火，除风止痛。

[多雅（治法）]

（1）补水降压汤（雅喃软勒拢松）：腊肠树心（锅拢良）30g，鸡血藤（嘿涛勒）30g，当归藤（故罕）15g，定心藤（邓嘿罕）30g，光钩藤（怀兔王）15g，青牛胆（嘿柯罗）10g。

（2）娜罕（羊耳菊）、楠晚（三丫苦）各10～15g，水煎服，取600mL，每天1剂，每天3次，饭后温服。

（3）楠麻过（嘎哩啰树皮）、嘿柯罗（青牛胆）各适量，磨水服，同时可取药汁揉擦前额或后颈部。

五、预防调护

低盐低脂饮食，运动锻炼，劳逸结合，戒烟戒酒，调节情绪，定期监测血压。

六、现代研究进展

我国是高血压的高发国家，与欧美国家相比，我国高血压患者血清同型半胱氨酸（Hcy）水平普遍偏高。伴有高同型半胱氨酸血症（Hcy > 10umol/L）的原发性高血压称为 H 型高血压。我国脑卒中一级预防研究（CSPPT）基线数据表明，我国高血压人群中约 80.3％的患者为 H 型高血压，且男性患者发病率高于女性。目前认为导致血清 Hcy 升高的主要原因是叶酸的缺乏和（或）Hcy/ 叶酸代谢途径中关键酶的缺陷或者基因突变。吸烟、大量饮酒、过量摄入咖啡等不良生活习惯也可导致 Hcy 升高，另有研究发现肾功能不全、甲状腺功能减退也会造成血 Hcy 升高。对于 H 型高血压的治疗，除控制血压外，还要降低 Hcy 水平。现代研究证实叶酸、维生素 B_{12}、维生素 B_6 能够降低血清 Hcy 水平，另外有临床试验表明依那普利叶酸片治疗 H 型高血压疗效及安全均较好，并且与单纯降压治疗相比能显著降低脑卒中风险，延缓肾脏疾病进展。

七、傣医医案选读

患者，女，62 岁，傣族，体胖。症见：头晕，头痛目胀，耳鸣，急躁易怒，口干，口苦，纳眠差，小便黄，大便干结，舌红，苔黄腻，脉行快有力。傣医诊断：勒拢松，风火偏盛型（塔菲塔拢想）。治法：清火解毒，除风止痛。哈麻三端（云南萝芙木根）30g，定心藤（邓嘿罕）30g，青竹标（广好修）30g，人字树（么滚）30g，粗叶木（扁少火）30g，竹叶兰（文尚海）10g。3 剂，水煎服，取 600mL，每天 1 剂，每天 3 次，饭后温服。

复习思考题

1. 拢贺接（头风痛）有何临床特点？
2. 贺办答来（眩晕病）的病机是什么？如何进行辨证分型治疗？
3. 拢呆坟（偏瘫风病）如何进行分型辨治？
4. 拢匹巴母（癫痫）的临床特征有哪些？
5. 勒拢松（高血压病）的常见病因有哪些？

第五章　脾胃系病证 ▷▷▷

第一节　接崩（胃痛）

一、概述

接崩，也称胃痛或胃脘痛，是临床常见的疾病之一。临床表现为胃部胀痛或隐痛或刺痛，空腹或饭后或遇寒（热）发作或加剧，嗳气或呃逆频频，恶心呕吐，饮食不佳或厌食。本病四季皆可发病，多由于饮食失宜等原因引起土塔功能失调而致。

西医学的慢性胃炎、胃窦炎、胃溃疡、十二指肠溃疡等可参照辨治。

二、辨解帕雅（病因病机）

傣医学认为，崩（胃）在中盘，能容纳一切饮的、吃的和嚼的东西，似磨磨米，似锅煮饭，似土一样生化万物。崩（胃）属土塔，具有坚硬、固体的特性，能载万物，能生万物，是万物之本。该病的发生是由于体内"四塔"（风、火、水、土）、"五蕴"（色、识、受、想、行）功能失调，尤其是风、水、土失调，"五蕴"受损引起。中医学认为该病由以下病因引起：

1. 感受外邪　外感寒、热、湿诸邪，内客于胃，皆可致胃脘气机阻滞，不通则痛。其中尤以寒邪为多，如《素问·举痛论》说："寒气客于肠胃之间，膜原之下，血不能散，小络急引，故痛。"寒邪伤胃可引起胃气阻滞，胃失和降而发生胃痛，正所谓"不通则痛"。

2. 内伤药食　饮食不节，或过饥过饱，损伤脾胃，胃气壅滞，致胃失和降，不通则痛。五味过极，辛辣无度，肥甘厚腻，饮酒如浆，则蕴湿生热，伤脾碍胃，气机壅滞。如《医学正传·胃脘痛》说："致病之由，多由纵恣口腹，喜好辛酸，恣饮热酒煎煿，复餐寒凉生冷，朝伤暮损，日积月深……故胃脘疼痛。"宿食积滞胃脘，久则郁而化热，湿热相搏，阻遏中焦气机，气机升降失和，或服用有损脾胃的药物发为胃痛。

3. 情志失调　忧思恼怒，伤肝损脾，肝失疏泄，横逆犯胃，脾失健运，胃气阻滞，均致胃失和降，而发胃痛。如《沈氏尊生书·胃痛》所说："胃痛，邪干胃脘病也……惟肝气相乘为尤甚，以木性暴，且正克也。"气滞日久或久痛入络，可致胃络血瘀。如《临证指南医案·胃脘痛》云："胃痛久而屡发，必有凝痰聚瘀。"肝气久郁，既可出现化火伤阴，又能导致瘀血内结，病情至此，则胃痛加重，每每缠绵难愈。

4. 体虚久病　脾胃为仓廪之官，主受纳及运化水谷，若素体脾胃虚弱，运化失职，气机不畅，或中阳不足，中焦虚寒，失其温养而发生疼痛。若禀赋不足，后天失调，或饥饱失常，劳倦过度，以及久病正虚不复等，均能引起脾气虚弱，脾阳不足，则寒自内生，胃失温养，致虚寒胃痛。

三、诊查要点

（一）诊断依据

1. 上腹近心窝处胃脘部发生疼痛为特征，其疼痛有胀痛、刺痛、隐痛、钝痛等不同的性质。常伴食欲不振，恶心呕吐，嘈杂泛酸，嗳气吞腐等上消化道症状。

2. 有习哈双龙（急性胃肠炎）病史，多有反复发作病史，发病前多有明显的诱因，如天气变化、恼怒、劳累、暴饮暴食、饥饿、进食生冷干硬辛辣醇酒，或服用有损脾胃的药物等。

（二）相关检查

1. 消化道钡餐　有助于慢性胃炎的诊断和鉴别诊断。

2. 纤维胃镜　诊断慢性胃炎最可靠的方法。浅表性胃炎可见黏膜出血与水肿混杂相间，局限性出血点和糜烂；萎缩性胃炎黏膜多苍白或灰白色，黏膜变薄，常见糜烂出血灶。镜下活检还可有助于病变的病理分析和鉴别诊断。

3. 胃液分析　B 型胃炎胃酸分泌一般正常，A 型胃炎胃酸分泌降低。

4. 大便潜血　主要用于确定溃疡有无活动及合并活动出血，也可判断疗效，郁积出血 5 ～ 10mL，隐血试验阳性。

四、辨解帕雅多雅（病、证分类辨治）

（一）辨证要点

傣医认为该病的发生是由于体内"四塔"（风、火、水、土）、"五蕴"（色、识、受、想、行）功能失调，尤其是风、水、土失调，"五蕴"受损引起。药食失宜，四塔失调，损伤土塔（脾胃）；或寒凝中盘，水食不能温化，停积中盘胃中；或水塔不足，水不制火，胃火偏盛；或风气不足，水谷运化失利；或水食过盛，脾土运化失常。

（二）治疗原则

以傣医"四塔"理论为指导，将接崩（慢性胃炎）分为胃痛火塔不足型、胃痛风火偏盛型、胃痛水塔不足型、胃痛土塔不足型、胃痛气血瘀滞型五型，治以温胃止痛、清火解毒、补水清火、补土健胃、温通气血。

(三)分类辨治

1. 接崩塔菲软(胃痛火塔不足型)

[夯帕雅(主症)]

胃脘疼痛,形瘦面白,口泛清水,饮食不佳,恶心呕吐,喜温喜暖,嗳气呃逆,腹痛腹泻,手足不温,舌苔白、厚、腻,脉行慢。

[辨解帕雅(病因病机)]

本病的发生为"四塔"功能失调,加之过食生冷之品,或大病久病后更加损伤塔拎(土塔),寒凝中盘,塔拎(土塔)中火不足,水食不能温化,停积中盘胃中,阻碍风气运行,运化失常,故见胃脘疼痛,喜温喜暖,嗳气呃逆,舌苔白、厚、腻,脉行慢。

[平然(治则)]

补土健胃,温胃止痛。

[多雅(治法)]

(1)雅叫哈顿(五宝药散),口服,每次4~8粒,每天3次。

(2)雅朋勒(健胃止痛胶囊),口服,每次4~8粒,每天3次。

(3)松脂5g,帕板(芫荽)15g,麻王喝(刺天茄)15g,哈喝(茄子根)20g,水煎服。

(4)雅补拎菲想(芦子辣藤汤)。方药组成:嘿补拎(芦子藤)10g,沙干(辣藤)10g,比比亮(红花丹)5g,竹扎令(宽筋藤)10g,碾粉,用冷水调匀,将石头烧红浸入药液后服药液。

2. 接崩菲拢想(胃痛风火偏盛型)

[夯帕雅(主症)]

胃脘疼痛,呈周期性发作,食后胃脘撑胀明显,泛吐酸水,嗳气频频,口苦口臭,大便干结或解柏油样大便,舌质红,脉快。

[辨解帕雅(病因病机)]

本病的发生是因平素饮食不节,饥饱失常,或过食酸辣食物,长期吸烟喝酒,使体内"四塔""五蕴"功能失调,塔菲(火塔)过盛,烧灼中盘胃土,致胃脘胀痛,口苦口臭;塔拎(土塔)不足,中盘气弱,转运失调,谷物之气不下行,反前上逆,则见反胃吐酸,嗳气频频;气阻不通,日久则水血亦不行,瘀血停积肠道,则便血色黑似柏油。

[平然(治则)]

调补塔拎(土塔),清火解毒,凉血止血。

[多雅(治法)]

(1)雅解沙把(百解胶囊),口服,每次4~8粒,每天3次。

(2)雅叫哈顿(五宝药散),口服,每次4~8粒,每天3次。

(3)雅接崩短皇(吻牧胃痛方)加味。方药组成:吻牧(苦藤)15g,哈禾节(小野黄茄根)20g,哈罕满龙(大拔毒散根)20g,毫命(姜黄)15g,雅解先打(傣百解)10g,文尚海(百样解)10g,嘿亮兰(止血藤)20g,先勒(十大功劳)15g,咪火哇

（山大黄）10g，嘿柯罗（青牛胆）10g，每天 1 剂，开水煎取 600mL，分早、中、晚 3 次饭后温服。

3. 接崩塔喃软（胃痛水塔不足型）

[夯帕雅（主症）]

胃脘灼热疼痛撑胀，消谷善饥，恶心、呕吐，胃中嘈杂，口干苦，喜冷饮，空腹痛剧，大便硬结难下，小便短黄，舌苔黄、干燥，脉行快。

[辨解帕雅（病因病机）]

本病的发生主要是因平素喜食香燥味厚之品，积热于内，使体内"四塔""五蕴"功能失调，塔喃（水塔）不足，水不制火，胃火偏盛而见胃脘灼热疼痛撑胀，消谷善饥，恶心呕吐，胃中嘈杂，口干苦，喜冷饮，大便硬结难下，小便短黄，舌苔黄、干燥，脉行快。

[平然（治则）]

补水清火，行气止痛。

[多雅（治法）]

（1）雅解沙把（百解胶囊），口服，每次 4 ～ 8 粒，每天 3 次。

（2）柴胡 10g，先勒（十大功劳）15g，咪火哇（山大黄）10g，嘿柯罗（青牛胆）10g，大腹皮 20g，大黄 10g，枳实 15g，水煎服。

（3）雅朋勒（健胃止痛胶囊），口服，每次 4 ～ 8 粒，每天 3 次。

（4）雅接崩短皇（吻牧胃痛方）。方药组成：吻牧（苦藤）15g，哈禾节（小野黄茄根）20g，哈罕满龙（大拔毒散根）20g，毫命（姜黄）15g，文尚海（百样解）15g，先勒（十大功劳）15g，咪火哇（山大黄）15g，嘿柯罗（青牛胆）10g，每天 1 剂，开水煎取 600mL，分早、中、晚 3 次饭后温服。

4. 接崩塔拎软（胃痛土塔不足型）

[夯帕雅（主症）]

胃脘隐痛，遇寒发作或加剧，空腹痛甚，得食则缓，形瘦面白，口泛清水，饮食不佳，恶心呕吐，嗳气呃逆，少气懒言，腹痛腹泻，舌苔白、厚、腻，脉行慢。

[辨解帕雅（病因病机）]

本病的发生是因体内"四塔""五蕴"功能不足，加之饮食不节，暴饮暴食，过食酸辣、性冷、质硬之品，或感受寒邪，直中脏腑，损伤塔拎（土塔），使塔拎（土塔）消化食物、化生气血、滋养机体、排泄糟粕功能障碍而致机体失养，故见形瘦体弱，口泛清水，饮食不佳，胃脘隐痛，呕吐，嗳气或呃逆，腹泻，空腹或遇寒则复发加剧，舌苔白、厚、腻，脉行慢等。

[平然（治则）]

补土健胃，通气止痛。

[多雅（治法）]

（1）雅解沙把（百解胶囊），口服，每次 4 ～ 8 粒，每天 3 次。

（2）雅朋勒（健胃止痛胶囊），口服，每次 4 ～ 8 粒，每天 3 次。

（3）吻牧（苦藤）10g，抱冬电（薇籽）15g，比比亮（红花丹）5g，泡劳（酒）服。

（4）雅沙呃嘎（温中降气散）。方药组成：比比亮（红花丹）5g，芽依秀母（香附）10g，研末混匀，口服，每次 3 ～ 6g，每天 3 次，喃温（温开水）冲服。

5. 接崩勒拢巴（胃痛气血瘀滞型）

[夯帕雅（主症）]

胃脘部疼痛，痛如针刺，痛处固定、拒按，饮食不佳，恶心呕吐，嗳气频频，舌质紫暗或有瘀斑，脉行不畅。

[辨解帕雅（病因病机）]

本病的发生为"四塔"功能失调，加之饮食不节，或感受外在的帕雅拢（病毒邪气），损伤塔拎（土塔），中盘气弱，转运失调，谷物之气不下行，反上逆，则见恶心呕吐，嗳气频频；气阻不通，日久气滞则血瘀，瘀血停积肠道，故见胃脘部疼痛，痛如针刺，痛处固定、拒按，舌质紫暗或有瘀斑，脉行不畅等。

[平然（治则）]

温通气血，健胃止痛。

[多雅（治法）]

（1）雅解沙把（百解胶囊），口服，每次 4 ～ 8 粒，每天 3 次。

（2）雅朋勒（健胃止痛胶囊），口服，每次 4 ～ 8 粒，每天 3 次。

（3）吻牧（苦藤）10g，贺姑（九翅豆蔻）20g，贺嘎（草豆蔻）20g，嘿罕盖（通血香）10g，毫命（姜黄）10g，贺罗呆亨（黄姜）15g，匹囡（胡椒）3g，每天 1 剂，开水煎取 600mL，分早、中、晚 3 次饭后温服。

五、预防调护

对于胃痛火塔不足型和胃痛土塔不足型，忌食酸冷、豆类、质硬之品，宜食甘淡营养之食物。对于胃痛风火偏盛型，忌食香辣、性燥、肥甘、厚腻、质硬之品，多食清淡质软之食物。对于胃痛水塔不足型，忌食香辣、性燥、肥甘、厚腻之品，宜食清淡质软之食物。对于胃痛气血瘀滞型，忌食香辣、性燥、肥甘、厚腻、质硬之品，多食清淡质软之食物。

六、现代研究进展

胃痛在临床上包括慢性胃炎及功能性消化不良。自从 1983 年澳大利亚学者 Warren 和 Marshal 首次报道幽门螺杆菌（Hp）以来，全球范围内开展了 Hp 与消化性疾病的相关性研究。随着研究深入，研究者发现，尽管消化性疾病患者的幽门螺杆菌感染率很高，但没有充分理由证明它是引起消化不良症状主要原因。近年来对胃肠动力失衡、胃酸分泌、胃肠激素变化、内脏感知过度、精神心理因素及自主神经功能改变等进行了一系列研究，认为精神心理因素及与其密切相关的自主神经功能改变加上胃肠动力失衡、胃肠激素变化等是消化不良症状产生真正原因。随着生活水平提高，生活方式改变，情志因素与胃脘痛关系日益引起人们的注意。多项大样本临床资料总结研究结果显示，情志失调已成为胃脘痛发生的主要病因。王天龙等发现情志失调为胃脘痛肝胃气滞证的主要病因。金万新分析了 73 例经胃镜诊断急性胃黏膜病变的患者的病因，其中 29 例有明确情绪相关病因。王伯军等对明确诊断为各种胃肠疾病的 1523 例门诊患者，用 Zung 自我评定焦虑量表进行评定，结论其中有情绪障碍者 498 例，与 100 例健康人比较，差异有高度统计学意义。易怒的个性特征与功能性消化不良综合征（FD）发病研究结果显示，易怒个性特征易引起 FD，特别是溃疡样和反流样消化不良，而易怒和神经质则容易出现数种 FD 亚型的并发。

七、傣医医案选读

王某，女，24 岁。因不慎受凉，后又过食生冷，出现胃脘疼痛，恶寒喜暖，得热饮后胃痛减轻，恶心、呕吐，口淡不渴，嗳气、呃逆，舌苔白厚腻，脉行慢。诊断为接崩短嘎（寒性慢性胃炎）、接崩塔拎软（胃痛土塔不足型）。治以补土健胃，温散寒气。选用雅沙呃嘎（温中降气散）治疗，每次 5g，每天 3 次，温开水冲服。两剂即获效。

第二节　哈（呕吐）

一、概述

哈（呕吐）是由于胃失和降、气逆于上，迫使胃内容物从口而出的病证。临床表现主要为呕吐胃内容物，腹壁按之柔软，可有压痛，常伴有胃痛、腹痛、痞满、腹胀、嗳气、矢气，以及饮食、大便异常等症状。古代文献将呕与吐进行了区别：有物有声谓之呕，有物无声谓之吐，无物有声谓之干呕。临床呕与吐常同时发生，很难截然分开，故统称"呕吐"。

呕吐可以单独出现，亦可伴见于多种急慢性疾病中。西医学中的急慢性胃炎、贲门痉挛、幽门痉挛、幽门梗阻、食源性呕吐、神经性呕吐、十二指肠壅积症、食物中毒等可参考本病证辨证论治。另外，如肠梗阻、急性胰腺炎、急性胆囊炎、尿毒症、颅脑疾病、酸碱平衡失调、电解质紊乱，以及一些急性传染病早期，以呕吐为主要临床表现时，亦可参考本病辨证论治，同时结合辨病处理。对于喷射性呕吐应重视查找病因，采取综合诊疗措施。

二、辨解帕雅（病因病机）

哈（呕吐）是由于感受风、寒、暑、湿、燥、火外邪；暴饮暴食，饥饱失常，温凉失宜或过食酸辣，长期吸烟喝酒；情志不调，郁怒伤肝犯胃；禀赋不足或脏腑失养使体内"四塔""五蕴"功能失调，胃失和降，胃气上逆而引发。

1. 外邪犯胃　多由风、寒、暑、湿、燥、火、秽浊之邪侵犯胃腑，胃失和降，水谷随胃气上逆，发生呕吐。四季主气不同，感受的病邪亦不同。如冬春易感风寒，夏秋易感暑湿秽浊。而寒邪最易损耗中阳中气，扰动胃腑，故以寒邪致病者居多。

2. 饮食不节　暴饮暴食，温凉失宜，过食酒辣、肥甘、生冷油腻，可导致食滞不化，物盛满而上溢；或误食馊腐不洁，或误食异物、毒物等，滞脾伤胃，清浊混杂，胃失通降，上逆为呕吐；或饮食不节，脾胃受伤，运化失常，水谷不归正化，聚湿生痰饮，饮邪上逆，则发生呕吐。

3. 情志失调　郁怒伤肝，肝气横逆犯胃，或气郁化火，胃失和降，气机上逆而致呕吐。情绪抑郁，忧思伤脾，脾失健运，食停难化，胃失和降，亦可发生呕吐。

4. 脾胃虚弱　先天禀赋薄弱，脾胃素虚，或病后体虚，劳倦内伤，损伤脾胃，中阳不振，胃虚不能受纳水谷，脾虚不能运化精微，胃气不降则吐；或热病久呕耗伤胃阴，胃失濡养，不得润降，不能承受水谷，亦可发生呕吐。

哈（呕吐）病位在胃，与肝脾关系密切，其基本病机为胃失和降，胃气上逆。呕吐病性分虚实，虚实在一定条件下可相互转化与兼夹。如实证呕吐剧烈，津气耗伤，或呕吐不止，饮食水谷不能化生精微，易转为虚证。虚证呕吐复因饮食、外感时邪犯胃，可呈急性发作，表现为标实之证。如久病、大病之中出现呕吐不止，食不能入，面色㿠白，肢厥不回，或为滑泄，脉细微欲绝，此为阴损及阳，脾胃之气衰败，真元欲脱之危证，易变生他证，或致阴竭阳亡。

三、诊查要点

（一）诊断依据

1. 哈（呕吐）为呕吐食物、痰涎或水液等胃内容物从胃中上涌，自口而出；或干呕无物，时作时止；或呕吐频频，初起呕吐物多有酸腐气味，久吐则酸腐气味不甚。

2. 本病起病或缓或急，常先有恶心欲吐之感，常有感受外邪、饮食不节、过食生冷，或因恼怒忧思，或久病不愈等病史，或闻及不良气味等因素而诱发，也有由服用化学药物、误食毒物所致者。

3. 常伴有胃脘疼痛、腹痛、腹部满闷不舒、反酸、嘈杂嗳气、厌食、大便干结或泄泻等症。

（二）相关检查

1. 体格检查　监测血压、呼吸、神志状态。依据疾病不同，可出现上腹部或中上腹压痛阳性，胃肠型、蠕动波及震水音，肠鸣音亢进或减弱等体征。

2. 辅助检查　呕吐物实验室检查、消化道钡餐X线检查、腹平片、电子胃镜、腹部B超、头颅CT或MRI、妊娠试验血、尿、大便常规等检查有助于诊断。

四、辨解帕雅多雅（病、证分类辨治）

（一）辨证要点

1. 辨虚实　本病的辨证当以虚实为纲。如病程短，来势急，呕出物较多，多偏于邪实，治疗较易，治疗及时则预后良好。属实者应进一步辨别外感、食滞、痰饮及气火的不同。若发病较急，伴有表证者，属于外邪犯胃；呕吐酸腐量多，气味难闻者，为宿食留胃；呕吐清水痰涎，胃脘如囊裹水者，属痰饮内停；呕吐泛酸，抑郁善怒者，则多属肝气郁结；呕吐苦水者，多因胆热犯胃。惟痰饮与肝气犯胃之呕吐，易于复发。若病程较长，来势徐缓，吐出物较少，伴有倦怠乏力等症者，多属虚证。属于虚证者当辨别脾胃气虚、脾胃虚寒和胃阴不足之区别。若反复发作，纳多即吐者，属脾胃虚弱，失于受纳；干呕嘈杂，或伴有口干、似饥不欲饮食者，为胃阴不足。呕吐日久，病情可由实转虚，或虚实夹杂，病程较长，且易反复发作，较为难治。

2. 辨呕吐物　据呕吐物辨呕吐病变性质。呕吐酸腐，多为饮食积滞；呕吐苦水黄水，属胆热犯胃；痰浊涎沫，属痰饮内盛；呕吐清水，多为胃中虚寒。

3. 辨可吐与止呕　呕吐既是病态所表现症状，又是人体祛除病邪的一种保护性反应，"吐法"为傣医十法之"哈"，临证时应当注意甄别，不可见呕止呕，见吐止吐。如遇饮食腐秽积滞，停饮积痰，或误吞毒物，实邪毒物停于上脘，欲吐不能或吐而未净者，此时不应止吐，反而当因势利导，给予探吐以祛除病邪。挟实者，重在祛邪，应分别施以解表、消食、化痰、理气之法，以求邪去胃安呕止之效。虚者重在扶正，分别以益气、温阳、养阴之法，以求正复胃和呕止之功。属虚实夹杂者，应适当兼顾治之。在辨证的基础上，合理使用和胃降逆药物。

4. 辨可下与禁下　合理运用下法。若呕吐属虚者，下之更有"虚虚"之弊，易引邪内陷，兼表者也不宜攻下。但下法又非所有呕吐之禁忌。胃与肠相连，胃主受纳，肠主传导，若因于胃肠实热又兼大便秘结者之呕吐，应及时使用下法，通其大便可折其上逆之势。

（二）治疗原则

呕吐以"胃失和降，气机上逆"为病机，六腑以通为顺，气以降为和，故呕吐的治疗原则为"和胃降逆"。

（三）分类辨治

1. 哈嘎塔喃想（胃寒呕吐水塔偏盛型）
[夯帕雅（主症）]

吐酸，嗳气酸腐，胸脘胀闷，喜唾涎沫，喜热饮食，恶寒，四肢不温，大便溏泻，舌淡苔白，脉深、慢。

[辨解帕雅（病因病机）]

平素饮食不节，过食酸冷之品，寒湿内生，导致"四塔"功能失调，寒湿水饮蕴积于内，损伤塔菲（火塔），导致塔菲（火塔）不足，不能温养塔拎（土塔），土寒水湿不得温运，而聚湿生痰饮，停聚胃中，水湿上逆，嗳气酸腐，胸脘胀闷，喜唾涎沫；塔菲（火塔）不足，塔喃（水塔）偏盛，喜热饮食，恶寒，四肢不温，大便溏泻，舌淡苔白，脉深、慢。

[平然（治则）]

补火除寒，温化水湿，健胃止呕。

[多雅（治法）]

（1）雅叫帕中补（亚洲宝丸），口服，每次 3～5g，每天 3 次，喃温（温开水）送服。

（2）雅朋勒（健胃止痛胶囊），口服，每次 4～8g，每天 3 次，喃温（温开水）送服。

（3）取哈芽敏（艾叶根）15g，哈香帕曼（泽兰根）15g，罗罕（红花）5g，哈罕满囡（小拔毒散根）15g，水煎服。

（4）毫命（姜黄）15g，补累（紫色姜）15g，罕好喃（水菖蒲）10g，哈波丢勐（茴香豆蔻根）15g，波波罕（山乌龟）5g，抱勒（金花果）5g，楠南果缅（杉树皮）10g，鲜辛（姜）15g，每天 1 剂，水煎取 600mL，分早、中、晚 3 次饭后温服。

2. 哈崩嘎塔菲软（胃寒呕吐火塔不足型）

[夯帕雅（主症）]

恶心呕吐，口泛清水，胃脘冷痛，喜温喜按，四肢不温，大便溏泻，舌淡，舌苔白、厚、腻，脉行深、弱、慢、无力。

[辨解帕雅（病因病机）]

平素饮食不节，过食酸冷之品，寒湿内生，而致"四塔"功能失调，寒湿水饮蕴积于内，损伤塔菲（火塔），导致塔菲（火塔）不足，不能温养塔拎（土塔），土寒水湿不得温运，恶心呕吐，口泛清水，胃脘冷痛，喜温喜按，四肢不温，大便溏泻，舌淡，舌苔白、厚、腻，脉行深、弱、慢、无力等。

[平然（治则）]

补火除寒，温化水湿，健胃止呕。

[多雅（治法）]

（1）雅朋勒（健胃止痛胶囊），每次 4～8g，每天 3 次，喃温（温开水）送服。

（2）雅叫帕中补（亚洲宝丸），每次 3～5g，每天 3 次，用喃辛（姜汤）送服。

（3）辛蒋（小姜）10g，麻尖（丁香）10g，更埋庄荒（黄樟树心）30g，内尖（肉豆蔻）15g，板木（木香）10，毫命（姜黄）15g，补累（紫色姜）15g，罕好喃（水菖蒲）10g，哈波丢勐（茴香豆蔻根）15g，波波罕（山乌龟）5g，每天 1 剂，开水煎取 600mL，分早、中、晚 3 次饭后温服。

3. 哈皇塔菲想（胃热呕吐火塔过盛型）

[夯帕雅（主症）]

呕吐，嗳腐吞酸气秽，胃脘闷胀，两胁胀满，心烦易怒，口干口苦，咽干口渴，小便黄，大便干，舌质红，苔黄，脉行快、有力。

[辨解帕雅（病因病机）]

平素嗜食辛辣香燥、油腻味厚之品，热积体内，而致体内"四塔""五蕴"功能失调，塔拢（风塔）、塔菲（火塔）过盛，蕴积中盘，损伤塔拎（土塔），烧灼胃膜，阻碍水食消化，故见呕吐吞酸，嗳腐气秽，胃脘闷胀，两胁胀满。塔拢（风塔）、塔菲（火塔）偏盛，则见心烦易怒，口干口苦，咽干口渴，小便黄，大便干，舌质红，苔黄，脉行快、有力等。

［平然（治则）］

清火解毒，降逆止呕。

［多雅（治法）］

（1）雅解沙把（百解胶囊），口服，每次4～8粒，每天3次。

（2）雅哈罕（苦藤止呕方）。方药组成：吻牧（苦藤）30g，竹扎令（宽筋藤）15g，匹囡（胡椒）3g，辛蒋（小姜）10g，每天1剂，开水煎取600mL，分早、中、晚3次饭后温服。

（3）胃中灼热、疼痛剧烈，口干口苦，大便硬结，小便黄：波波罕（山乌龟）、咪火哇（山大黄）、文尚海（百样解）、雅解先打（傣百解）各15g，每天1剂，水煎取600mL，分早、中、晚3次饭后温服。

4. 哈皇塔喃软（胃热呕吐水塔不足型）

［夯帕雅（主症）］

反复发作呕吐，但呕吐量少，或仅吐涎沫，时有干呕，咽干口燥，胃中嘈杂，似饥而不欲饮食，小便短黄，大便干结，舌质红、少水，脉细、快。

［辨解帕雅（病因病机）］

平素形瘦体弱，塔喃（水塔）不足，或久病大病损伤塔喃（水塔），不能制火，火盛耗水，水少则干，烧灼胃脏，故见胃中嘈杂，反复发作，咽干口燥，胃气上逆，干呕或涎沫，但呕吐量少，似饥而不欲饮食；塔喃（水塔）不足，内热蕴积，致肠燥便秘，小便短黄，舌质红、少水等。

［平然（治则）］

补水清火，降逆止呕。

［多雅（治法）］

（1）雅哈罕（苦藤止呕方）加味。方药组成：吻牧（苦藤）15g，哈帕弯（甜菜根）20g，婻该罕（石斛）30g，雅解先打（傣百解）15g，哈麻王喝（刺天茄根）15g，竹扎令（宽筋藤）15g，哈帕利（大苦凉菜根）20g，每天1剂，开水煎取600mL，分早、中、晚3次饭后温服。

（2）胃脘胀痛，呃逆频频，心烦欲呕：雅哈罕（苦藤止呕方）加哈麻娘布（茴香砂仁根）30g，辛（姜）10g，每天1剂，水煎取600mL，分早、中、晚3次饭后温服。

5. 哈嘎短塔拎软（食积呕吐土塔不足型）

［夯帕雅（主症）］

饮食稍有不慎或稍有劳倦就会呕吐，时作时止，饮食不佳，脘腹痞闷，口淡不渴，面白少华，倦怠乏力，舌淡、苔薄白，脉行慢、无力。

［辨解帕雅（病因病机）］

平素饮食不节，饱餐过量，过食生冷之品，损伤塔拎（土塔）功能而致水湿不化，停食积滞而出现饮食不佳，反胃呕吐，嗳腐吞酸，脘腹痞闷，口淡不渴，面白少华，倦怠乏力，舌淡、苔薄白，脉行慢、无力。

[平然（治则）]

调补塔拎（土塔），消食止呕。

[多雅（治法）]

（1）雅朋勒（健胃止痛胶囊），口服，每次 4 ～ 8g，每天 3 次，喃温（温开水）送服。

（2）雅叫帕中补（亚洲宝丸），口服，每次 3 ～ 5g，每天 3 次，用喃辛（姜汤）、喃莫（米汤）送服。

（3）雅秀母罕哈（秀母补土止呕汤）。方药组成：芽依秀母（香附）20g，嘿罕盖（通血香）30g，哈沙海（香茅草根）10g，罕好喃（水菖蒲）10g，哈芽拉勐（决明根）30g，哈罕满（拔毒散根）30g，每天 1 剂，开水煎取 600mL，分早、中、晚 3 次饭后温服。

（4）毫命（姜黄）15g，补累（紫色姜）15g，罕好喃（水菖蒲）10g，哈波丢勐（茴香豆蔻根）15g，更庄荒（黄樟树心）30g，内尖（肉豆蔻）15g，板木（木香）10g，波波罕（山乌龟）5g，楠南果缅（杉树皮）15g，每天 1 剂，开水煎取 600mL，分早、中、晚 3 次饭后温服。

五、预防调护

平素注意起居有常，注意锻炼，增强体质，避风寒，防止感受外邪；饮食有节（洁），勿食生冷、肥甘厚味及不洁食物，戒烟忌酒；调畅情志。防止疾病发生。如腹痛剧烈应暂禁食，症状缓解后宜饮食清淡，忌食生冷辛辣、肥甘厚腻食品。食积者节制饮食，气滞者调情志，虚寒证或实寒证可予热敷疗法。

六、现代研究进展

现代在呕吐病的临床诊疗中，利用现代高科技检查手段如腹部 B 超、胃肠镜、消化道钡餐、腹部 CT、腹部 MRI、PET/CT、实验室检查对呕吐病的发病机制研究、认识更深入、细致、精准，对以呕吐为主要表现疾病的鉴别、诊断、治疗起到了重要的作用。胃、肠镜镜下治疗改变了既往内科治疗措施、给药途径，腹腔镜等微创治疗手段改变了传统手术的治疗模式，拓宽了思维模式，增加了治疗手段。

七、傣医医案选读

王某，男，38 岁，农民。平素饮食不佳，食则欲呕。此次因饮食不节，误食不易消化之物后发病，症见：恶心、呕吐 2 次，呕吐物为胃内容物，有酸腐气味，吐后病缓，伴有精神不佳，乏力气短，脘腹胀痛，不欲饮食，舌质淡，舌苔白腻，脉行弱、无力。傣医诊断为哈嘎短塔拎软（食积呕吐土塔不足型），给予补土健胃、消食化滞的雅朋勒（健胃止痛胶囊）口服，每次 6 粒，每天 3 次；再配合雅哈尚（补中止呕方）内服：取哈糯（鸡嗉子榕树根）10g，嘿景（油瓜藤）10g，楠埋闪（五桠果树皮）10g，楠埋过沙（梨树皮）10g，贺贵的罕（粉芭蕉根）15g，水煎服。连服 5 剂获效。

第三节　接短（腹痛）

一、概述

接短（腹痛）是以胃脘以下、耻骨毛际以上部位发生疼痛为主要表现的一种脾胃肠病证。腹壁按之柔软，可有压痛，常伴有腹胀、矢气，以及饮食、大便异常等症状。多为感受外邪、饮食所伤、情志失调及素体虚弱、劳倦内伤等，导致体内"四塔""五蕴"功能失调而发生气机阻滞、脉络痹阻或经脉失养而发生。

西医中的急慢性胃肠炎、胃肠痉挛、消化不良、肠易激综合征、不完全性肠梗阻、结核性腹膜炎、肠粘连、肠系膜和腹膜病变、腹型过敏性紫癜、泌尿系结石、急慢性胰腺炎、肠道寄生虫等以腹痛为主要表现的疾病并能排除外科、妇科疾病时，均属本病范畴，可参照本节辨证论治。

二、辨解帕雅（病因病机）

接短（腹痛）的发生多因感受风、寒、热、暑、湿等外邪，平素饮食不节，饥饱失常或过食酸辣，长期吸烟喝酒，情志不调、禀赋不足或脏腑失养使体内"四塔""五蕴"功能失调，塔拎（土塔）损伤，或寒凝中、下盘，水食不能温化，停积中下盘；或塔喃（水塔）不足，水不制火，火盛而发病，或塔菲（火塔）过盛，烧灼中下盘胃土；或塔菲（火塔）不足，塔拎（土塔）运载失常，风气水血不行所致。

1. 感受外邪　外感热风毒邪导致气机阻滞，气血经脉受阻。卒伤冷风寒邪，受寒邪则寒凝气滞，脉络绌急，不通则痛。暑热毒邪、湿浊热邪等，侵入腹中，则肠道传导失职，腑气不通而发生腹痛。体内"四塔""五蕴"功能失调。

2. 饮食不节（洁）　暴饮暴食，脾胃受损，饮食不化停滞于中，腑气阻滞不通；过食辛辣肥甘厚腻刺激食物，导致湿热阻滞肠胃，中焦气机不畅；或恣食生冷寒凝脾胃，脾阳受损，脾胃气机升降失常，腑气通降不利，气机阻滞不通。饮食不洁，滋生肠虫，气机阻滞，肠腑传导失司，导致不通则痛。

3. 情志失调　五志过极，情志不畅，气机失于条达，如郁怒肝失疏泄，肝气郁结，气机阻滞，不通则痛；或忧思伤脾，脾失健运，土壅木郁，气机不畅而发生腹痛。若久病不愈，气滞血瘀，络脉痹阻，腹痛痛有定处，固定不移，甚至痰瘀互结，生成腹中癥瘕痞块。

4. 禀赋不足、劳倦内伤　素体虚弱，脏腑亏虚，或劳倦内伤，导致脾胃虚弱，健运失常，气血生化不足，脏腑、经脉濡养失职，或者久病失养，中焦虚寒久病及肾，脾肾阳虚，经脉失于温煦，不荣则痛。

5. 跌仆损伤、腹部手术　外伤跌仆损伤或腹部手术，导致血络受损，血溢脉外，瘀血阻滞，经络不畅，瘀阻气滞，不通则痛。

总之，本病的基本病机为"不通则痛"或"不荣则痛"。"四塔"功能不足、素体虚弱或久病致使机体正气不足，不能抵御病邪，易受外邪侵袭，内外相合，更加损伤"四塔"功能而发病。

三、诊查要点

（一）诊断依据

1. 以胃脘以下、耻骨毛际以上部位的疼痛为主要表现，腹壁按之柔软，可有压痛，但无肌紧张及反跳痛。

2. 可伴见肠鸣、腹胀、嗳气、矢气、畏寒、情志不畅，以及饮食不佳、大便干结或腹泻等异常等症状。

3. 起病大多缓慢。受凉、饮食、情志、劳累等诱因可引起腹痛的发作和加重。

（二）相关检查

腹部 X 线平片或造影、腹部 B 超、电子结肠镜、肝肾功能、大小便常规、血尿淀粉酶、心肌酶等有关检查有腹部相关脏腑的异常表现，以鉴别其他内科病证中出现的腹痛症状，并排除外科、妇科腹痛。

四、辨解帕雅多雅（病、证分类辨治）

（一）辨证要点

1. 辨虚实　病初多为实证，病久多为虚证或虚实夹杂证。起病急，病程短，痛势急剧，暴痛拒按，为实证腹痛，表现为腹胀痛时轻时止，痛无定处，攻撑走窜，情志不畅加重，伴见胸胁不舒，善太息，嗳气腹胀，得嗳气或矢气则胀痛减轻，为气滞腹痛；如表现为腹部刺痛拒按，痛处固定不移，痛无休止，入夜尤甚，甚至可扪及包块，伴面色发青晦暗，舌质紫暗有瘀点或瘀斑，为血瘀腹痛；饮食不调表现为脘腹胀痛，嗳气频作，嗳腐吞酸，或恶心呕吐食物，嗳气或矢气后腹痛减轻，痛甚欲便，便后痛减，大便臭秽，或可见大便秘结难解，为食积腹痛。虚证腹痛，起病缓，病程长，反复发作，痛势绵绵不绝，喜暖喜按，时缓时急，得食痛减，为虚证腹痛。

2. 辨寒热　急骤起病，疼痛较剧烈，痛势拘急，遇冷痛剧，得热则减者，为寒痛；痛势急迫灼热，腹胀便秘拒按，口干渴，喜冷饮食，得寒痛减，或伴发热，为热痛。

3. 辨部位　脾胃、大小肠病变多为大腹疼痛；脐腹疼痛多为虫积；少腹胁腹疼痛多为厥阴肝经病变；小腹疼痛，多为膀胱病变。

本病病位在脾、胃、肝、胆、肾、膀胱及大肠、小肠等多个脏腑。腹痛涉及脏腑多，病因外感、内伤、情志失调、外伤等多重因素，故病机变化复杂，往往互相兼夹，互为因果，有时互相转化。气血不足夹杂气滞血瘀，或脾胃虚弱与肝胆湿热互见，多为虚实夹杂证。寒痛缠绵发作，可以郁而化热，热痛日久不愈，可以转化为寒，成为寒热交错之证。若腹痛失治误治，气血逆乱，可致厥脱之证；若虫邪聚集，或术后气滞血瘀，日久可变生积聚。如若素来脏腑亏虚，"四塔"不足，则可见其他脏腑内伤症状。应因人、因时、因地、患者症状表现、发病因素区别寒、热、虚、实、表、里。

（二）治疗原则

腹痛以"不通则痛"为病机，腑以通为顺，以降为和，故腹痛的治疗原则为"以通为用"。根据辨证的寒热虚实，在气在血，实则泻之，虚则补之，寒者热之，热者寒之，滞者通之，瘀者散之。

（三）分类辨治

1. 接短菲拢想（腹痛风火偏盛型）

[夯帕雅（主症）]

腹部胀痛，痞塞胀满，压痛拒按，得热痛甚，胸闷不舒，口干口苦口臭，渴喜冷饮，大便秘结，或溏滞不爽，身热自汗，小便短赤，舌红，苔黄燥或黄腻，脉快。

[辨解帕雅（病因病机）]

因平素饮食不节，饥饱失常，或过食酸辣，长期吸烟喝酒，使体内"四塔""五蕴"功能失调，塔菲（火塔）过盛，烧灼中盘胃土，口苦口臭，气滞不通，致腹部胀痛，移热于下盘，蕴积腹部，水食不化，转运失调，糟粕难排，使得肠道阻滞不通，肠气上逆，气不下行，则见反胃吐酸，嗳气频频。

[平然（治则）]

清火解毒，行气止痛。

[多雅（治法）]

（1）雅解沙把（百解胶囊），口服，每次4～8粒，每天3次。

（2）雅接崩短皇（吻牧胃痛方）。方药组成：吻牧（苦藤）15g，哈禾节（小野黄茄根）30g，哈罕满龙（大拔毒散根）30g，毫命（姜黄）15g，文尚海（百样解）15g，先勒（十大功劳）15g，咪火哇（山大黄）15g，嘿柯罗（青牛胆）10g，每天1剂，开水煎取600mL，分早、中、晚3次饭后温服。

2. "四塔"不足

（1）接短塔菲软（腹痛火塔不足型）

[夯帕雅（主症）]

急起腹痛，痛势剧烈拘急，遇寒尤甚，得温痛减，恶寒身蜷，口淡不渴，小便清长，大便自可，手足不温，舌苔薄白，脉深、慢。

[辨解帕雅（病因病机）]

本病的发生为过食生冷之品损伤塔菲（火塔）、塔拎（土塔），或大病久病后，"四塔"功能失调，阴寒凝滞中盘，塔拎（土塔）中火不足，运化失常，中盘失去温煦，水食不能温化，停积中盘，阻碍风气运行，故见腹部冷痛，得温痛减，遇寒尤甚，恶寒身蜷，手足不温，口淡不渴，小便清长，大便自可，舌苔薄白，脉深、弱、无力。

[平然（治则）]

补火除寒，健胃止痛。

[多雅（治法）]

1）雅叫哈帕中补（双姜胃痛丸），口服，每次6粒，每天3次。

2）雅朋勒（健胃止痛胶囊），口服，每次4～8粒，每天3次。

3）雅想（增力胶囊），口服，每次6粒，每天3次。

4）毫命（姜黄）15g，辛蒋（小姜）、辛（姜）各10g，沙腊比罕（台乌）10g，麻娘（砂仁）15g，哈帕板（芫荽根）15g，哈麻王喝（刺天茄根）15g，哈喝（茄子根）30g，每天1剂，开水煎取600mL，分早、中、晚3次饭后温服。

（2）接短塔喃软（腹痛水塔不足型）

[夯帕雅（主症）]

腹隐痛胀痛，口干口苦，喜冷饮，空腹痛剧，大便干结难下，小便短黄，舌红，苔黄、干燥，脉行快。

[辨解帕雅（病因病机）]

平素喜食香燥味厚之品，积热于内，使体内"四塔""五蕴"功能失调，塔喃（水塔）不足，水不制火，火热伤阴，失于濡养，气滞不通，腹胀痛，口干苦，喜冷饮，空腹痛剧，肠失濡润，大便硬结难下，小便短黄，舌苔黄、干燥，脉行快。

[平然（治则）]

补水清火，行气止痛。

[多雅（治法）]

1）叫帕中补（双姜胃痛丸），口服，每次3～6g，每天3次，喃蓬（蜂蜜水）送服。

2）雅叫哈顿（五宝胶囊），口服，每次4～8粒，每天3次。

3）柴胡10g，先勒（十大功劳）15g，咪火哇（山大黄）15g，嘿柯罗（青牛胆）10g，大腹皮15g，大黄10g，枳实20g，每天1剂，开水煎取600mL，分早、中、晚3次饭后温服。

4）雅接崩短皇（吻牧胃痛方）加减。方药组成：嫲该罕（石斛）15g，吻牧（苦藤）15g，哈禾节（小野黄茄根）20g，哈罕满龙（大拔毒散根）20g，文尚海（百样解）15g，先勒（十大功劳）15g，咪火哇（山大黄）10g，嘿柯罗（青牛胆）10g，每天1剂，开水煎取600mL，分早、中、晚3次饭后温服。

（3）接短塔拎软（腹痛土塔不足型）

[夯帕雅（主症）]

腹痛时作时止，绵绵反复发作，痛时恶冷，喜温喜按，得温得食或休息后痛减，劳累饥饿后加重，神疲乏力，气短懒言，形寒肢冷，饮食少，胃纳不佳，大便溏薄，面色不华，舌质淡、苔薄白，脉细。

[辨解帕雅（病因病机）]

体内"四塔""五蕴"功能不足，加之饮食不节，暴饮暴食，过食酸辣、性冷、质硬之品或感受寒邪，直中脏腑，损伤塔拎（土塔），导致塔拎（土塔）消化食物、化生气血、滋养机体、排泄糟粕功能障碍，致机体脏腑失于温养而致。

[平然（治则）]

补土温中，健胃止痛。

[多雅（治法）]

1）雅朋勒（健胃止痛胶囊），口服，每次 4 ～ 8 粒，每天 3 次。

2）吻牧（苦藤）10g，抱冬电（薇籽）15g，比比亮（红花丹）5g，泡劳（酒）适量内服。

3）雅沙呃嘎（温中降气散）。方药组成：比比亮（红花丹）5g，芽依秀母（香附）15g，研末混匀，口服，每次 3 ～ 6g，每天 3 次，喃温（温开水）冲服。

3. 接短勒拢巴（腹痛气血阻滞型）

[夯帕雅（主症）]

腹部刺痛，痛势较剧，痛处固定不移，而拒按，甚则腹内或有结块，经久不愈，舌质紫暗或有瘀斑，脉行不畅。

[辨解帕雅（病因病机）]

本病的发生为"四塔"功能失调，加之跌仆损伤，或感受外在的帕雅拢（病毒邪气），损伤嗒喃（水塔）、塔拎（土塔），中盘气弱，转运无力，谷物之气不下行，气阻不通，瘀血水湿停积肠道，则腹痛如锥如刺，痛势较剧，腹内或有结块，痛处固定、拒按，经久不愈，舌质紫暗或有瘀斑，脉行不畅。

[平然（治则）]

活血化瘀，行气止痛。

[多雅（治法）]

1）雅解沙把（百解胶囊），口服，每次 4 ～ 8 粒，每天 3 次。

2）雅叫帕中补（双姜胃痛丸），口服，每次 3g，每天 3 次。

3）吻牧（苦藤）15g，贺姑（九翅豆蔻）30g，贺嘎（草豆蔻）30g，嘿罕盖（通血香）15g，毫命（姜黄）15g，贺罗呆亨（黄姜）15g，匹囡（胡椒）3g，更方（苏木）15g，罗罕（红花）10g，每天 1 剂，开水煎取 600mL，分早、中、晚 3 次饭后温服。

五、预防调护

平素注意起居有常，注意锻炼，增强体质，避风寒，防止感受外邪；饮食有节（洁），勿食生冷、肥甘厚味及不洁食物，戒烟忌酒；调畅情志。如腹痛剧烈应暂禁食，症状缓解后宜饮食清淡，忌食生冷辛辣、肥甘厚腻食品。食积者节制饮食，气滞者调情志，虚寒证或实寒证可予热敷疗法。

六、现代研究进展

腹痛是内、外科疾病伴发的常见症状，可涉及心、肺、肝、胆、胰、胃肠、泌尿、妇科等诸多系统病变，从皮肤到肌肉、神经、血管均可累及。根据腹痛部位、时间、程度、性质结合理化检查有助于诊断及鉴别诊断，但也有一部分腹痛难以找到具体发病部位及病因。现在对"功能性疾病""脑－肠轴""肠道微生态"的研究发现，一部分腹痛的发生并非器质性病变所致，存在心理与躯体疾病共患及菌群失调因素。WHO 将胃食管反流病、胃溃疡、炎症性肠病、肠预激综合征等归为心身疾病，针对这一类疾病的诊断、治疗不应仅着眼于病变本身，而应在早期阶段识别潜在心理失衡、菌群失调风险，解决潜在的心理和躯体问题，调整肠道微生态以防止病情的进展。

七、傣医医案选读

张某，男，26 岁。2018 年 5 月 18 日到医院就诊。患者因饮食油腻并饮酒后出现左上腹部疼痛，疼痛剧烈难以忍受，呈持续性腹痛，伴有腹胀、恶心呕吐，呕吐物为胃内容物，至当地医院查血淀粉酶 1260U/L，尿淀粉酶 2892U/L。腹部彩超：①肝、胆、脾未见异常声像。②胰腺体积稍大，界限不清。症见大便秘结，舌苔黄、厚、腻，脉行快。傣医诊断为接崩菲拢想（腹痛风火塔偏盛型，即急性胰腺炎），治以清热解毒、行气止痛，给予雅接崩短皇（吻牧胃痛方）。方药组成：吻牧（苦藤）15g，哈禾节（小野黄茄根）30g，哈罕满龙（大拔毒散根）30g，毫命（姜黄）15g，文尚海（百样解）15g，先勒（十大功劳）15g，咪火哇（山大黄）10g，嘿柯罗（青牛胆）10g，每天 1 剂，开水煎取 600mL，分早、中、晚 3 次饭后温服。连服 10 剂呕吐止，腹痛缓解而愈。外治：取罕好喃（水菖蒲）10g，捣烂，加喃莫（淘米水）、喃满母（猪油）炒热外包。每天 1 次，10 天为 1 个疗程，治疗 2 个疗程后获效。

第四节　鲁短（泄泻）

一、概述

鲁短（泄泻）是临床常见的一种消化系统疾病。主要临床表现为大便次数增多，粪质稀薄，或者完谷不化，甚至泻出如水样。大便溏薄势缓者为泄，大便清稀如水直下者为泻，总称为鲁短（泄泻）。鲁短（泄泻）的发生多由脾虚失运、湿邪内盛所致。本病一年四季均可发生，但以夏秋两季多见。

西医中的器质性疾病，如急慢性肠炎、肠肿瘤、吸收不良综合征、肠结核、放射性肠炎，功能性疾病如胃肠功能紊乱、肠易激综合征、功能性腹泻等以腹泻为主要临床表现的疾病均可参照鲁短（泄泻）辨治。

二、辨解帕雅（病因病机）

中医学认为，泄泻的病因主要是感受外邪、饮食所伤、情志失调及脏腑虚弱等，主要病机是脾虚湿盛，肠道分清泌浊功能失常。

傣医学认为，鲁短（泄泻）是由于体内"四塔"功能不足，加之饮食不节，误食禁忌，内外相合，损伤塔拎（土塔），水谷不运，阻滞中、下两盘而致泄泻不止，或因泄泻日久，失治误治，"四塔"损伤，塔拎（土塔）虚弱、塔菲（火塔）不足发为本病。

三、诊查要点

（一）诊断依据

1. 粪质清稀，甚至泻出如水，大便次数增多，每日三次以上。可伴腹痛腹胀，肠鸣纳呆。
2. 常因饮食不当、情志失调、寒热失衡等因素诱发。

（二）相关检查

1. 首选电子结肠镜检查，或者 X 线钡灌肠以排除肠道器质性病变。
2. 大便常规、大便潜血、大便培养等可查找致病菌协助诊断。
3. 腹部彩超、腹部 CT、腹部 MRI 等相关检查以排除肝胆胰等疾病所致的腹泻。

四、辨解帕雅多雅（病、证分类辨治）

（一）辨证要点

本病病变在脾胃及大小肠，同时与肝肾相关，应根据病情轻重、缓急、虚实、寒热情况进行辨证。一般而言，泄泻而饮食如常，多为轻证，预后良好；泻而不能食，形体消瘦，或暴泻无度，或久泄滑脱不禁，均属重证。暴泻者起病较急，病程较短，一般在数小时至两周以内，泄泻次数每日三次以上；久泻者起病较缓，病程较长，持续时间多在两个月以上甚至数年，泄泻呈间歇性发作。急性暴泻，病势急骤，脘腹胀满，腹痛拒按，泻后痛减，小便不利者，多属实证；慢性久泻，病势较缓，病程较长，反复发作，腹痛不甚，喜暖喜按，神疲肢冷，多属虚证。大便色黄褐而臭，泻下急迫，肛门灼热者，多属热证（鲁短皇）；大便清稀甚至水样，气味腥秽者，多属寒证（鲁短嘎）；大便溏垢，臭如败卵，完谷不化，多为伤食之证。

（二）治疗原则

热性泄泻（鲁短皇）治以清火解毒或补水清火、止痛止泻为主。寒性泄泻（鲁短嘎）治以补火除寒或温化寒湿、止痛止泻为主。

（三）分类辨治

1. 鲁短皇（热性泄泻）

（1）鲁短皇塔菲想（热性泄泻火塔偏盛型）

[夯帕雅（主症）]

泄泻腹痛，腹痛即泻，泻下急迫或泻而不爽，粪色黄褐，气味臭秽，肛门灼热，或烦热口渴，小便短赤，舌质红，苔黄腻，脉滑数。

[辨解帕雅（病因病机）]

平素喜食辛辣、香燥、味厚之品，热毒之邪蕴积于中、下两盘（中下焦），而致体内"四塔""五蕴"功能失调，塔拢（风塔）、塔菲（火塔）过盛，风火偏盛则热，故见泄泻腹痛，腹痛即泻，泻下急迫或泻而不爽，粪色黄褐，气味臭秽，肛门灼热，或烦热口渴，小便短赤，舌质红，苔黄腻，脉滑数。

[平然（治则）]

清火解毒，止痛止泻。

[多雅（治法）]

1）雅解沙把（百解胶囊），口服，每天3次，每次4～8粒。

2）雅罕鲁短（泻痢灵胶囊），口服，每天3次，每次3～6粒。

3）贺姑泻痢汤。方药组成：贺姑（九翅豆蔻根）20～30g，么滚（人字树）20～30g，罕好喃（水菖蒲）10～15g，帕糯（马蹄金）10～15g，麻娘（砂仁）5～10g，抱勒（金花果）8～10g，先勒龙（大树黄连）15～30g，辛（姜）5～10g，每天1剂，开水煎取500mL，分3次服。

（2）鲁短皇塔喃软（热性泄泻水塔不足型）

[夯帕雅（主症）]

腹痛即泻，便量少，便中夹少量脓血黏液，大便腥臭，肛门灼热，口苦咽干，烦热口渴，口渴喜冷饮，小便短黄，舌质红，少苔，脉沉细数。

[辨解帕雅（病因病机）]

阴虚体质，塔喃（水塔）不足，塔菲（火塔）偏盛，加之喜食辛辣、香燥、味厚之品，热毒之邪更加损伤塔喃（水塔），水不制火，火邪内蕴，损伤塔拎（土塔），故见腹痛即泻，便量少，便中夹少量脓血黏液，大便腥臭，肛门灼热，口苦咽干，烦热口渴，口渴喜冷饮，小便短黄，舌质红，少苔，脉沉细数。

[平然（治则）]

补水清火，止痛止泻。

[多雅（治法）]

1）雅解沙把（百解胶囊），口服，每天3次，每次4～8粒。

2）雅罕鲁短（泻痢灵胶囊），口服，每天3次，每次3～6粒。

3）贺姑泻痢汤加减。贺姑（九翅豆蔻根）20～30g，么滚（人字树）20～30g，嘿亮兰（止血藤）15～20g，帕拨凉（马齿苋）15～20g，麻娘（砂仁）5～10g，抱勒（金花果）5～10g，先勒龙（大树黄连）15～20g，每天1剂，开水煎取500mL，分3次服。

2. 鲁短嘎（寒性泄泻）

（1）鲁短嘎塔菲软（寒性泄泻火塔不足型）

[夯帕雅（主症）]

脐腹疼痛，黎明之前尤甚，肠鸣即泻，腹痛腹泻，泻后即安，完谷不化，小腹冷痛、喜温喜按，形寒肢冷，腰膝酸软，舌淡苔白，脉沉细。

[辨解帕雅（病因病机）]

平素喜食生冷，寒湿内生，损伤塔菲（火塔），致塔菲（火塔）不足，无力温化水湿，水湿停积中盘（中焦）；或久病大病，损伤体内塔菲（火塔），水湿内盛，致塔菲（火塔）不足，故脐腹疼痛，黎明之前尤甚，肠鸣即泻，腹痛腹泻，泻后即安，完谷不化，小腹冷痛、喜温喜按，形寒肢冷，腰膝酸软，舌淡苔白，脉沉细。

[平然（治则）]

补火除寒，止痛止泻。

[多雅（治法）]

1）雅解沙把（百解胶囊），口服，每天3次，每次4～8粒

2）雅罕鲁短（泻痢灵胶囊），口服，每天3次，每次3～6粒。

3）雅罕鲁短嘎（寒泻方）。方药组成：藿香10～15g，哈麻娘布（茴香砂仁根）20～30g，沙腊比罕（台乌）10～15g，辛（姜）10～15g，每天1剂，开水煎取500mL，分3次服。

（2）鲁短嘎塔喃想（寒性泄泻水塔偏盛型）

[夯帕雅（主症）]

泻下清稀，甚至如水样，腹痛肠鸣，脘闷食少，或兼恶寒，发热，头痛，肢体酸痛；舌质淡、苔白腻，脉缓。

[辨解帕雅（病因病机）]

平素饮食不节，过食生冷，寒湿内生，导致"四塔"功能失调，寒湿水饮蕴积于内，自身塔菲（火塔）不足，故见泻下清稀，甚至如水样，腹痛肠鸣，脘闷食少，或兼恶寒，发热，头痛，肢体酸痛；舌质淡、苔白腻，脉缓。

[平然（治则）]

温化水湿，止痛止泻。

[多雅（治法）]

1）雅朋勒（健胃止痛胶囊），口服，每天3次，每次4～8粒。

2）雅罕鲁短沙把（楠帕贡止泻丸）。方药组成：楠帕贡（树头菜皮）10～15g，抱勒（金花果）8～10g，楠更方（苏木树皮）10～15g，楠麻过（嘎哩啰树皮）10～15g，锅拢良（腊肠树）10～15g，每天1剂，开水煎取500mL，分3次服。

3. 鲁短啊罕嘎短（伤食泄泻）

[夯帕雅（主症）]

腹痛肠鸣，泻后痛减，大便臭如败卵，夹不消化食物，脘腹满闷不舒，嗳腐酸臭，不思饮食，舌淡，舌苔垢浊或厚腻，脉滑数。

[辨解帕雅（病因病机）]

饮食过度，宿食内停，损伤体内塔拎（土塔），塔拎（土塔）不足，水食不运，阻滞中、下两盘（中下焦）而致腹痛肠鸣，泻后痛减，大便臭如败卵，夹不消化食物，脘腹满闷不舒，嗳腐酸臭，不思饮食，舌淡，舌苔垢浊或厚腻，脉滑数。

[平然（治则）]

调补塔拎（土塔），消食止泻。

[多雅（治法）]

1）雅朋勒（健胃止痛胶囊），口服，每天 3 次，每次 5 ～ 8 粒。

2）雅排勒（哈利止泻汤）。方药组成：哈帕利（旋花茄根）20 ～ 30g，麻娘（砂仁）5 ～ 10g，哈波丢勐（茴香豆蔻根）20 ～ 30g，结呆盖（炒鸡内金）20 ～ 30g，先勒（十大功劳）15 ～ 20g，板木（木香）5 ～ 10g，南果缅（酸桤）15 ～ 20g，沙英（甘草）5g，每天 1 剂，开水煎取 500mL，分 3 次服。

五、预防调护

加强锻炼，增强体魄；调饮食，注意清淡饮食，忌香燥性热、肥甘厚腻之品，不暴饮暴食，不吃腐败食物，不喝生水，不宜多吃生冷瓜果，饭前便后要洗手；生活起居有规律，避风寒，尤其注意腹部保暖，防止外邪侵入；调节情志，勿悲恐忧伤，保持良好心态，树立战胜疾病的信心。

六、现代研究进展

研究表明，功能性腹泻的病理机制包括肠道感觉－运动异常、肠道菌群失调、脑－肠轴环节异常、饮食精神因素等。其中肠道菌群与多种胃肠道疾病相关，在胃肠道疾病中所发挥的作用越来越受到重视。研究发现肠道内微生物紊乱，引起肠毒素增加，可以导致肠道黏膜受损或敏感性增高而出现腹泻症状，而腹泻患者粪便内的菌体数量较健康者明显减少，还伴有菌种的比例失调，腹泻也会引起肠道微生物群数量和种类的改变，因此认为肠道菌群失调与腹泻的发病间存在相互作用关系。

从治疗角度来看，多项国内外研究报道，应用益生菌类能够快速作用于肠道，调节肠道菌群平衡，减少患者每日排便次数和缓解患者排便紧迫感，有效缓解患者的腹泻症状。

七、傣医医案选读

陈某，女，52 岁。反复泄泻 3 年，加重 1 月，2019 年 9 月 3 日到医院就诊。症见：3 年来大便时干时稀，日行 2 ～ 3 次，大便夹少量脓血黏液，不思饮食，消瘦乏力，脘腹胀满，左下腹灼热疼痛，舌红，苔黄厚腻，脉沉细数。傣医诊断为鲁短皇塔喃软（热性泄泻水塔不足型），治以补水清火，止痛止泻。方取贺姑泻痢汤加减。贺姑（九翅豆蔻根）20g，么滚（人字树）20g，嘿亮兰（止血藤）15g，帕拨凉（马齿苋）20g，帕糯（马蹄金）15g，麻娘（砂仁）10g，抱勒（金花果）10g，先勒龙（大树黄连）10g，辛（姜）10g，水煎服。5 剂为 1 个疗程，2 个疗程显效。

第五节　拢胖腊里（便秘）

一、概述

拢胖腊里（便秘），是多种因素作用，导致邪滞下盘，体内"四塔""五蕴"功能失调，大肠传导失利，糟粕内停，大便不能下行的病证。

临床表现以大便排出困难，周期延长，或周期不长，粪质干燥坚硬，排便艰涩不畅，或粪质不硬，然频有便意但排出不畅甚至需要手法辅助排便为主要特征。

西医学中不同原因导致的大便秘结难解，符合本病特征者，均可参照本节辨治。

二、辨解帕雅（病因病机）

1. 外感内伤　拢胖腊里（便秘）的发生主要因为饮食不慎、情志失调、劳逸失宜，导致体内"四塔""五蕴"功能失调，邪积于内，阻滞中盘，使得塔拎（土塔）消化之力降低，大肠传导失司，糟粕停积，大便不能下行，日久发为便秘。

2. "四塔"功能不足　素体虚弱或年老、产后、久病等致使机体抗病能力下降，再合外感内伤，加重"四塔"功能损伤而发病。

三、诊查要点

（一）诊断依据

1. 大便排出困难，排便周期延长，超过两天，或周期不长，但粪质干燥坚硬，排便艰涩不畅，或粪质不硬，虽频有便意但排出不畅至需要手法辅助排便。

2. 有不良饮食习惯，常伴腹胀、口臭、纳差等。

3. 诊断慢性便秘还需满足：发病大于 6 个月，近 3 月 25% 的时间连续或间断出现上述症状中至少两项。

（二）相关检查

电子肠镜、消化道肿瘤标志物、结肠排粪造影、血糖、甲状腺功能等可查明其病因。

四、辨解帕雅多雅（病、证分类辨治）

（一）辨证要点

本病病位在下盘，"四塔"失衡，"五蕴"异常皆可致病。一般来说：大便燥结数日不行，面红身热，为火塔偏盛型（热秘）；形寒肢冷，大便硬结难下或状如羊屎状，为火塔不足型（寒秘）；面色苍白，大便努挣难下为水塔不足型（血不足便秘）；形体瘦弱，气短乏力，饮食不佳，为风塔不足型（气不足便秘）；腹部胀满疼痛，矢气得减为风塔偏盛型（气不通便秘）。

（二）治疗原则

便秘治疗原则以通下为主。实证便秘以祛邪为主，给予泻热、温散、通导之法；虚证便秘以扶正为主，给予温阳益气、滋阴养血之法。

（三）分类辨治

1. 拢胖腊里塔菲想（热秘）

［夯帕雅（主症）］

大便燥结，数日不行，面红身热，腹满胀痛，口臭咽干，心烦易怒，小便短赤，舌质红，舌苔黄、厚、干燥，脉快。

［辨解帕雅（病因病机）］

本病是由于平素过食香燥性热之品，积热于内，使得塔菲（火塔）过盛，水不足，水不制火，加之感受外在的帕雅拢皇（热风毒邪），内外相合而更伤塔喃（水塔）；或患各种热病久病后余热积于内，肠道燥热，运化传导失常，糟粕停积，日久而发为热秘。

［平然（治则）］

清热解毒，泻下通便。

［多雅（治法）］

（1）雅解沙把（百解胶囊），口服，每次4～8粒，每天3次。

（2）雅拢胖腊里皇（热秘汤）。方药组成：咪火哇（山大黄）15g，麻夯（酸角）30g，每天1剂，冷水煎取600mL，分早、中、晚3次饭后温服。

（3）麻烘些亮（红蓖麻）15g，帕板（芫荽）15g，嘿柯罗（青牛胆）10g，辛蒋（小姜）10g，每天1剂，冷水煎取600mL，分早、中、晚3次饭后温服。

（4）柴胡10g，枳实20g，厚朴20g，借蒿（芒硝）15g，嘿多吗（鸡屎藤）15g，大腹皮20g，大黄10g，每天1剂，冷水煎取600mL，分早、中、晚3次饭后温服。

2. 拢胖腊里塔菲软（寒秘）

［夯帕雅（主症）］

形寒肢冷，泛吐清涎，饮食不佳，脘腹疼痛，矢气频频，大便硬结难下或如羊屎状，舌淡，舌苔白厚腻，脉缓。

［辨解帕雅（病因病机）］

本病由于体内"四塔""五蕴"功能失调，主要是塔菲（火塔）不足，土寒气滞，水湿不化，阻塞中盘，导致形寒怕冷，泛吐清涎，饮食不佳，脘腹冷痛，矢气频频，大便硬结难下或如羊屎状。

［平然（治则）］

温补塔菲（火塔），润下通便。

［多雅（治法）］

（1）雅拢胖腊里嘎（寒秘方）。方药组成：哈麻喝布（刺黄茄根）30g，灶心灰3g，雅叫哈顿（五宝药散）5g，每天1剂，开水煎取600mL，分早、中、晚3次饭后温服。

（2）麻汉（巴豆）适量，磨水服，每天1～2次。

（3）贺波亮（小红蒜）、反帕嘎（苦菜子）各等量，舂细，外包脐部。

3. 拢胖腊里塔喃软（血不足便秘）

［夯帕雅（主症）］

形瘦体弱，面色苍白，少气懒言，口舌干燥，饮食不佳，脘腹饱胀，硬满疼痛，大便如羊屎状，努挣难下，舌淡，舌苔薄白，脉弱、无力。

［辨解帕雅（病因病机）］

本病是因体内"四塔""五蕴"功能失调，塔喃（水、血）不足，不能滋润肠道而致肠燥便秘。

［平然（治则）］

调补塔喃（水塔），润肠通便。

［多雅（治法）］

（1）雅叫哈顿（五宝药散），口服，每次5～10g，加喃蓬（蜂蜜水）调服，每天3次。

（2）亮兰补血润肠汤。方药组成：嘿亮兰（鸡血藤）30g，阿郎（黑芝麻）30g，内咱阿亮（紫苏子）30g，景毫柏（莱菔子）30g，生首乌30g，每天1剂，水煎取600mL，加喃蓬（蜂蜜）为引，分早、中、晚3次饭后温服。

（3）哈麻烘些亮（红蓖麻根）30g，嘿柯罗（青牛胆）10g，加喃蓬（蜂蜜）为引，每天1剂，水煎取600mL，分早、中、晚3次饭后温服。

（4）取酸角泡喃蓬（蜂蜜水）服。

4. 拢胖腊里塔拢软（气不足便秘）

［夯帕雅（主症）］

形瘦体弱，气短乏力，饮食不佳，脘腹饱胀，嗳气，大便数日不解，下腹硬满疼痛，舌淡苔白，脉行不畅、细弱。

［辨解帕雅（病因病机）］

本病是因体内"四塔""五蕴"功能失调，塔拢（风塔）不足，无力运化水谷，排泄糟粕，导致大肠传导失职，燥屎内结。

［平然（治则）］

调补塔拢（风塔），益气通便。

[多雅（治法）]

（1）雅解沙把（百解胶囊），口服，每次 4 ～ 8 粒，每天 3 次。

（2）雅叫帕中补（亚洲宝丸），口服，每次 3 ～ 6g，用喃蓬（蜂蜜水）送服，每天 3 次。

（3）楠嫩补气通便汤。方药组成：芽楠嫩（荷包山桂花）30g，内芽拉勐（决明子）30g，麻尖（白豆蔻）10g，每天 1 剂，水煎取 600mL，加喃蓬（蜂蜜）为引，分早、中、晚 3 次饭后温服。

（4）西洋参 10g，加喃蓬（蜂蜜）泡水服。

5. 拢胖腊里塔拢想（气不通便秘）

[夯帕雅（主症）]

大便干燥，数日不行，面红身热，腹满胀痛，嗳气食少，胸胁痞满，欲便不得，矢气得舒，舌质红，舌苔黄厚干，脉快而涩。

[辨解帕雅（病因病机）]

本病是由于情志不舒或久坐少动，导致体内"四塔""五蕴"功能失调，塔拢（风、气）运行不畅，通降失调，大肠传导失利，糟粕停积而致便秘。

[平然（治则）]

理气行滞，通便泻下。

[多雅（治法）]

（1）雅解沙把（百解胶囊），口服，每次 4 ～ 8 粒，每天 3 次。

（2）雅叫帕中补，口服，每次 3 ～ 6g，用喃蓬（蜂蜜水），每天 3 次送服。

（3）雅拢胖腊里巴（行气通便汤）。方药组成：芽依秀母（香附）15g，嘿多吗（鸡屎藤）15g，嘿罕盖（通血香）30g，大黄 15g（后下），每天 1 剂，水煎取 600mL，分早、中、晚 3 次饭后温服。

（4）芽依秀母（香附）20g，每天 1 剂，水煎取 600mL，加喃蓬（蜂蜜）为引，分早、中、晚 3 次饭后温服。

五、预防调护

1. 调整饮食习惯，纤维素含量高的食物可以吸收食糜中的水分，有助于增加粪便量，能有效刺激肠蠕动，从而激发便意和排便反射，利于排便。宜食新鲜、纤维素含量高的蔬菜水果，如白菜、韭菜、芹菜、胡萝卜、香蕉、桃等蔬菜水果。蜂蜜、杏仁等具有润肠通便作用的食物也有利于排便，尽量少食辛辣、刺激食物。

2. 多饮水，养成定时排便的习惯，采取合适的排便姿势。足够的水分摄入可以软化粪便促进排便，定时排便与合适的排便姿势也有利于粪便的排泄。

3. 进行适当的运动，如慢跑、散步等，这类活动可促进直肠供血，肠蠕动、肠排空，有利于改善和增强腹部肌肉功能，利于排便。

4. 正确认识便秘，调畅情志，减少焦虑，保持良好的情绪。

六、现代研究进展

傣中医结合治疗便秘也为改善便秘患者症状提供了思路。傣中医结合方"肠梗方"，具体组成为：柴胡10g，枳实20g，黑多吗（鸡矢藤）30g，黑罕盖（通血香）30g，楠麻（大腹皮）20g，大黄30g（另包开水泡服），给蒿（芒硝）30g，沙恩（甘草）5g，是名傣医林艳芳的经验方，临床根据不同证型加减调整，有助于改善肠梗阻患者大便秘结，腹痛腹胀等症状。杨林蓉在雅解沙把联合胃三联治疗Hp相关性胃炎的临床疗效观察中发现：雅解沙把（百解胶囊）可以有效地缓解患者大便干结难解的症状。

七、傣医医案选读

李某，女，55岁，反复便秘5年。患者平素身体瘦弱，纳差，大便干结难解，大便3～4天一行。现症见：大便难解，4天/次，气短乏力，纳差，嗳气，脘腹胀满。舌淡苔白，脉行不畅、细弱。傣医诊断为拢胖腊里塔拢软（气不足便秘）。多雅（治法）：调补塔拢（风塔），益气通便。方选楠嫩补气通便汤，具体方药：芽楠嫩（荷包山桂花）30g，内芽拉勐（决明子）30g，麻尖（白豆蔻）10g，每天1剂，水煎取600mL，加喃蓬（蜂蜜）为引，每日3次，饭后温服。连服7剂获效。

第六节 拢蒙沙嘿档龙（痢疾）

一、概述

拢蒙沙嘿档龙（痢疾），意为"红白痢疾"。指因饮食不节，复感受时邪疫毒，导致体内"四塔"功能失调，湿热或寒湿蕴结晒龙（大肠），使气血壅滞，传导失常而致。临床表现以腹痛、腹泻、里急后重、泻下红白脓血黏液为主要特征。小儿和老人或身体虚弱者，常因急骤发病，高热惊厥、昏迷厥脱而导致死亡，故必须采取有效措施，积极防治。

本病是最常见的肠道传染病之一，一年四季均可发病，在傣医学中以腊鲁皇（热季）、腊鲁芬（雨季）为多。西医学的细菌性痢疾表现为本病特征者，可参照本节辨治。

二、辨解帕雅（病因病机）

1. 外感时邪 疫毒夏秋季节，暑湿秽浊、疫毒易于滋生。若起居不慎，劳作不休，湿热或暑湿之邪内侵肠道，湿热郁蒸，气血与之搏结于肠之脂膜，化为脓血而成湿热痢。疫毒之邪侵及阳明气分，进而内窜营血，甚则进迫下焦厥阴、少阴，而致急重之疫毒痢。素体阳虚之人，感受寒湿，或感受湿邪后，湿从寒化，寒湿伤中，胃肠不和，气血壅滞，发为寒湿痢。

2. 内伤饮食 平素嗜食肥甘厚味者，酿生湿热，在夏秋季节内外湿热交蒸之时，饮食不洁或暴饮暴食，湿热毒邪，直趋中道，蕴结肠之脂膜，邪毒繁衍与气血搏结，腐败化为脓血，则成湿热痢或疫毒痢。若湿热内郁不清，易伤阴血，形成阴虚痢。若其平素恣食生冷瓜果，伤及脾胃，中阳不足，湿从寒化，寒湿内蕴，再贪凉饮冷或不洁食物，寒湿食积壅塞肠中，气机不畅，气滞血瘀，气血与肠中腐浊之气搏结于肠之脂膜，化为脓血而成寒湿痢。

三、诊查要点

（一）诊断依据

1. 临床表现以腹痛腹泻，里急后重，便下红、白脓血黏液，红多白少或白多红少，日行十余次，或数十次为特征。

2. 腊鲁皇（热季）、腊鲁芬（雨季）有饮食不节、暴饮暴食或误食不洁之食物史，或有与拢蒙沙嘿档龙（痢疾）患者接触史。

3. 常伴有肛门灼热疼痛或肛门坠胀，小便短赤或小便浑浊，恶寒发热，口干舌燥或口中黏腻，苔黄厚腻或白厚腻，脉行快或慢等症状。

（二）相关检查

1. 血常规检查　白细胞总数和中性粒细胞增高。

2. 大便镜检　可有大量脓细胞及红细胞，并有巨噬细胞。

3. 大便培养　可有痢疾杆菌生长。

四、辨解帕雅多雅（病、证分类辨治）

（一）辨证要点

傣医学认为本病的发生多为腊鲁皇（热季）、腊鲁芬（雨季）饮食不节，或平素喜食肥甘厚味性热之品，积热于内风、火偏盛；或平素喜食酸冷性寒之品寒湿水饮蕴积于内；复又感受时邪疫毒，诸因相合，导致体内"四塔"功能失调，风、过盛或不足，不能运化水湿、排出毒素，蕴积肠道而致。

（二）治则治法

本病的病位在下盘，应以先解后治先服解药，再按下病治下的原则，辨清寒、热之性分别采用清火解毒，止血止痢和温补"四塔"，止泻止痢的治疗方法。中医刘河间提出："调气则后重自除，行血则便脓自愈。"调气和血之法，可用于痢疾的多个证型，赤多重用血药，白多重用气药，而在掌握扶正祛邪的辨证治疗过程中，始终应顾护胃气。治疗痢疾之禁忌：忌过早补涩，忌峻下攻伐，忌分利小便。

（三）分类辨治

1. 拢蒙沙嘿档龙菲拢想（痢疾风火塔偏盛型）

[夯帕雅（主症）]

腹痛阵阵，腹痛拒按，便后腹痛暂缓，腹泻，里急后重，日行十余次或数十次，便下脓血，气味腥臭，红多白少，肛门灼热疼痛，小便短赤，发热恶寒，口干舌燥，舌苔黄、厚、腻，脉行快。

[辨解帕雅（病因病机）]

本病的发生多为平素喜食香燥、肥甘、厚味、性热之品，积热于内，塔拢（风塔）、塔菲（火塔）偏盛。若遇腊鲁皇（热季）、腊鲁芬（雨季），暴饮暴食或误食生冷染疫之品，内外毒邪侵犯中、下两盘，诸因相合，湿热毒邪蕴积肠道，塔拎（土塔）不能正常运化水湿、排出毒素，损伤肠道而致。症见腹痛阵阵、腹痛拒按；便后壅滞的毒素暂得以排出，故而腹痛暂缓。因热火水毒过盛，热郁湿蒸，而见里急后重，日行十余次或数十次，便下脓血，气味腥臭，红多白少，肛门灼热疼痛，口干舌燥，舌苔黄、厚、腻，脉行快。

[平然（治则）]

清火解毒，止血止痢。

[多雅（治法）]

（1）雅解沙把（百解胶囊），口服，每次 4～8 粒，每天 3 次。

（2）嘿别泻痢汤。方药组成：哈嘿别（葛根）30g，先勒龙（大树黄连）20g，白头翁 15g，芽英热（车前草）10g，抱勒（金花）10g，每天 1 剂，开水煎取 600mL，分早、中、晚 3 次饭后温服。

（3）哈埋习列（黑心树根）15g，更拢良（腊肠树心）15g，哈麻溜（大柠檬根）15g，哈管底（三叶蔓荆根）10g，沙保拢（清明花）15g，每天 1 剂，开水煎取 600mL，分早、中、晚 3 次饭后温服。

（4）哈喝布（小刺黄茄根）20g，哈帕楠（滑板菜根）15g，哈、摆帕利（旋花茄根和叶）各 20g，谷子 30g，先勒龙（大树黄连）30g，每天 1 剂，开水煎取 600mL，分早、中、晚 3 次饭后温服。

2. 拢蒙沙嘿档龙塔菲软（痢疾火塔不足型）

[夯帕雅（主症）]

腹痛拘急，腹泻，便下黏液脓血，日行十余次或数十次，白多红少，或纯为白色胶状便，里急后重，肛门坠胀，腹部胀满，小便浑浊，恶寒发热，头身困重，口中黏腻，舌苔白、厚、腻，脉行慢。

[辨解帕雅（病因病机）]

本病的发生多为腊鲁皇（热季）、腊鲁芬（雨季）饮食不节、暴饮暴食或误食不洁之食物，或平素喜食酸冷性寒之品，寒湿水饮蕴积于内，感受时邪疫毒，寒湿蕴积下盘，诸因相合，导致体内"四塔"功能失调；塔拢（风塔）、塔菲（火塔）不足，不能温化水湿，排出毒素，蕴积肠道而致"四塔"功能失调；风（气）不足，运行无力，气滞血凝，时邪疫毒留滞肠中而见腹痛拘急；塔菲（火塔）不足，不能温化水湿，排出毒素，水湿不运，毒素不化，聚而下注，故见腹泻、日行十余次或数十次；时邪疫毒蕴积肠道，腐败肠间，损伤血络，化为脓血，故见便下脓血，白多红少或纯为白色胶状便；塔拢（风塔）不足，运行无力，而感肛门坠胀，腹部胀满；塔菲（火塔）不足，运化乏力，水湿停聚，则头身困重，口中黏腻，小便浑浊，苔白厚腻，脉行慢；感受外在时邪疫毒，风（气）、塔菲（火塔）不足，运行无力，故见恶寒发热。

[平然（治则）]

温补"四塔"，止泻止痢。

[多雅（治法）]

（1）雅解沙把（百解胶囊），口服，每次 4～8 粒，每天 3 次。

（2）麻喝止痢汤。方药组成：哈麻喝（洗碗叶根）10g，贺哈（红豆蔻）10g，辛（姜）10g，匹囡（胡椒）6 粒，捣细，加劳（酒）为引，内服。

（3）哈嘿麻电（圆锥南蛇藤根）20g，哈几告（藏药木）30g，哈埋马（绣毛野枣根）10g，水煎，以劳（酒）为引内服。

3. 拢蒙沙嘿档龙塔喃想（痢疾水塔偏盛型）

[夯帕雅（主症）]

周身困乏无力，脘腹胀满，饮食不佳，口泛清水，腹痛拘急，腹泻，便下大量黄白夹血丝黏液，日行十余次，白多红少，或纯为白色胶状便，里急后重，肛门坠胀，小便浑浊，头身困重，口中黏腻，舌苔白、厚、腻，脉行慢、无力。

[辨解帕雅（病因病机）]

本病的发生多为腊鲁皇（热季）、腊鲁芬（雨季）饮食不节、暴饮暴食或误食不洁之食物，或平素喜食酸冷性寒之品，寒湿水饮蕴积于内，加之感受时邪疫毒，寒湿蕴积下盘，诸因相合，导致体内"四塔"功能失调，塔拢（风塔）、塔菲（火塔）不足，不能温化水湿，排出毒素，蕴积肠道而致。

[平然（治则）]

温补"四塔"，止泻止痢。

[多雅（治法）]

（1）雅解沙把（百解胶囊），口服，每次 4～8 粒，每天 3 次。

（2）雅鲁短（泻痢胶囊），口服，每次 4～8 粒，每天 3 次。

（3）麻喝止痢汤加味。方药组成：哈麻喝（洗碗叶根）10g，贺哈（红豆蔻）15g，辛（姜）10g，匹囡（胡椒）6 粒，芽英热（车前草）15g，帕拨凉（马齿苋）20g，抱勒（金花果）10g，楠南果缅（栘树皮）10g，每天 1 剂，开水煎取 600mL，分早、中、晚 3 次饭后温服。

4. 拢蒙沙嘿档龙塔喃软（痢疾水塔不足型）

[夯帕雅（主症）]

下痢赤白黏胨，或下鲜血黏稠，脐腹灼痛，心烦，口干渴，舌质红、少苔或无苔，脉细快。

[辨解帕雅（病因病机）]

平素体弱，体内塔喃（水血）不足，或久病大病，或喜食香燥、肥甘、厚味、性热之品，积热于内或体内塔菲（火塔）功能过盛，损伤塔喃（水塔）。加之感受外在的火热之邪，内外之邪相合而致塔喃（水血）不足，不能制火，塔菲（火塔）偏盛，则下鲜血黏稠，脐腹灼痛，下痢赤白黏冻，心烦，口干渴，舌质红、少苔或无苔，脉细快等。

[平然（治则）]

补水清火，止血止痢。

[多雅（治法）]

（1）雅解沙把（百解胶囊），口服，每次4～8粒，每天3次。

（2）雅鲁短蒙沙嘿（腹痛泻痢方）。方药组成：哈嘿别（葛根）20g，楠麻过（嘎哩啰树皮）15g，楠埋短（刺桐树皮）10g，抱勒（金花果）10g，每天1剂，开水煎取600mL，分早、中、晚3次饭后温服。

（3）哈喝布（小刺黄茄根）30g，哈帕楠（滑板菜根）15g，哈、摆帕利（旋花茄根和叶）各20g，谷子30g，先勒龙（大树黄连）20g，每天1剂，开水煎取600mL，分早、中、晚3次饭后温服。

5. 拔蒙沙嘿档龙塔拎软（痢疾土塔不足型）

[夯帕雅（主症）]

饮食不佳，脘腹胀痛，嗳气吞酸，周身困乏无力，腹泻腹痛，便下黏液脓血，里急后重，肛门坠胀，腹部胀满，食少，大便溏薄或夹少量黏液，肢体倦怠，神疲乏力，舌质淡、苔白腻，脉行慢。

[辨解帕雅（病因病机）]

本病的发生多为腊鲁皇（热季）、腊鲁芬（雨季）饮食不节，暴饮暴食或误食不洁之食物，或平素喜食酸冷性寒之品，损伤塔拎（土塔），导致脾胃功能受损，寒湿水饮运化无力，不能温化水湿，排出毒素，蕴积肠道而致"四塔"功能失调；风（气）不足，运行无力，气滞血凝，时邪疫毒留滞肠中而见腹痛拘急；塔菲（火塔）不足，不能温化水湿，排出毒素，水湿不运，毒素不化，聚而下注，故见腹泻日行十余次或数十次；塔拎（土塔）不足，运化乏力，则腹部胀满，食少，大便溏薄或夹少量黏液，肢体倦怠，神疲乏力，舌质淡、苔白腻，脉行慢。

[平然（治则）]

温补塔拎（土塔），止泻止痢。

[多雅（治法）]

（1）雅解沙把（百解胶囊），口服，每次4～8粒，每天3次。

（2）雅朋勒（健胃止痛胶囊），口服，每次4～8粒，每天3次。

（3）麻喝止痢汤加味。方药组成：哈麻喝（洗碗叶根）10g，麻娘（砂仁）20g，波丢勐（茴香豆蔻根）20g，贺哈（红豆蔻）15g，辛（姜）10g，匹图（胡椒）6粒，先勒（十大功劳）20g，抱勒（金花果）10g，每天1剂，开水煎取600mL，分早、中、晚 3 次饭后温服。

（4）麻娘（缩砂仁）15g，嘿多吗（鸡屎藤）15g，罕好喃（水菖蒲）15g，嘿罕盖（通血香）20g，辛（姜）10g，帕拨凉（马齿苋）20g，先勒（十大功劳）20g，抱勒（金花果）10g，每天 1 剂，开水煎取 600mL，分早、中、晚 3 次饭后温服。

五、预防调护

对于拢蒙沙嘿档龙（痢疾）风火塔偏盛型，宜食清淡质软之品，不宜香燥、肥甘、厚味、性热之食物。对于痢疾火塔不足型，宜食味甜、性温、质软之品，不宜食酸冷、性寒之食物。对于痢疾水塔偏盛型，宜食味甜、性温、质软之品，不宜食酸冷、性寒之食物。对于痢疾水塔不足型，宜食清淡、质软之品，不宜食香燥、肥甘、厚味、性热之食物。对于痢疾土塔不足型，宜食味甜、性温、质软之品，不宜食酸冷、性寒之食物。总的预防来说，腊鲁皇（热季）、腊鲁芬（雨季）应注意饮食卫生。隔离患者，做好患者粪便消毒。

六、现代研究进展

细菌性痢疾简称菌痢，是由痢疾杆菌（志贺菌属）引起的多发性肠道传染病。全球每年志贺菌感染达 1.65 亿人次，发达国家发病率约为 1.8 ～ 6.5/10 万。近年来，由于抗生素滥用，志贺菌对抗生素耐药日趋严重，多重耐药的比例逐年上升。四群均出现耐药情况，其中福氏志贺菌耐药最严重，痢疾志贺菌耐药最低。抗生素耐药不尽相同，势必给临床治疗带来困难。在长期医疗实践的积累过程中，傣族人民发现了上百种解除各种毒物及有害物质的药物和方剂，统称为"雅解"。"雅解"方药的临床应用十分广泛，具有调节人体生理功能、解除人体的各种毒素、保持体内功能平衡和协调的作用。其重要方剂雅解沙把有解食物毒、药物毒、酒毒、烟毒、毒虫毒、热毒等作用，是最常用的傣医十个方剂之一。

七、傣医医案选读

岩某，男，18 岁。平素喜食香燥、肥甘、厚味、性热之品。2005 年 5 月 7 日夜与朋友饮酒，进食烧烤。8 日晨起感阵阵腹痛，腹痛拒按，腹泻十多次，伴里急后重，便后腹痛稍缓解，便下夹脓血，红多白少，气味腥臭，肛门灼热疼痛，小便短赤，口干舌燥。下午 2 时前来就诊，苔黄厚腻，脉数。血常规检查：白细胞总数 1.2×10^{10}/L，中性粒细胞 85%；大便镜检：脓细胞 ++，红细胞 +++。据其病症，傣医诊断为拢蒙沙嘿档龙皇（热性细菌性痢疾），以清火解毒，止血止痢为治。根据先解后治的原则，给予雅解沙把（百解胶囊），首次 8 粒，然后配合汤药每次 6 粒，日服 3 次，连服 3 天。又取嘿别泻痢汤，水煎服 3 剂而获效。并嘱咐服药期间，注意休息，宜食清淡质软之品，忌食香燥肥甘厚味性热之食物。

第七节　说兵洞飞（口疮病）

一、概述

说兵洞飞（口疮病），也称"说烂"，是由免疫、感染、情志等多种因素，导致体内"四塔""五蕴"功能失调，风塔、火塔过盛，水塔不足，风塔夹病邪上行，蕴积于上盘，灼伤口腔内黏膜所致的一种口腔疾患。

临床表现以口腔内黏膜、舌、唇、齿龈、上腭等处黏膜溃疡发生为特征。本病任何年龄均可发生，以 2～4 岁的小儿多见。

西医学的口炎、口角炎等表现为本病特征者，可参照本节辨治。

二、辨解帕雅（病因病机）

1.饮食不节　说兵洞飞（口疮病）的发生主要是平素过食香燥性热之品，贪食无厌，进食过多，积热于内，塔菲（火塔）过盛，塔喃（水塔）不足，不能制火，火毒上犯上盘，热邪蕴积口中而致。

2.素体亏虚　因平素体弱，塔拎（土塔）、塔喃（水塔）不足，加之复感外界邪毒，内外合邪，上扰上盘，蕴积口中而发病。

三、诊查要点

（一）诊断依据

1.口腔黏膜的炎症，口腔各部位均可发生，波及颊黏膜、舌、齿龈、上腭等处，常发于唇内、舌和颊黏膜等处，还可蔓延到唇和咽喉部，肉眼见黏膜充血、水肿、疱疹，后发生大小不等的糜烂或溃疡。

2.有急性感染、长期反复腹泻、口腔不洁等病史。

（二）相关检查

1.血常规检查　细菌性口腔炎时白细胞总数升高，疱疹性口腔炎时白细胞数多正常。

2.组织病理检查　取水疱底部组织染色，可见到多核巨细胞，细胞核内有嗜伊红病毒颗粒，电镜下观察能见到六角形单纯疱疹病毒仅次于细胞核中央。

四、辨解帕雅多雅（病、证分类辨治）

（一）辨证要点

本病病位在上盘，以口腔内黏膜等处溃疡为特征，应分虚实。除外唇内黏膜糜烂或溃疡外，一般来说：面赤唇红，口干口臭，大便干结，小便短黄为风塔火塔偏盛型；形体消瘦，手足心热为土塔水塔不足型。

（二）治疗原则

说兵洞飞（口疮病）的治则治法以宜清火解毒、敛疮收口为主。

（三）分类辨治

1. 说兵洞飞塔菲塔拢想（口疮病风塔火塔偏盛型）

[夯帕雅（主症）]

唇内、舌、颊黏膜等处可见黏膜充血、水肿、疱疹，后发生大小不等的糜烂或溃疡，可蔓延到唇和咽喉部，口干口臭，面赤唇红，烦躁啼哭，大便干结，小便短黄，舌质红、苔黄或黄腻，脉行快。

[辨解帕雅（病因病机）]

本病主要因为患者平素喜食香燥性热之品，热积于内，塔菲（火塔）过盛，损伤塔喃（水塔），塔喃（水塔）不足，不能制火，火毒上犯上盘，蕴积口中，加之复感外界外在的"帕雅拢皇"（热风毒邪），内外相合，毒热更盛，邪毒上犯口舌，表现为唇内、舌和颊黏膜等处糜烂或溃疡；塔喃（水塔）不足，制火无力，火邪偏盛，见面赤唇红，口干口臭，大便干结，小便短黄，舌质红、苔黄腻，脉行快等症。

[平然（治则）]

清火解毒，补土收敛。

[多雅（治法）]

（1）雅解沙把（百解胶囊），口服，每次2～4粒，喃莫（米汤）送服，每天3次。

（2）二百解毒汤。方药组成：雅解先打（傣百解）10g，哈芽拉勐（决明根）20g，哈罕满囡（小拔毒散根）20g，哈莫哈郎（大驳骨根）15g，文尚海（百样解）10g，哈莫哈蒿（鸭嘴花根）10g，每天1剂，水煎取600mL，早、中、晚3次饭后温服。

（3）哈帕利（大苦凉菜根）15～30g，500mL煎汤代茶频频饮。

（4）文雅解先打（傣百解）、哈帕利（大苦凉菜根）、嘿涛罕（大黄藤）、哈帕弯（甜菜根）、尚海（百样解）各等量，磨于喃莫（洗米水）中，含漱或服用。

（5）雅沙龙说兰（哈档该口溃汤）。方药组成：哈档该（三叶五加根）15g，楠解罕干（黄珠花树皮）5g，哈罗埋亮龙（朱槿树根）10g，水煎服或煎汤漱口。

2. 说兵洞拎塔喃软（口疮病土塔水塔不足型）

[夯帕雅（主症）]

唇内、舌、颊黏膜等处可见黏膜充血、水肿、疱疹，后发生大小不等的糜烂或溃疡，可蔓延到唇和咽喉部，形体消瘦，精神倦怠，食欲不振，面色淡红，或两颧红赤，手足心热，口干不渴，大便稀溏，舌质嫩红，脉行快。

[辨解帕雅（病因病机）]

患者平素体内塔拎（土塔）不足、水食消化无力，故形体消瘦，精神倦怠，食欲不振，口干不渴，大便稀溏；塔喃（水塔）不足，无力制火，因而手足心热，加之复感外在的毒邪，内外相合，上犯上盘，蕴积口中而发为本病。

[平然（治则）]

补水清火，补土健胃。

[多雅（治法）]

（1）雅解沙把（百解胶囊），口服，每次 2～4 粒，喃莫（米汤）送服，每天 3 次。

（2）雅补塔喃火中（补水滋润汤）。方药组成：楠楞嘎（千张纸树皮）10g，哈帕弯（甜菜根）10g，哈帕利（旋花茄根）10g，哈麻烘些亮（红蓖麻根）5g，每天 1 剂，水煎取 600mL，早、中、晚 3 次饭后温服。

（3）达雅（搽药疗法）配合治疗：取哈帕利（大苦凉菜根）、文尚海（百样解）、雅解先打（傣百解）、哈帕弯（甜菜根）各等量，磨于喃莫（淘米水）内，取汁涂搽患处。

（4）雅勒拢软短嘎（补血消食散）。方药组成：结盖板（白鸡内金）10g，嘿亮兰（鸡血藤）10g，辛（姜）5g，匹囡（胡椒）3 粒，每天 1 剂，水煎取 600mL，早、中、晚 3 次饭后温服。

五、预防调护

1. 注意口腔卫生，保持口腔清洁，早晚按时刷牙，饭后应漱口。

2. 饮食有节，少食肥甘厚味，避食生冷食物，忌食辛辣刺激、温热食物，如葱、姜、蒜、胡椒、牛羊肉等，避免吸烟、喝酒等可能刺激口腔黏膜的不良习惯。

3. 多吃水果蔬菜，如番茄、茄子、胡萝卜等富含维生素 B_1、维生素 B_2、维生素 C 的蔬菜水果以及瘦肉、动物肝脏等含锌食物。浓茶漱口可促使口腔溃疡面愈合，因茶具有收敛、消炎杀菌作用，还富含多种维生素。

4. 适当进行体育锻炼，早睡早起，养成良好的生活习惯，提高身体免疫力。同时应保持良好的情绪，避免急躁、焦虑。

六、现代研究进展

傣药"埋嘎筛（血竭）"在治疗口疮上方便简便有效，能有效改善患者的临床症状。血竭在中医药中有敛疮生肌的作用，现代研究表明血竭具有促进创面愈合、抗菌消炎、降血糖、保护心血管、抗肿瘤等多种药理作用。"埋嘎筛（血竭）"中所含的活性成分具有活血化瘀，调节微循环，促进毛细血管新生的作用，还能促进角质形成细胞及成纤维细胞增殖等，从而促进创面的修复。罕华珍等人在傣药"埋嘎筛（血竭）"治疗复发性"说烂（口腔溃疡）"32 例的研究中运用"埋嘎筛"药粉撒于患者口腔溃疡表面，取得了良好的效果，使患者临床症状明显减轻。

七、傣医医案选读

阮某，女，34 岁。反复口腔溃疡两年。现症见：口腔、口角溃疡，疼痛灼热，伴咽红，手足心热，急躁易怒，大便稀溏，纳食欠佳。诊断为：说兵洞拎塔喃软（口疮病土塔水塔不足型）。治法：补水清火，补土健胃。予雅补塔喃火中（补水滋润汤），具体药物：楠楞嘎（千张纸树皮）10g，哈帕弯（甜菜根）10g，哈帕利（旋花茄根）10g，哈麻烘些亮（红蓖麻根）5g，每天 1 剂，每日 3 次，餐后温服，5 剂。配合达雅（搽药疗法）：取哈帕利（大苦凉菜根）、文尚海（百样解）、雅解先打（傣百解）、哈帕弯（甜菜根）各等量，磨于喃莫（淘米水）内，取汁涂搽患处。汤药内服配合外用药物涂抹患处，5 日获效。

复习思考题

1. 试述接崩（胃痛）的辨证要点和治疗原则。

2. 试述实证哈（呕吐）与虚证哈（呕吐）有何特点？

3. 简述接短（腹痛）的病因病机及治疗原则。

4. 试述鲁短（泄泻）的辨证要点和治疗原则。

5. 拢胖腊里（便秘）拢胖腊里塔拢软（气不足便秘）和拢胖腊里塔拢想（气不通便秘）都会表现出如脘腹饱胀等气机失调的症状，二者如何鉴别？

第六章　肝胆系病证 ▶▶▶

第一节　案答勒（黄疸病）

一、概述

案答勒（黄疸病）是指因外感湿热疫毒，内伤饮食、劳倦或病后，导致湿邪困遏脾胃，壅塞肝胆，疏泄失常，胆汁泛溢，或血败不华于色，引发以目黄、身黄、小便黄为主症的一种病证。本病证与西医所述黄疸意义相同，可涉及西医学中肝细胞性黄疸、阻塞性黄疸和溶血性黄疸。临床常见的急慢性病毒性肝炎、自身免疫性肝炎、药物性肝炎、肝硬化、胆囊炎、胆石症等，以及蚕豆病、钩端螺旋体病、消化系统肿瘤等以黄疸为主要表现的疾病，均可参照本节辨证论治。

二、辨解帕雅（病因病机）

中医学认为，黄疸的病因有外感和内伤两个方面，外感多因湿热疫毒所致，内伤常因饮食劳倦及病后续发等因素所致。主要病机关键是湿，由于湿邪困阻脾胃，壅塞肝胆，肝的疏泄失常，胆汁泛溢肌肤发为黄疸。

傣医学认为，案答勒（黄疸病）的发生主要为密切接触患病之人，或因饮食不节，暴饮暴食，误食不洁之物；或平素过食香燥性热之品，积热内蕴；或过食生冷，寒湿内生，加之感受外在的帕雅拢皇（热风毒邪），内外相合，导致"四塔""五蕴"功能失调，风、火偏盛，塔喃（水塔）不足，不能制火，火热湿毒熏蒸肝胆，或水、火互结熏蒸肝胆，胆汁属塔喃（水塔）所管，胆汁不行常道，外溢肌肤而发为本病。

三、诊查要点

（一）诊断依据

1.以目黄、身黄、小便黄为主症。其中目睛黄染为本病的重要特征。

2.常伴有食欲不振、厌油、恶心欲呕、乏力、胁痛、腹胀等症状。

3.常有饮食不洁史或与案答勒（甲型病毒性肝炎）患者密切接触史。常有外感湿热疫毒，内伤酒食不节，或有胁痛、癥积、鼓胀等病史。

（二）相关检查

1. 血常规检查　白细胞总数大都正常或稍低，淋巴细胞相对增多，也可见单核细胞相对增多，偶有异常淋巴细胞出现。

2. 尿生化分析　尿胆红素、尿胆原增高，尿胆红素可呈强阳性。尿隐血实验阳性及血红蛋白尿需要排除溶血性黄疸。

3. 肝功能异常　胆红素增高；丙氨酸氨基转移酶（ALT）、天门冬氨酸氨基转移酶（AST）、γ-谷氨酸转肽酶（γ-GT）、碱性磷酸酶（AKP）等增高。

4. 病原学检查　甲肝抗体（HAV-IgM抗体）阳性。

5. 影像学检查　完善腹部彩超、腹部CT等影像学检查以排除梗阻性黄疸。

四、辨解帕雅多雅（病、证分类辨治）

（一）辨证要点

黄疸的辨证以阴阳为纲，阳黄（案答勒皇）以湿热疫毒为主，阴黄（案答勒嘎）以脾虚寒湿为主，同时注意有无血瘀兼夹。

（二）治疗原则

案答勒皇（热性黄疸病）以清火解毒、利胆退黄治疗；案答勒嘎（寒性黄疸病）以温化水湿、利胆退黄治疗。

（三）分类辨治

1. 案答勒皇（热性黄疸病）

（1）案答勒皇塔菲想（热性黄疸病火塔过盛型）

[夯帕雅（主症）]

发病较急，身目俱黄，黄色鲜明如橘子色，发热口渴，腹部胀闷，胁痛，口干苦，恶心呕吐，全身乏力，小便短少黄赤，大便干结，舌质红，苔黄腻，脉弦数。

[辨解帕雅（病因病机）]

本证的发生主要为密切接触患病之人，或饮食不节，暴饮暴食，误食不洁之食物，或平素过食香燥性热之品，积热内蕴，加之感受外在的帕雅拢皇（热风毒邪），内外相合，导致"四塔""五蕴"功能失调，风、火偏盛，塔喃（水塔）不足，不能制火，火热湿毒壅滞肝胆，胆汁属水所管，胆汁不行常道，外溢肌肤而发黄；胆汁下注膀胱，则见小便发黄；风火过盛，灼伤水血，水血不足，则见发热口渴、脉弦数。

[平然（治则）]

清火解毒，利湿退黄。

[多雅（治法）]

1）雅解沙把（百解胶囊），口服，每天3次，首次8粒，以后每次6粒。

2）尚海退黄汤治疗。方药组成：文尚海（百样解）20～30g，先勒龙（大树黄连）20～30g，埋闪罕（黄金间碧竹）15～30g，楠晚（三丫苦）20～30g，邓嘿罕（定心藤）20～30g，每天1剂，开水煎取500mL，分3次服。

3）阿雅（洗药疗法）治疗。方药组成：先勒龙（大树黄连）150～200g，哈英辛（吉龙草根）300～500g，埋闪罕（黄金间碧竹）150～200g，楠晚（三丫苦）150～200g，邓嘿罕（定心藤）150～200g，先飞（香根）300～500g，嘿罕（无根藤）80～100g，煮水外洗。

（2）案答勒皇塔喃想（热性黄疸病水塔过盛型）

［夯帕雅（主症）］

身目俱黄，黄色不太鲜明，头身困倦，胸脘痞闷，食欲减退，恶心呕吐，腹胀，胁痛，大便黏滞不爽，舌红，苔厚腻微黄，脉濡缓。

［辨解帕雅（病因病机）］

本病的发生主要因为平素饮食不节，暴饮暴食，误食不洁之食物，加之外界的火热水毒之邪，内外相合，导致"四塔"功能失调，水湿热毒郁积，水道受阻，"三盘"（三焦）不通，壅滞肝胆，使胆汁不行常道，泛溢周身而发黄。

［平然（治则）］

清火解毒，利水退黄。

［多雅（治法）］

1）雅解沙把（百解胶囊），口服，每天3次，首次8粒，以后每次6粒。

2）雅案答勒（黄疸汤）。内服方药组成：先勒（十大功劳）20～30g，芽糯妙（肾茶）15～20g，哈累牛（野芦谷根）20～30g，邓嘿罕（定心藤）20～30g，沙腊比罕（台乌）10～15g，嘿涛罕（大黄藤）10～15g，芽英热（车前草）20～30g，哈沙海（香茅草根）10～15g，每天1剂，开水煎取500mL，分3次服。

3）阿雅（洗药疗法）治疗。方药组成：先勒龙（大树黄连）150～200g，芽英热（车前草）200～300g，哈英辛（吉龙草根）150～200g，埋闪罕（黄金间碧竹）150～200g，楠晚（三丫苦）100～200g，邓嘿罕（定心藤）150～200g，先飞（香根）150～200g，嘿罕（无根藤）80～100g，煮水外洗。

2. 案答勒嘎（寒性黄疸病）

（1）案答勒嘎塔喃想（寒性黄疸病水塔过盛型）

［夯帕雅（主症）］

发病较缓，身目俱黄，黄色如烟熏或晦暗，脘腹痞胀，口淡不渴，神疲畏寒，纳谷减少，小便黄，大便稀溏，舌体胖大，舌淡，苔腻，脉濡缓或沉迟。

［辨解帕雅（病因病机）］

本证的发生主要为密切接触患病之人，或饮食不节，暴饮暴食，或误食不洁之食物，或平素过食生冷，寒湿内生，加之感受外在的帕雅拢皇（热风毒邪），内外相合，导致"四塔""五蕴"功能失调，水、火互结，熏蒸肝胆，胆汁属塔喃（水）所管，胆汁不行常道，外溢肌肤而发黄。因其水寒，湿重于热而热象不显，故发病较缓，身目俱黄，黄色如烟熏或晦暗，舌淡，苔腻。

[平然（治则）]

温化水湿，利胆退黄。

[多雅（治法）]

1）雅解沙把（百解胶囊），口服，每天 3 次，首次 8 粒，以后每次 6 粒。

2）楠埋麻蒙（野杜果树皮）、番龙眼树皮、罕好喃（水菖蒲）、毫命（姜黄）、补累（野姜）、辛（姜）各等量，加匹囡（胡椒）药量为以上任一味药的五分之一，共碾细粉，每次服 4 ～ 6g，开水送服，日 3 次。

3）补累消黄散。方药组成：补累（野姜）10 ～ 15g，沙干（青藤）8 ～ 10g，贺哈（红豆蔻根）12 ～ 15g，匹囡（胡椒）3 ～ 5g，辛蒋（小姜）3 ～ 5g，景郎（黑种草子）1 ～ 2g，共碾细粉，每次 4 ～ 6g，喃麻溜（大柠檬汁）、哥（盐）为引，开水送服，日 3 次。

（2）案答勒嘎塔拎软（寒性黄疸病土塔不足型）

[夯帕雅（主症）]

身目发黄，色黄如烟熏或晦暗，形体消瘦，肢软乏力，精神欠佳，恶心呕吐，不思饮食，脘腹饱胀，小便短黄，大便稀溏，舌淡，苔白腻，脉缓无力。

[辨解帕雅（病因病机）]

本证的发生主要为密切接触患病之人，或饮食不节，暴饮暴食，或误食不洁之食物，加之感受外在的帕雅拢皇（热风毒邪），内外相合，导致"四塔""五蕴"功能失调，塔拎（土塔）受损，不能运化水湿，下注膀胱，而见小便发黄。

[平然（治则）]

温补塔拎（土塔），利水退黄。

[多雅（治法）]

1）雅解沙把（百解胶囊），口服，每天 3 次，首次 8 粒，以后每次 6 粒。

2）雅朋勒（健胃止痛胶囊），口服，每天 3 次，每次 3 ～ 6 粒。

3）补累（野姜）10 ～ 15g，罕好喃（水菖蒲）10 ～ 15g，毫命（姜黄）10 ～ 15g，哈波丢勐（茴香豆蔻根）15 ～ 20g，嘿多吗（鸡屎藤）10 ～ 15g，结呆盖（鸡内金）15 ～ 30g，麻娘（砂仁）10 ～ 20g，先勒（十大功劳）10 ～ 15g，嘿涛罕（大黄藤）10 ～ 15g，芽英热（车前草）15 ～ 30g，每天 1 剂，开水煎取 500mL，分 3 次服。

五、预防调护

日常饮食要讲究卫生，避免不洁食物，注意饮食节制，不可过食生冷、辛热食物，饮食宜清淡，勿过食肥甘膏粱厚味之品，宜进食富有营养而易于消化的饮食；起居有常，不妄作劳，以免正气损伤；戒烟限酒。黄疸流行或与患者密切接触者，应注射肝炎疫苗以预防感染。发病初期，应注意休息。恢复期和转为慢性疾病患者可适当参加体育活动。保持心情舒畅愉快，使肝气调达。

六、现代研究进展

现代医学认为黄疸的发生和转归与肠道菌群有着密切的关系。肠道菌群能降低肠道 pH 和 β– 葡萄糖醛酸苷酶（β–GD）的活性，当 pH 为 5.0 ～ 5.5 时，β–GD 的活性降低，酶促反应速度下降，未结合胆红素减少。另外，肠渗透压增加，水分泌增多，导致肠蠕动加速，肠内胆红素排泄速度也随着加快，胆红素肠肝循环减少。此外，肠道菌群不仅可以调节次级胆汁酸代谢，还能够通过活化法尼醇 X 受体（FXR），抑制胆汁酸的合成，间接改变肝脏结合胆红素的能力。肠道菌群还与 B 淋巴细胞有着密切的关系，具有免疫调节的作用，在菌群定植过程中初次免疫应答产生 IgA 分泌入肠腔，从而增强胃肠道的免疫作用，对于预防黄疸形成有一定的作用。

近年来，诸多研究表明益生菌可以通过调节肠道微生物环境为预防及改善黄疸起到重要的作用。

七、傣医医案选读

张某，女，28 岁。平素喜食香燥、肥甘、厚味、性热之品。2019 年 12 月，结伴外出旅游，饮食不节，12 月 18 日突感发热，全身乏力，精神欠佳，恶心呕吐，厌食油腻，身目俱黄，黄色鲜明如橘子色，小便短少黄赤，大便干结，舌质红，苔黄腻，脉弦数，故前来医院就诊。查体：体温 37.9℃，心率 102 次 / 分钟，呼吸 23 次 / 分钟，血压 118/80mmHg，双眼、皮肤、巩膜黄染，双肺（–），心律齐，腹软，右肋下轻压痛。血常规检查：白细胞总数 7.1×10^9/L，淋巴细胞 45%；尿液分析：胆红素（+++）；肝功：胆红素 194μmol/L，谷丙转氨酶 340U/L，γ– 谷氨酰转移酶 165U/L，碱性磷酸酶 90UL。傣医诊断为案答勒皇（热性黄疸病火塔偏盛型），以清火解毒、利胆退黄为治。根据傣医同解同治的原则，给予雅解沙把（百解胶囊）口服，每天 3 次，首次 8 粒，以后每次 6 粒。再取尚海退黄汤加减，文尚海（百样解）20 ～ 30g，先勒龙（大树黄连）20 ～ 30g，埋闪罕（黄金间碧竹）15 ～ 30g，楠晚（三丫苦）20 ～ 30g，邓嘿罕（定心藤）20 ～ 30g，每天 1 剂，开水煎取 500mL，分 3 次服。在服药治疗期间，嘱咐患者注意休息，禁食香燥、肥甘、厚味、性热之品，宜进食富有营养而易于消化的饮食。保持心情舒畅愉快，使肝气条达。与家人分开饮食，碗筷用后煮沸消毒。

第二节　帕雅火捻（甲状腺肿大）

一、概述

帕雅火捻（甲状腺肿大）是以杆火（颈部）一侧或双侧肿大，或有结节，可有局部疼痛，并常向耳后、后头顶部放射等为主要临床特征的一类疾病。

此病症的发生多因感受外界的帕雅拢皇（热风毒邪）、帕雅拢嘎（冷风寒湿）等病邪，加之体内饮食不节或情志不畅等因素导致机体四塔、五蕴功能失调，从而内生痰热、寒湿及水饮等病理产物，其蕴积于涅火（甲状腺）而致此病。

西医学中甲状腺囊肿、甲状腺癌、甲状腺结节等疾病也可参考本节辨证论治。

二、辨解帕雅（病因病机）

本病的发生主要是由于饮食不节，平素喜食香燥、肥甘、厚味、性热之品，积热于内，痰热偏盛。或平素过食酸冷油腻之品，寒湿内生。寒湿水饮蕴积于内，导致"四塔""五蕴"功能失调。塔拢（风）、塔菲（火）过盛或不足，火热湿毒或寒湿水饮蕴积涅火（甲状腺），久而发病，其病位在上盘及杆火。

三、诊查要点

（一）诊断依据

1.涅火（甲状腺）一侧或双侧肿大颈前正中两旁结块肿大，结块可随吞咽动作而上下移动，触之多柔软光滑，一般生长缓慢，日久则质地坚硬。

2.初起可无明显的伴随症状，当涅火（甲状腺）体积增大或肿大处于特殊位置时，才会出现如气促、声音嘶哑、吞咽困难、喉中异物感等局部症状。

3.女性多见，且常有饮食不节，情志不舒的病史，发病有一定的地区性、家族性。

（二）相关检查

1.实验室检查

（1）甲状腺功能　甲状腺恶性肿瘤患者绝大多数甲状腺功能正常。如果血清 TSH 减低，甲状腺激素增高，提示高功能结节。此类结节绝大多数为良性。

（2）甲状腺自身抗体　血清甲状腺过氧化物酶抗体（TPOAb）和甲状腺球蛋白抗体（TgAb）水平是检测桥本甲状腺炎的金指标之一。

（3）血清降钙素水平测定　血清降钙素水平明显升高提示甲状腺结节为髓样癌。有甲状腺髓样癌家族史或多发性内分泌腺瘤病家族史者，应检测基础或刺激状态下血清降钙素水平。

2.甲状腺超声检查　超声检查是火捻兵内（甲状腺肿大）首选的诊断方法。超声检查不仅能测量甲状腺大小，还可判断出囊性、实性还是混合性。它不仅可用于帕雅火捻（甲状腺肿大）性质的判别，也可用于超声引导下甲状腺细针穿刺和细胞学（FNAC）检查。

3.甲状腺核素显像　放射性碘或锝化物甲状腺扫描检查时，单个"热结节"常为良性伴功能亢进；"温结节"多见于良性肿瘤；单个"冷结节"有癌的可能。

4.磁共振成像（MRI）和计算机断层扫描（CT）检查　MRI 或 CT 对帮助发现甲状腺结节、判断结节性质不如甲状腺超声敏感，且价格昂贵。但对评估甲状腺结节和周围组织的关系，特别是发现胸骨后甲状腺肿有诊断价值。

5.甲状腺细针活检和手术切除后病理检查可明确诊断。

四、辨解帕雅多雅（病、证分类辨治）

（一）辨证要点

涅火（甲状腺）一侧或双侧肿大，有的可有结节，局部疼痛或无疼痛，伴胸闷、心悸、怕热多汗、失眠，或伴身体消瘦、四肢乏力、饮食不佳、轻度浮肿、咳黄色黏稠痰，严重时咳血痰，或痰多色白或咳吐泡沫痰，大便干结或稀溏，舌苔黄厚腻或白厚腻，脉行快或慢、无力。

（二）治疗原则

其病位在上盘，应按上病治上的原则，根据寒热的不同，治以清火解毒，消肿散结和温补四塔，消肿散结。

（三）分类辨治

1. 帕雅火捻皇（热性甲状腺肿大）

[夯帕雅（主症）]

涅火（甲状腺）一侧或双侧肿大，或有结节，局部疼痛，并常向耳后、后头顶部放射，伴胸闷、心悸、怕热多汗、失眠、咳黄色黏稠痰，严重时咳血痰、声音嘶哑、食物难咽、小便黄、大便干结、舌红苔黄厚腻、脉行快。

[辨解帕雅（病因病机）]

本证的发生主要为饮食不节，平素喜食香燥、肥甘、厚味、性热之品，积热于内，痰热偏盛，导致"四塔""五蕴"功能失调，塔拢（风）、塔菲（火）过盛，不能运化水湿，痰热蕴积涅火（甲状腺）而致。风火偏盛，火热湿毒蕴积甲状腺而见涅火（甲状腺）一侧或双侧肿大，可有结节，火热湿毒蕴积亦可见咳黄色黏稠痰、舌红苔黄厚腻；风火偏盛，塔喃（水）不足而见胸闷、心悸、怕热多汗、失眠、声音嘶哑、食物难咽、小便黄、大便干结、脉行快；风火偏盛伤及血脉则咳血痰。

[平然（治则）]

清火解毒，消肿散结。

[多雅（治法）]

（1）雅解沙把（百解胶囊），口服，每次服4～8粒，每日3次。

（2）楠麻点（滇刺枣树皮）30g，楠拢良（腊肠树皮）30g，楠埋怀（鹊肾树皮）31g，水煎服。

（3）雅解先打（傣百解）10g，哈吐崩（四棱豆根）10g，楠端亮（刺桐树皮）10g，水煎服。外用取上药分别蘸水在小石磨上磨后取汁外擦。

（4）雅宁（赪桐消甲方）。方药组成：哈宾亮（红花臭牡丹）30g，哈娜龙（冰片树根）15g，水煎。加白糖内服。

2. 帕雅火捻嘎（寒性甲状腺肿大）

[夯帕雅（主症）]

涅火（甲状腺）一侧或双侧肿大，或有结节，无疼痛，伴身体消瘦、四肢乏力、饮食不佳、轻度浮肿、痰多色白或咳吐泡沫痰、小便清长、大便稀溏、舌淡苔白厚腻、脉行慢而无力。

[辨解帕雅（病因病机）]

本病的发生主要为饮食不节，平素过食酸冷油腻之品，寒湿内生，导致四塔、五蕴功能失调，寒湿水饮蕴积于内，塔拢（风）、塔菲（火）不足，不能温化水湿，寒湿蕴积涅火（甲状腺）而致。风火不足，寒湿水饮蕴积甲状腺而见涅火（甲状腺）一侧或双侧肿大，有的可有结节，无疼痛。寒湿水饮蕴积，故有痰多色，白或咳叶泡沫痰，舌淡苔白厚腻；风火不足，致塔拎（土）虚弱，不能温化水湿而见身体消瘦、四肢乏力、饮食不佳、轻度浮肿、小便清长、大便稀溏、脉行慢而无力。

[平然（治则）]

温补四塔，消肿散结。

[多雅（治法）]

（1）雅解沙把（百解胶囊），口服，每次 4 ～ 8 粒，每日 3 次。

（2）雅叫帕中补（亚洲宝丸），口服，每次 3 ～ 6g，每日 3 次，温开水送服。

（3）哈芽敏（艾叶根）15g，哈香帕曼（泽兰根）15g，罗罕（红花）5g，哈罕满团（小拔毒散根）15g，水煎服。

五、预防调护

1. 控制碘摄入　帕雅火捻（甲状腺肿大）与碘有直接关系，因此在平时的生活中需要注意控制碘的摄入，每日碘摄入有一定的限制，成年的男性碘摄入 120 ～ 165μg/ 日，女性为 100 ～ 115μg/ 日，如果女性处在妊娠阶段，要酌情增加 10μg/ 日，不要吃太多富含碘的食物比如海带、紫菜等。

2. 多吃蛋白质食物　多吃一些富含蛋白质的食物，比如瘦肉、鸡蛋、牛奶、豆类等，这样不仅可以补充身体所需的营养，还能提高身体的免疫力。

3. 运动　平时需要定期进行运动，多运动可以提高身体的免疫力，增强体质，预防疾病。

4. 避免刺激　要尽量避免任何可能出现的刺激，不要吃辛辣的有刺激性的食物，不要抽烟喝酒，也不要经常烦躁、发怒等等，避免情绪不良造成内分泌的紊乱。

六、现代研究进展

现代临床医学将帕雅火捻归为甲状腺肿大范畴，它是指良性甲状腺增生形成的甲状腺肿大，是临床常见内分泌疾病。以甲状腺弥漫性或结节性肿大而甲状腺功能多无异常为特征。碘缺乏、甲状腺功能减退、自身免疫性甲状腺病及甲状腺肿瘤，均有可能引起甲状腺肿大。其发病机制基本相同，是由于甲状腺自身腺体缺陷或外源性因素影响甲状腺腺体正常活动，导致激素合成、分泌、代谢等环节出现问题而引发甲状腺肿。

西医上对于有明确病因者，应针对病因治疗，如对明确缺碘或已知使用致甲状腺肿物质者，应补充碘或停用相关的致甲状腺肿物质。而对使用左甲状腺素（L-T4）来治疗甲状腺结节，关于其疗效与用法存在争议，研究表明甲状腺素抑制治疗弥漫性甲状腺肿比结节性甲状腺肿效果好，但容易引起骨质疏松和房颤，因此伴有骨质疏松或心脏病患者应慎用。而对甲状腺肿的手术治疗也存在一些争议，例如选择怎样的手术方式，以最大程度地避免术后复发；甲状腺切除范围，对于结节性甲状腺肿，是腺叶切除还是全切；如何防止结节复发；术后药物治疗维持剂量和疗程等。

七、傣医医案选读

玉某，女，42 岁。平素饮食不节，喜食香燥、肥甘、厚味、性热之品。近两年来，常感杆火（颈部）右侧疼痛。半年前发现杆火（颈部）右侧肿大，疼痛加重，并常向耳后、后头顶部放射，伴胸闷、心悸、怕热多汗、失眠、咳黄色黏稠痰、小便黄、大便干结。查体：右侧涅火（甲状腺）可摸及肿大，有单个结节，质地较软，光滑，可活动，舌红苔黄厚腻，脉行快。B 超检查示右甲状腺包块，囊肿可能性大；甲状腺功能试验未见异常。傣医诊断为帕雅火捻皇（热性甲状腺肿大）。根据上病治上的原则，以清火解毒，消肿散结为治。给予雅解片，口服，每次服 6 片，每日 3 次。另取楠麻点（滇刺枣树皮）30g，楠拢良（腊肠树皮）30g，楠埋怀（鹊肾树皮）30g，水煎服。10 剂而获效。

第三节　火捻兵飞桑龙（甲状腺癌）

一、概述

火捻兵飞桑龙（甲状腺癌），是由于饮食不节，平素喜食香燥、肥甘、厚腻的食物，内生痰湿郁热，导致"四塔""五蕴"功能失调，塔拢（风塔）、塔菲（火塔）过盛或不足，火热湿毒或痰湿水饮蕴积涅火（甲状腺）而发生的病证。

临床表现为杆火（颈部）有结节，可为一侧或双侧肿大，局部无压痛，结节会逐渐增大，质地坚硬，可影响呼吸与吞咽。本病四季皆可发病。

西医学的单纯性甲状腺肿、甲状腺瘤等均可参照辨治。

二、辨解帕雅（病因病机）

1. 饮食不节　平素喜食香燥、肥甘、厚腻的食物，积热于内，导致"四塔""五蕴"功能失调，导致火热湿毒或寒湿水饮蕴积甲状腺而致病。

2. "四塔"功能不足　素体虚弱或久病致使机体抗御病邪的能力下降，易受外邪侵袭，内外相合，更加损伤"四塔"功能而发病。

三、诊查要点

（一）诊断依据

1.临床表现以涅火（甲状腺）肿大，可为一侧或双侧肿大，有结节，以单个结节多见，也可出现多结节性甲状腺肿。结节逐渐增大，质地坚硬，影响呼吸与吞咽。

2.起病缓、病程长。

3.四季皆可发病。

（二）相关检查

1.体格检查甲状腺触诊时触及结节，单个或多个，质地硬，固定，无压痛。

2.B超检查发现甲状腺包块，可确定是否为实性肿瘤。

3.甲状腺功能试验可见异常。

4.核子医学检查放射性碘甲状腺扫描检查时，单个热结节常为良性伴功能亢进，温结节多见于良性肿瘤，单个冷结节有癌的可能。

5.其他特殊检查血清降钙素升高，常见于髓样癌抗甲状腺球蛋白和抗微粒体抗体滴度升高可明确诊断慢性淋巴细胞性甲状腺炎。

6.涅火（甲状腺）细针活检和手术切除后病理检查可明确诊断。

四、辨解帕雅多雅（病、证分类辨治）

（一）辨证要点

本病邪在于涅火（甲状腺），主要是气机失常，痰浊内生。如若素来"四塔"不足，则可见其他脏腑内伤症状。

（二）治则治法

甲状腺癌的治疗原则为疏调气机，化痰散结。热性甲状腺癌者治以清火解毒，消肿散结；寒性甲状腺癌者治疗以温补"四塔"，消肿散结。

（三）分类辨治

1.火捻兵飞桑龙皇（热性甲状腺癌）

（1）火捻兵飞桑龙皇塔菲想（热性甲状腺癌火塔过盛型）

［夯帕雅（主症）］

涅火（甲状腺）一侧或双侧肿大，有的可有结节，局部疼痛，结节逐步增大，质地坚硬，或妨碍呼吸与吞咽，伴心悸、胸闷、怕热多汗、失眠、咳吐黄色黏稠痰，严重时咳吐血痰，声音嘶哑，食物难咽，小便黄，大便干结，舌质红、苔黄厚腻，脉行快。

[辨解帕雅（病因病机）]

平素喜食辛辣、香燥、味厚之品，热积体内，痰热内生，导致体内"四塔""五蕴"功能失调，塔拢（风塔）、塔菲（火塔）过盛，火热湿毒蕴积涅火（甲状腺）而致。风火偏盛，火热湿毒蕴积涅火（甲状腺），故见涅火（甲状腺）一侧或双侧肿大，可有结节，火热湿毒蕴积亦可见咳吐黄色黏稠痰，舌质红，舌苔黄、厚、腻；风火偏盛，塔喃（水塔）不足，而见胸闷心悸、怕热多汗、失眠、声音嘶哑、食物难咽、小便黄、大便干结、脉行快；风火偏盛伤及血脉而见咳血痰。

[平然（治则）]

清火解毒，消肿散结。

[多雅（治法）]

1）雅解沙把（百解胶囊），口服，每次4～8粒，每天3次。

2）楠麻点（滇刺枣树皮）30g，楠拢良（腊肠树皮）30g，楠埋怀（鹊肾树皮）30g，每天1剂，开水煎取600mL，分早、中、晚3次饭后温服。

3）雅解先打（傣百解）10g，哈土崩（四棱豆根）10g，楠埋短（刺桐树皮）10g，水煎服。外用：取上药分别蘸水在小石磨上磨后取汁涂擦患处。

4）雅宁（颓桐消甲方）加味。方药组成：哈宾亮（红花臭牡丹根）30g，哈娜龙（艾纳香树根）15g，文尚海（百样解）10g，雅解先打（傣百解）15g，晚害闹（莪术）15g，芽林哦（白花蛇舌草）20g，每天1剂，开水煎取600mL，分早、中、晚3次饭后温服。

（2）火捻兵飞桑龙皇塔拢想（热性甲状腺癌风塔过盛型）

[夯帕雅（主症）]

涅火（甲状腺）一侧或双侧肿大，可有结节，逐步增大，质地坚硬，或妨碍呼吸与吞咽；受精神情志影响，伴胸胁肋胀痛，舌质红，舌苔薄白，脉行有力。

[辨解帕雅（病因病机）]

由于体内风气过盛、风夹水湿之邪相合，上行上盘，流滞颈部，水湿之邪湿化为痰液，与风气混杂，出现气滞痰凝、痰气壅结于颈前之症，表现为涅火（甲状腺）一侧或双侧肿大，可有结节，逐步增大，质地坚硬疼痛，或向周围浸润，边缘不清，妨碍呼吸与吞咽。同时受精神情志影响，伴胸胁肋胀痛等。

[平然（治则）]

除风通气，消肿散结。

[多雅（治法）]

1）雅解沙把（百解胶囊），口服，每次4～8粒，每天3次。

2）埋丁楠（美登木）20g，雅解先打（傣百解）20g，吻牧（苦藤）15g，更埋习列（黑心树心）15g，更拢良（腊肠树心）15g，摆埋丁别（灯台叶）15g，哈哈（白茅根）15g，文尚海（百样解）15g，每天1剂，开水煎取600mL，分早、中、晚3次饭后温服。

2. 火捻兵飞桑龙嘎（寒性甲状腺癌）

（1）火捻兵飞桑龙嘎塔菲软（寒性甲状腺癌火塔不足型）

[夯帕雅（主症）]

涅火（甲状腺）一侧或双侧肿大，有结节，逐步增大，质地坚硬，或妨碍呼吸与吞咽，伴身体消瘦，形寒怕冷，轻度浮肿，痰多色白或咳吐泡沫痰，小便清长，大便稀溏，舌淡苔白，脉行慢、无力。

[辨解帕雅（病因病机）]

平素饮食不节，过食酸冷油腻之品，导致"四塔"功能失调而出现塔菲（火塔）不足，火不制水，寒湿内生，寒湿水饮蕴积于涅火（甲状腺），而见涅火（甲状腺）一侧或双侧肿大或有结节，逐步增大，质地坚硬，或妨碍呼吸与吞咽，痰多色白或咳吐泡沫痰，舌淡苔白，脉行慢、无力。

[平然（治则）]

温补"四塔"，消肿散结。

[多雅（治法）]

1）雅解沙把（百解胶囊），口服，每次 4～8 粒，每天 3 次。

2）雅叫帕中补（亚洲宝丸），口服，每次 3～5g，每天 3 次，喃温（温开水）送服。

3）哈芽敏（艾叶根）15g，哈香帕曼（泽兰根）15g，埋丁楠（美登木）20g，雅解先打（傣百解）20g，哈罕满囡（小拔毒散根）15g，哈罕满龙（大拔毒散根）15g，每天 1 剂，开水煎取 600mL，分早、中、晚 3 次饭后温服。

（2）火捻兵飞桑龙嘎塔拎软（寒性甲状腺癌土塔不足型）

[夯帕雅（主症）]

涅火（甲状腺）一侧或双侧肿大或有结节，逐步增大，质地坚硬，或妨碍呼吸与吞咽，伴身体消瘦，四肢乏力，饮食不佳，轻度浮肿，痰多色白或咳吐泡沫痰，舌淡，舌苔白、厚、腻，脉行慢、无力。

[辨解帕雅（病因病机）]

患病日久，癌肿扩散，导致"四塔"功能严重失调，出现体内土塔衰败，无力温化水食，气血化生无源，则见形体消瘦，胸腹满闷，饮食不佳，轻度浮肿，痰多色白或咳吐泡沫痰，舌质淡、苔薄白，脉行慢、无力等。

[平然（治则）]

调补塔拎（土塔），消肿散结。

[多雅（治法）]

1）雅解沙把（百解胶囊），口服，每次 4～8 粒，每天 3 次。

2）雅叫帕中补（亚洲宝丸），口服，每次 3～5g，每天 3 次，喃温（温开水）送服。

3）雅朋勒（黄药散），口服，每次 5～10g，每天 3 次，喃莫（米汤）送服。

4）毫命（姜黄）15g，补累（紫色姜）15g，晚害闹（莪术）15g，罕好喃（水菖蒲）10g，麻娘（砂仁）20g，麻丙罕（印度枳）10g，以冒列（铜钱麻黄）30g，嘿多吗（鸡屎藤）10g，埋丁楠（美登木）20g，雅解先打（傣百解）20g，芽令哦（白花蛇舌草）30g，哈兵蒿（白花臭牡丹根）30g，每天1剂，开水煎取600mL，分早、中、晚3次饭后温服。

五、预防调护

饮食调护，少食甜食、辛辣、香燥之品，少食海带、紫菜等海产品，以低碘饮食为主，增加维生素和优质蛋白饮食，多食山药、粳米、苹果、薏苡仁等健脾化湿之品。火捻兵飞桑龙皇（热性甲状腺癌）忌香燥性热之品，火捻兵飞桑龙嘎忌食酸冷油腻食物。畅达情志，生活中注意自我情绪调节，保持良好的情绪；戒烟戒酒，积极参加户外活动，养成良好的生活习惯，注意休息，形成健康生活方式。

六、现代研究进展

目前靶向治疗及免疫治疗均运用于甲状腺癌的治疗中，相关研究也在临床进行。目前已经有索拉非尼、乐伐替尼、卡博替尼、凡德尼布等多种靶向药物用于治疗甲状腺癌，分子靶向治疗已成为晚期甲状腺癌的主要治疗手段。免疫治疗运用PD-1（帕博利珠单抗）治疗碘难治甲状腺癌均进一步临床研究中。中医则以整体观念和辨证论治为主，治疗以扶正为主，驱邪为辅，运用中药扶正祛邪，根据虚毒致癌理论，运用补虚解毒方法进行治疗。甲状腺癌辅以中医治疗可以弥补手术治疗、放射治疗、化学治疗的不足。手术后辅以中医中药，可以防止复发和转移，改善患者临床症状；放、化疗后辅以中医中药治疗能减轻放、化疗的不良反应；已有转移不能手术和放、化疗的，可以采用中医中药治疗，可调节机体内环境平衡，提高患者"带癌"生存率。中医以辨证论治为中心、扶正祛邪为治疗原则的甲状腺癌分期论治获得了较好的疗效。

七、傣医医案选读

李某，男，45岁。10年前发现杆火（颈部）左侧有包块，伴声音嘶哑、吞咽困难，曾在当地人民医院就诊。查体：杆火（颈部）正中线左侧可扪及5cm×6cm大小、质硬的肿块。B超检查示：涅火（甲状腺）左侧叶呈多发钙化结节影。颈部CT提示：涅火（甲状腺）左侧叶有高密度影。病理检查示：甲状腺乳头状癌。行"涅火（甲状腺）左侧叶切除术＋杆火（颈部）左侧淋巴结清扫"。2018年7月1日，患者到西双版纳傣族自治州傣医医院就诊。症见：胸闷心悸，怕热多汗，失眠，咳黄色黏稠痰，小便黄，大便干结，舌质红、黄厚腻，脉行快。傣医诊断为火捻兵飞桑龙皇塔菲想（热性甲状腺癌火塔过盛型）术后。根据上病治上的原则，给予雅解沙把（百解胶囊）口服，每次8粒，每天3次。另取雅宁（赪桐消甲方）加味治疗。方药组成：哈宾亮（红花臭牡丹根）30g，哈娜龙（艾纳香树根）15g，文尚海（百样解）10g，雅解先打（傣百解）15g，晚害闹（莪术）15g，芽林哦（白花蛇舌草）20g，每天1剂，水煎取600mL，分早、中、晚3次饭后温服。服20剂后获效。

复习思考题

1. 案答勒（黄疸）可分哪些类型进行诊治？
2. 治疗帕雅火捻（甲状腺肿大）的基本法则是什么？具体治法有哪些？
3. 火捻兵飞桑龙（甲状腺癌）如何预防及调护？

第七章　肾系病证 ▷▷▷▷

第一节　拢泵（水肿病）

一、概述

拢泵（水肿病）是因为感受外在的帕雅拢嘎、皇（冷、热风邪）或体内"四塔"功能失调，导致上、中、下"三盘"不通，塔喃（水塔）过盛，停积在周身而引起的病证。

临床表现以眼睑、颜面、四肢、腹背甚至全身浮肿、尿少或无尿等为特征。本病老幼皆可发病。

西医学的急、慢性肾炎，肾病综合征，肾功能不全及多种以出现水肿为主要症状的疾病，除治疗原发疾病外，均可参照辨治。

二、辨解帕雅（病因病机）

1. 感受外邪　感受外在的帕雅拢嘎、皇（冷、热风邪），体内风气失调，塔拢（风塔）、塔喃（水塔）偏盛，风遏水阻，"三盘"不通，泛滥肌肤，发为水肿。

2. 饮食不节，误食禁忌，损伤火、土塔二塔，火塔受损，水失熟化；土塔受损，则出现水液消化及排泄异常，二者均可导致水湿停留体内泛溢肌肤。此外，饮食动风之品，可助长风塔，风遏水阻，上盘不利，下盘不通，水湿排泄不畅，泛滥肌肤，发为水肿。

3. 他病失治　误治罹患其他疾病，未能及时有效治疗，导致土塔、火塔受损，土塔不足，消化无力，水湿不化，泛滥肌肤；火塔不足，水湿不能熟化，停积体内，泛溢肌肤和全身而发生水肿。

三、诊查要点

（一）诊断依据

1. 临床表现以水肿为主要表现。先从眼睑开始，继及四肢、全身；或下肢开始，继及全身；甚者伴小便不利或尿闭、恶心呕吐、口有异味、头痛、抽搐、嗜睡、神昏等。

2.病程较长，常常缠绵难愈，反复发作。

3.多有咽部肿痛、疮毒、紫癜等病史。

（二）相关检查

1.尿常规　有尿蛋白和（或）血尿。急性肾炎还可见红细胞管型、颗粒管型和少量白细胞。

2.血常规　急性肾炎血红蛋白、血钠、血清白蛋白常因血液稀释而轻度下降。血沉可增快。

3.肾功能　慢性肾炎可有内生肌酐清除率下降，肌酐（Cr）、尿素氮（BUN）、尿酸（UA）升高。

4.血压升高　多血压为中度升高。

四、辨解帕雅多雅（病、证分类辨治）

（一）辨证要点

本病应根据"四塔"及"三盘"辨病区别病变类型。一般而言，起病快，颜面浮肿明显者，以风水塔偏甚，病属上盘不通导致下盘不利；病程长，起病缓全身浮肿较重者，为水湿邪气阻滞而火塔受损，病属中下盘不通；浮肿同时伴见腹胀乏力，为土塔不足，病属中盘亏损；浮肿兼见怕冷，小便短少为火塔不足不能温暖熟化之象，乃中下盘亏虚。

（二）治疗原则

拢泵（水肿病）的治疗原则为祛除病邪，调补"四塔"。风水塔偏盛者治以清风利水兼解毒，水塔偏盛者治以除湿利水兼补火，土塔不足者治以调补土塔兼利水，火塔不足者治以调补火塔兼利水。

（三）分类辨治

1.拢泵塔拢塔喃想（水肿病风水塔偏盛型）

[夯帕雅（主症）]

起病较快，以面目浮肿为首发，进而四肢，甚至全身浮肿，但以面部浮肿为甚。兼见小便不利，或见血尿、蛋白尿、血压升高、头晕，并伴有发热、恶风寒，肢体、腰部酸痛，舌质红、苔薄白，脉快。

[辨解帕雅（病因病机）]

本病的发生主要为饮食不节，误食禁忌或平素喜食酸冷性寒之品，加之感受外在的帕雅拢嘎、帕雅拢皇（冷、热病邪）而导致体内"四塔"功能失调，塔拢（风塔）、塔喃（水塔）偏盛，风气、水气互结，上盘阻滞，下盘不通，水液潴留，泛滥肌肤，发为水肿；水湿不从下盘排出，则小便不利，下盘麻叫（肾脏）受损而见血尿、蛋白尿；塔拢（风塔）偏盛上犯头目，则血压升高、发热、头晕、舌质红、舌苔薄白、脉行快。

[平然（治则）]

清风解毒，利水消肿。

[多雅（治法）]

（1）雅解沙把（百解胶囊），口服，每次 4 ～ 8 粒，每天 3 次。

（2）雅拢泵（利水消肿方）加味，药物组成：嘿盖贯（倒心盾翅藤）30g，哈哈（白茅根）30g，芽糯妙（肾茶）30g，埋过干呆（水红木）30g，淡竹叶 10g，累牛（野芦谷）30g，碾细粉，加喃皇旧（旱莲草汁）调匀搓成小丸药内服。每次 3 ～ 6 丸，每天 3 次。也可水煎服。

（3）雅拢牛接腰（黄白解毒利尿汤）加味。方药组成：芽糯妙（肾茶）30g，芽英热（车前草）20g，嘿涛罕（大黄藤）30g，哈哈（白茅根）30g，哈歪郎（黑甘蔗根）30g，楠麻抱（椰子皮）30g，哈累牛（野芦谷根）30g，嘿盖贯（倒心盾翅藤）30g，每天 1 剂，水煎取 600mL，分早、中、晚 3 次饭后温服。

（4）雅麻凹鹿喃（麻凹消肿汤）加味。方药组成：酸木瓜 15g，滴水芋秆 30g，水煎服。

（5）嘎贵吻鹿喃（嘎贵吻消肿方）加味。方药组成：象腿蕉鳞茎 15g，嘿罕（无根藤）15g，哈帕崩板（平卧土三七）15g，青苔少量。煎汤内服少许，外洗周身。

（6）拢泵（水肿病）出现高血压，头昏头胀，尿少、时夹带砂石，取更拢良（腊肠树心）30g，哈麻三端（云南萝芙木根）15g，哈累牛（野芦谷根）30g，结呆盖（鸡内金）30g，芽糯妙（肾茶）20g，嘿盖贯（倒心盾翅藤）30g，每天 1 剂，水煎取 600mL，分早、中、晚 3 次饭后温服。

（7）拢泵（水肿病）腹部肿大，用阿雅（洗药疗法）治疗。方药组成：芽罕怀（山麻豆）、嘿柯罗（青牛胆）、帕楠（滑板菜）、罕好喃（水菖蒲）各适量，用竹筒烧熟内服；取故杆（黑蕨）、摆郎扁（黑刺五加叶）、嘿盖贯（倒心盾翅藤）各等量，水煎外洗。

2. 拢泵塔喃想（水肿病水塔偏盛型）

[夯帕雅（主症）]

全身水肿，按之没指，小便短少，身体困重，胸闷腹胀，食欲缺乏，泛恶，苔白腻，脉沉缓，起病较缓，病程较长。

[辨解帕雅（病因病机）]

本病的发生主要是冷、热季感受外在的帕雅拢嘎、帕雅拢皇（冷、热病邪）或雨季感受水湿病邪，或为饮食不节，误食禁忌或平素喜食酸冷性寒之品，加之而导致体内"四塔"失调，塔喃（水塔）过盛，水液内停，泛溢肌肤而发生水肿；水湿停聚于体内，则身体困重，胸闷腹胀，食欲缺乏，泛恶，舌苔白腻，脉沉缓。水湿寒冷病邪进一步损伤塔菲（火塔），塔菲（火塔）不足，水失气化，加重水湿的内停，最终形成恶性循环。

[平然（治则）]

除湿补火，利水消肿。

[多雅（治法）]

（1）雅解沙把（百解胶囊），口服，每次 4～8 粒，每天 3 次。

（2）雅拢泵（利水消肿方）加减。方药组成：嘿盖贯（倒心盾翅藤）30g，哈哈（白茅根）30g，芽糯妙（肾茶）30g，埋过干呆（水红木）30g，摆糯弯（甜竹叶）10g，哈累牛（野芦谷根）30g，每天 1 剂，水煎取 600mL，分早、中、晚 3 次饭后温服。

（3）雅泵喃（亮豆消肿汤）。方药组成：红花丹 5g，卵叶巴豆根 3g，假烟叶树根 20g，马蹄金 20g，春细，加皇旧（旱莲草汁）拌匀，搓成小丸药内服。若病从小腹上行胸部，用姜汤送服。

（4）咱雅（拖擦疗法）。帕冷（水香菜）捣烂，加哥（砣状盐）少许，碾成细粉装入布袋内，扎紧袋口，蒸热或蘸热药水、药油或雅劳（药酒）从上到下、从前到后、从左到右，顺着人体的经筋循行路线拖擦周身或局部。

（5）阿雅（洗药疗法）。摆糯弯（甜竹叶）15g，嘿喃活（两面针）30g，水煎服，内服外洗。

3. 拢泵塔拎软（水肿病土塔不足型）

[夯帕雅（主症）]

身肿，腰以下为甚，按之凹陷不易恢复，脘腹胀闷，纳减便溏，食少，面色不华，神倦乏力，小便短少，舌质淡、苔白腻或白滑，脉深、慢、弱。

[辨解帕雅（病因病机）]

本病主要为劳累过度，饮食不节，误食禁忌，或患其他疾病，失治误治，治疗不当，从而内外相合，损伤塔拎（土塔），导致体内"四塔"功能失调，塔拎（土塔）不足，消化无力，水湿内停，泛溢肌肤而发生水肿。塔拎（土塔）不足，消化无力，不能生血，故见脘腹胀闷，纳减便溏，食少，面色不华，神倦乏力，舌质淡、苔白腻或白滑，脉深、慢、弱等。

[平然（治则）]

调补塔拎（土塔），利水消肿。

[多雅（治法）]

（1）雅朋勒（健胃止痛胶囊），口服，每次 4～8 粒，每天 3 次。

（2）雅拢良鹿喃（拢良利水方）加味。方药组成：更拢良（腊肠树心）15g，麻娘（砂仁）20g，哈波丢勐（茴香豆蔻根）30g，嘿盖贯（倒心盾翅藤）15g，哈累牛（野芦谷）15g，芽糯妙（肾茶）20g，每天 1 剂，水煎取 600mL，分早、中、晚 3 次饭后温服。

（3）阿雅（洗药疗法）：拉连贵的罕（干粉芭蕉叶）50g，广锅（荆芥）50g，哈累牛（野芦谷根）30g，芽糯妙（肾茶）50g，煎水，取药液让患者浸泡局部或全身。

4. 拢泵塔菲软（水肿病火塔不足型）

[夯帕雅（主症）]

面浮身肿，腰以下为甚，按之凹陷不起，心悸，气促，腰部冷痛酸重，尿量减少，四肢厥冷，怯寒神疲，面色寡白或灰滞，舌质淡胖、苔白，脉深细或慢、无力。

[辨解帕雅（病因病机）]

多为起居无常，劳累过度，或患其他疾病，失治误治，导致体内"四塔"功能失调，塔菲（火塔）不足，熟化无能，水湿不化，停积体内，泛溢肌肤和全身而发生水肿；水湿不从下盘排出，则小便不利；塔菲（火塔）失温熟之职，波及上盘，则心悸、气促，波及下盘则腰部冷痛酸重，尿量减少，塔菲（火塔）衰微，则四肢厥冷，怯寒神疲，面色㿠白或灰滞，舌质淡胖、苔白，脉深细或慢、无力。

[平然（治则）]

调补塔菲（火塔），温化水湿。

[多雅（治法）]

（1）雅叫哈顿（五宝胶囊），口服，每次 4 ～ 8 粒，每天 3 次。

（2）占电拎（大剑叶木）30g，干辛（姜）10g，嘿亮（肉桂）10g，匹图（胡椒）1g，哈波丢勐（茴香豆蔻根）30g，嘿罕盖（通血香）15g，哈麻娘（砂仁根）20g，芽糯妙（肾茶）30g，水煎服。

（3）水肿较重，取芽对约（含羞草全草）10g，故季马（大莲座蕨）20g，哈累牛（野芦谷根）30g，帕罕喃（蛤蟆花）15g，嘿罕盖（通血香）15g，芽英热（车前草）15g，水煎服。

五、预防调护

拢泵（水肿病）多缠绵反复，患者思想包袱较重，因此了解并鼓励患者，放松思想，避免消极悲观，学会调养情志，树立战胜疾病的信心。

在生活上应注意休息，避免熬夜及劳累。饮食上忌食厚味、咸香、性燥食品，宜食清淡、性平、味薄之食物。避免兵哇（感冒）及其他外感疾病。

六、现代研究进展

慢性肾脏病是影响人类健康的重大慢性病，具有发病率高、致残率高、致死率高等特点。2012 年我国 CKD 流行病学调查报道，我国 CKD 的患病率达 10.8%，患病人数约为 1.2 亿，其中 CKD 3 ～ 5 期是病程进展的高危人群。慢性肾脏病的患病率高，易合并多种并发症，尤其是心血管疾病，直接危害患者的生命，同时 CKD 的治疗过程中会产生的高昂的医疗费用，给家庭造成巨大的经济负担。当前西医对 CKD 的治疗主要包括控制原发病，改变生活方式，控制高血压、高血糖等危险因素，抑制肾素血管紧张素系统的过度激活及防治并发症等方面，但对于 CKD 3 ～ 5 期患者，仍然缺乏有效办法延缓肾功能的恶化。

慢性肾脏病属于中医学"水肿""虚劳""关格"等疾病范畴。中医药及民族医药在治疗慢性肾脏病方面有其独特优势，可以通过辨证论治，根据患者的不同临床表现，四诊合参，将辨病与辨证相结合，给予个性化的诊疗方案。运用中医药可以提高慢性肾脏病患者的临床疗效，保护肾功能，延缓肾衰竭，防治并发症，安全性较高，且可改善患者的临床症状和营养状态、提高生存质量。

七、傣医医案选读

家人代诊诉：患者女，32 岁。全身浮肿 1 月余，加重 2 周。现病史：患者 1 月前不明原因出现眼睑及下肢浮肿，乏力。到当地卫生院门诊输液 3 天（具体诊治不详），病情逐渐加重，于 2008 年 10 月 3 日转到西双版纳州农垦医院住院，诊断：①肾病综合征；②红斑狼疮；③狼疮肾炎；④狼疮性脑病。

10 月 21 日患者家人携带检验单找名傣医林艳芳治疗。实验室报告：尿常规：蛋白定性 +++、红细胞 1 ~ 3/HP、白细胞 >100/HP。血糖 14.2mmol/L，总胆固醇 16.69mmol/L，甘油三酯 6.79mmol/L，肌酐 174μmol/L，尿素 17.5mmol/L，24 小时尿蛋白定量 7.5g。电解质：K 6.9mmol/L，Na 130mmol/L，Cl 88.3mmol/L，Ca 90mmol/L，二氧化碳结合力 21.2mmol/L。总蛋白 34.9g/L，白蛋白 12.7g/L，谷氨酰转肽酶 73U/L，胆碱酯酶 19599U/L。既往史：9 岁时患过急性肾炎。

分析：本病因患者拢泵麻叫免兵卖（急性肾炎）失治误治和治疗不当，屡治不效，导致体内"四塔"功能失调，塔菲（火）、塔拎（土）功能不足，无力运化水湿，塔喃（水）过盛，火失熟化，水湿内停，泛溢肌肤和全身而发生水肿。

诊断：傣医诊断：拢泵麻叫免兵卖。治法：调理"四塔"，解毒利水消肿。方药：解药"雅解胶囊" 6 粒，每日 3 次，3 天后服"电令利水消肿汤"加味：占电令 30g，芽楠嫩（荷包山桂花）30g，哈累牛（野芦谷根）30g，芽嫩妙 30g，嘿盖贯（倒心盾翅藤）30g，故季马（大莲座蕨）30g，鸭跖草 15g，哈哈（白茅根）30g，芽英热（车前草）15g，嘿罕盖（通血香）15g。3 剂煎服 6 天。2008 年 10 月 29 日患者丈夫代复诊，诉病情有所好转。予前方 3 剂继服。2008 年 11 月 13 日亲属代诊诉小便化验正常。予上方继服 3 剂。2008 年 11 月 17 日患者在农垦医院办理出院手续后亲自来复诊。第一次见患者本人，患者精神欠佳，言语低微，贫血貌，满月脸。诉乏力，余无不适，纳眠可二便调，舌质红，苔黄暗黑，脉弦，血压 110/70mmHg，目前口服泼尼松 10 片。予上方继服 3 剂，建议每周服用 1 剂，如自觉不适可每周服 2 剂，清淡饮食，多吃冬瓜、葫芦。激素按常规减量。2008 年 12 月 10 日复诊感乏力，余无特殊不适，舌质淡红苔薄黄，脉细。予原方加西洋参泡水服。2009 年 1 月 9 日复诊诉，本月已回农场上班，近日感乏力，右侧腹痛。舌质淡、边有齿印，苔白厚腻，脉细弱弦。泼尼松已减到 8 片。予前方药减大莲座蕨、哈哈，取 3 剂，每周服用 1 剂。2009 年 2 月 10 日复诊，自觉乏力好转，纳眠可、二便可，舌质淡红，边有齿印，苔薄白，脉细。予"电令利水消肿汤"减哈累牛，芽嫩妙，加芽英热 15g，3 剂煎服。2009 年 4 月 8 日复诊诉，上月因工作忙没来复诊故停服傣药，自觉乏力加重，纳眠可二便可，舌质淡红，边有齿印，苔薄，脉细。复查尿常规正常。予电令利水消肿汤加摆阿（苏叶）15g、嘿罕盖 30g、竹叶兰 10g，3 剂煎服 6 天。嘿盖贯 100g 炖鸡吃。2009 年 5 月 13 日复诊诉 4 月底已停用激素药，自感乏力，余无不适，纳眠可，二便调，舌质淡红，边有齿印，苔薄，脉细。复查尿常规正常。予芽嫩妙、嘿盖贯各 50g 煎水当茶饮。"雅叫哈顿"胶囊口服 5 粒，每天 3 次。

复习思考题

1. 拢泵塔拢塔喃想（水肿病风水塔偏盛型）有哪些治法？

2. 试述拢泵（水肿病）的辨证要点。

3. 拢泵（水肿病）临床表现上如何区分拢泵塔拢塔喃想（水肿病风水塔偏盛型）和拢泵塔喃想（水肿病水塔偏盛型）？

第八章　拢旧（肢体经络）病证 ▷▷▷▷

第一节　拢梅兰申（寒痹）

一、概述

拢梅兰申（寒痹）主要表现为肢体、关节、肌肉、筋骨酸麻胀痛或发冷、痉挛、剧痛，活动不灵，得温则减，遇冷加剧等。

西医学的风湿性关节炎表现为本病特征者，可参照本节辨治。

二、辨解帕雅（病因病机）

1. 感受外邪　感受帕雅拢嘎（冷风寒邪）外邪。

2. "四塔"功能不足　拢梅兰申（寒痹）的发生主要为体内"四塔"功能失调，塔菲（火塔）、塔拢（风塔）不足，塔喃（水塔）过盛，加之感受外在的帕雅拢嘎（冷风寒邪），内外相合，风夹病邪遍行周身，阻滞气血运行，气血不通，不通则痛，而发为本病。

三、诊查要点

拢梅兰申（寒痹）发病前有扁桃体炎或咽炎等上呼吸道感染史，多数侵犯大关节，呈多发性、游走性疼痛或固定不移，感受冷风寒湿之邪而致的肢体、关节肿胀冷痛之病。

（一）诊断依据

1. 有感受冷风寒湿外邪病史。

2. 临床表现为肢体、关节、肌肉、筋骨酸麻胀痛或发冷、痉挛、剧痛，活动不灵，得温则减，遇冷加剧，舌淡，舌苔白、薄、腻或白、厚、腻，脉行深、慢。

（二）相关检查

1. 抗链球菌溶血素"O"、红细胞沉降率、C反应蛋白、黏蛋白等可升高或正常。

2. 血清免疫球蛋白IgG、IgA、IgM增高或无变化。

3. X线检查有些可见关节部位骨质疏松、关节间隙减小等。

四、辨解帕雅多雅（病、证分类辨治）

（一）辨证要点

本病邪在于肢体、筋脉、关节、肌肉，经脉闭阻，气血不通，体内"四塔"功能失调，加之感受外在的帕雅拢嘎（冷风寒邪），阻滞气血运行，气血不通，不通则痛，发为本病。应根据体内"四塔"功能失调的具体情况，分为火塔不足型、水血不足型、瘀血内停型。

（二）治疗原则

拢梅兰申（寒痹）的治疗原则为散寒止痛，火塔不足型治以除风通血，水血不足型治以调补塔喃（水塔），瘀血内停型治以除风化瘀。

（三）分类辨治

1. 拢梅兰申塔菲软（寒性风湿病火塔不足型）

[夯帕雅（主症）]

肢体、关节、肌肉、筋骨酸麻胀痛或发冷、痉挛、剧痛，活动不灵，得温则减，遇冷加剧，好发于寒冷之季节或雨水之季节，舌淡，舌苔白、薄、腻或白、厚、腻，脉行深、慢。

[辨解帕雅（病因病机）]

本病的发生主要为体内"四塔"功能失调，塔菲（火塔）、塔拢（风、气）不足，塔喃（水）过盛，加之感受外在的帕雅拢嘎（冷风寒邪），内外相合，风夹病邪遍行周身，阻滞气血运行，气血不通，不通则痛，而发为本病。

[平然（治则）]

除风散寒，通血止痛。

[多雅（治法）]

（1）白黑除风止痛汤加味。方药组成：比比蒿（白花丹）5g，更埋习列（黑心树心）30g，哦（芦苇）30g，更埋沙（柚木树心）30g，嘿罕盖（通血香）20g，黑亮龙（大血藤）30g，匹囡（胡椒）5g，辛蒋（小姜）10g，水煎取600mL，分早、中、晚3次饭后温服。

（2）莫哈蒿（鸭嘴花）、摆娜龙（艾纳香叶）、摆管底（三叶蔓荆叶）、摆麻汉（巴豆叶）各等量，共舂细粉，每次1.5～3g，开水送服或加劳（酒）浸泡揉擦患处。

（3）摆沙梗（毛叶巴豆叶）、比比亮（红花丹）、比比蒿（白花丹）各等量，舂细，加劳（酒）揉擦或外敷患处。

（4）楠埋短（刺桐树皮）、楠埋短喃（水刺桐树皮）、楠麻沙（毛瓣无患子树皮）、摆麻任（野香橼花叶）、芽罕怀（山麻豆）、波波罕（山乌龟）、毫命（姜黄）、补累（野姜）、贺哈（红豆蔻）、辛（姜）各等量，水煎服。

2. 拢梅兰申塔喃软（寒性风湿病水血不足型）

[夯帕雅（主症）]

形体虚弱，乏力气短，精神不佳，关节酸沉麻木，绵绵而痛，出汗畏寒，时见心悸、纳呆、颜面微青而白、舌质淡、舌苔黄或薄白、脉行深慢。

[辨解帕雅（病因病机）]

本病的发生主要因为体内"四塔"功能失调，塔拢（风塔）、塔喃（水塔）不足，加之感受外在的帕雅拢嘎（冷风寒邪），内外相合，阻滞气血运行，气血不通，不通则痛，而发为本病。水血不足，则形体虚弱，乏力气短，精神不佳，关节酸沉麻木，绵绵而痛，汗出畏寒，舌质淡，舌苔黄或薄白，脉行深、慢等。

[平然（治则）]

调补塔喃（水塔），通血止痛。

[多雅（治法）]

（1）雅叫帕中补（亚洲宝药丸），口服，每次 3 ～ 6g，每天 3 次。也可碾细粉，加劳（酒）调匀，炒热外敷痛处。

（2）雅召苏雅咩答腊西（康康散）。方药组成：分因（阿魏）5g，麻叶野胡椒 25g，没食子 50g，罕好喃（水菖蒲）50g，故罕（当归）50g，辛蒋（小姜）50g，共碾细粉，口服，每次 3 ～ 6g，每天 3 次。

（3）风湿病肢体关节重着，肿胀明显：哈芽敏（艾叶根）15g，哈香帕曼（泽兰根）15g，罗罕（红花）5g，哈罕满囡（小拔毒散根）15g，哈累牛（野芦谷根）30g，水煎服。

（4）肢体、关节酸痛重着、屈伸不利：方（3）加哈比比蒿（白花丹根）或全株 6g，光钩藤 15g，哈妹滇（鱼子兰根）15g，更方（苏木）15g，罗罕（红花）10g，水煎服。

3. 拢梅兰申勒巴（寒性风湿病兼瘀血内停型）

[夯帕雅（主症）]

肢体、关节、肌肉、筋骨酸麻、疼痛、肿胀，痛如针刺，痛处固定，活动不灵，得温则减，遇冷加剧，舌质暗，舌苔有瘀斑或瘀点，脉行不畅。

[辨解帕雅（病因病机）]

本病的发生主要因为体内"四塔"功能失调，塔拢（风塔）、塔菲（火塔）不足，加之感受外在的帕雅拢嘎（冷风寒邪），内外相合，寒凝血滞，火不足则气血运行不通，不通则痛，而发为本病。瘀滞内停，则肢体、关节、肌肉、筋骨酸麻疼痛，痛如针刺，痛处固定，活动不灵，得温则减，遇冷加剧，舌质暗，舌苔有瘀斑或瘀点，脉行不畅等。

[平然（治则）]

除风散寒，化瘀止痛。

[多雅（治法）]

（1）化瘀消肿汤。方药组成：哈帕崩板（平卧土三七根）15g，更方（苏木）15g，哈麻王喝（刺天茄根）30g，水煎服。

（2）楠埋短（刺桐树皮）、楠埋短喃（水刺桐树皮）、楠麻沙（毛瓣无患子树皮）、摆麻任（野香橼花叶）、芽罕怀（山麻豆）、波波罕（山乌龟）、毫命（姜黄）、补累（野姜）、贺哈（红豆蔻）、辛（姜）各等量，水煎服。

（3）果雅（包药疗法）：方（2）加芽英龙（大车前草）、更方（苏木）、晚害闹（莪术）、竹扎令（宽筋藤）、嘿柯罗（青牛胆）、咪火哇（山大黄）、补累（黄姜）各等量，捣烂，加劳（酒）炒热外包。

（4）阿雅（洗药疗法）。方药组成：摆管底（三叶蔓荆叶）、叫哈荒（生藤）、摆拢良（腊肠树叶）、摆兵蒿（白花臭牡丹叶）、摆埋习列（黑心树叶）、摆娜龙（艾纳香叶）、芽沙板（除风草）、沙干（辣藤）、嘿罕盖（通血香）、吊吊香、罕毫帕（石菖蒲）、哈嘿别（葛根）各适量，煎煮取药水，让患者浸泡局部或全身进行治疗。

五、预防调护

拢梅兰申（寒痹）在生活上应注意防风、防寒，居住和作业地方应保持清洁和干燥，免受寒气侵袭。注意加强体育锻炼，提高机体对病邪的抵御能力。

初发之时应积极治疗，防止病情加重，注意休息。

六、现代研究进展

风湿性关节炎是风湿热最常见的临床表现，发生率达75%以上，呈游走性、多发性、对称性关节炎。以膝、踝、肘、腕、肩等大关节受累为主，局部可有红、肿、灼热、疼痛和压痛的炎症表现，有时有渗出，但无化脓。关节疼痛很少持续1个月以上，通常在两周内消退。关节炎发作之后无强直或畸形遗留，但常反复发作，可继气候变冷或阴雨而出现或加重，水杨酸制剂对缓解关节症状疗效颇佳。

七、傣医医案选读

李某，男，17岁。连日阴雨，居屋潮湿异常。2017年8月14日到医院就诊。症见：双膝关节重着、酸痛、肿胀，上肢沉重，麻木不仁，得温则减，遇冷加剧，苔白腻，脉深慢。傣医诊断为拢梅兰申（寒痹火塔不足型），以除风散寒、通血止痛为治。方药组成：哈芽敏（艾叶根）15g，哈香帕曼（泽兰根）15g，罗罕（红花）5g，哈罕满囡（小拔毒散根）15g，哈累牛（野芦谷根）30g，水煎服。1周获效。

第二节　拢蒙沙喉（类风湿关节炎）

一、概述

拢蒙沙喉（类风湿关节炎）是以肌肉、筋骨、关节发生疼痛、麻木、重着、屈伸不利、晨僵、关节肿胀疼痛、关节畸形和关节活动受限为主要临床表现的病证。

二、辨解帕雅（病因病机）

（一）感受外邪

感受外界之帕雅拢嘎、帕雅拢皇（冷、热病邪）。

（二）"四塔"功能不足

拢蒙沙喉（类风湿关节炎）主要是因患者平素喜食香辣燥热、肥甘厚味之品，积热于内，郁久化热，使得体内"四塔"功能失调，塔菲拢（风火塔）偏盛，复感外界之帕雅拢嘎、帕雅拢皇（冷、热病邪），内外相合，病邪阻滞气血运行，导致塔喃（水塔）受伤，水不制火，风火偏盛，风夹病邪流滞肢体关节而致；火盛则热，热伤塔喃（水塔），水毒郁积则肿，气血不通则痛。

三、诊查要点

（一）诊断依据

1. 晨僵。此症见于95％以上的患者，经夜间休息后，晨起时受累关节出现较长时间的僵硬，一般持续1小时以上。
2. 关节肿胀疼痛。疼痛是出现最早的症状，疼痛关节常伴有压痛。
3. 关节畸形和关节活动困难。
4. 任何年龄均可发病，但好发于30～50岁，以女性患者多见。

（二）相关检查

1. 疾病活动期可见血沉加快和贫血。
2. 约80％的病例类风湿因子阳性，但阴性者不能完全排除患本病。
3. X线检查示早期关节部位骨质疏松，中期关节面不规则或关节间隙减小、关节边缘有骨质破坏，晚期有关节半脱位或骨性僵直等，可助诊断。

四、辨解帕雅多雅（病、证分类辨治）

（一）辨证要点

本病邪在于肢体经络，应根据体内"四塔"功能失调的情况区别风火偏盛型、风塔水塔偏盛型或瘀血阻滞型。塔拢、塔菲（风塔、火塔）偏盛，复感外界热风病邪，为风火偏盛型；食物郁久化热，复感外界帕雅拢嘎、皇（冷、热病邪），导致塔喃（水塔）偏盛，为风塔水塔偏盛型；塔菲拢（风火塔）偏盛，复感外界帕雅拢嘎、帕雅拢皇（冷、热病邪），为瘀血阻滞型。

（二）治疗原则

拢蒙沙喉（类风湿关节炎）的治疗原则为除风止痛。拢蒙沙喉拢菲想（类风湿关节炎风火偏盛型）治以清火解毒，除风止痛；拢蒙沙喉塔拢塔喃想（类风湿关节炎风塔水塔偏盛型）治以利水化湿，除风止痛；拢蒙沙喉勒巴（类风湿关节炎瘀血阻滞型）治以清热解毒，活血化瘀，消肿止痛。

（三）分类辨治

1. 拢蒙沙喉塔拢塔菲想（类风湿关节炎风塔火塔偏盛型）

[夯帕雅（主症）]

反复出现关节肿胀疼痛、关节畸形和关节活动困难、晨僵，心烦口渴，小便黄赤，舌质红、苔黄腻，脉行快、有力。

[辨解帕雅（病因病机）]

其病主要是因患者平素喜食香辣燥热、肥甘厚味之品，积热于内，郁久化热，使得体内"四塔"功能失调，塔拢、塔菲（风塔、火塔）偏盛，复感外界热风病邪，内外相合，病邪阻滞气血运行，导致塔喃（水塔）受伤，水不制火，风夹病邪流滞肢体关节而见肢体关节肿胀疼痛、关节畸形和关节活动困难、晨僵，心烦口渴，小便黄赤，舌质红、苔黄腻，脉行快、有力。

[平然（治则）]

清火解毒，除风止痛。

[多雅（治法）]

（1）雅解沙把（百解胶囊），口服，每次 4～8 粒，每天 3 次。

（2）雅拢旧（风痛散）加减。方药组成：皇曼（马蓝）20g，皇丈（火焰花）20g，更方（苏木）15g，皇旧（旱莲草）30g，哈麻王喝（刺天茄根）30g，每天 1 剂，水煎取 600mL，分早、中、晚 3 次饭后温服。

（3）摆管底（三叶蔓荆叶）、柯罗（绿苞藤）、补累（紫色姜）、毫命（姜黄）、芽英热（车前草）各等量，舂细，外包患处。

（4）若周身游走疼痛，屈伸不利，活动不灵，风火偏盛，肢体红肿热痛明显：芽皇旧（旱莲草）15g，皇曼（马蓝）15g，嘿涛罕（大黄藤）30g，先勒（十大功劳）30g，哈南果缅（酸杨根）30g，哈埋习列（黑心树根）15g，每天 1 剂，水煎取 600mL，分早、中、晚 3 次饭后温服。

2. 拢蒙沙喉塔拢塔喃想（类风湿关节炎风塔水塔偏盛型）

[夯帕雅（主症）]

反复出现肢体、关节肿胀疼痛，关节畸形和关节活动困难、晨僵，遇寒加重，得热缓解，每逢阴雨天加重，或见关节发红肿胀明显，局部灼热剧痛，遇寒、热均复发加剧，舌质淡，舌边尖发红，舌苔薄白或黄白相间，脉行深、紧或快。

[辨解帕雅（病因病机）]

其病主要是因患者平素喜食酸冷之品，损伤脾胃，食物郁久化热，使得体内"四塔"功能失调，复感外界帕雅拢嘎、皇（冷、热病邪），内外相合，病邪阻滞气血运行，导致塔喃（水塔）偏盛，水湿不化，寒湿夹病邪流滞肢体关节而见肢体关节肿胀疼痛，关节畸形，关节活动困难、晨僵，遇寒加重，得热缓解，每逢阴雨天加重，舌质淡、苔薄白，脉行深、紧。化热者，见关节发红肿胀，局部灼热剧痛，遇寒、热均复发加剧，舌质淡，舌边尖发红，舌苔薄白或黄白相间，脉行深、快。

[平然（治则）]

利水化湿，除风止痛。

[多雅（治法）]

（1）雅解沙把（百解胶囊），口服，每次4～8粒，每天3次。

（2）柯罗类风消散。方药组成：柯罗（绿苞藤）、罕好喃（水菖蒲）、皇旧（旱莲草）、哈麻沙（毛瓣无患子树根）、摆麻婆（盐酸木叶）、摆麻任（野香橼花叶）各等量，加匹囡（胡椒）3g、辛蒋（小姜）5g为引，舂细内服，每次3～6g，每天3次。

（3）肢体、肌肉、关节冷痛明显：毫命（姜黄）15g，叫哈荒（生藤）10g，哈嘿别（葛根）10g，黑亮龙（大血藤）10g，邓嘿罕（定心藤）10g，辛（姜）15g，匹囡（胡椒）5g，水煎服。

（4）肢体、肌肉、关节红肿明显：嘿涛罕（大黄藤）30g，习膏（石膏）30g，毫命（姜黄）15g，叫哈荒（生藤）10g，哈嘿别（葛根）30g，嘿亮龙（大血藤）30g，邓嘿罕（定心藤）30g，辛（姜）15g，匹囡（胡椒）5g，水煎服。

（5）寒重：劳雅今拢玫（祛风除湿液）口服，每次10～30mL，每天2次。夹热者不宜服。

（6）阿雅（洗药疗法）。摆管底（三叶蔓荆叶）、叫哈荒（生藤）、摆拢良（腊肠树叶）、摆兵蒿（白花臭牡丹叶）、摆埋习列（黑心树叶）、摆娜龙（艾纳香叶）、芽沙板（除风草）、沙干（辣藤）、嘿罕盖（通血香）、哈嘿别（葛根）、嘿亮龙（大血藤）、邓嘿罕（定心藤）各100g，煎煮取药水，让患者浸泡局部或全身进行治疗。

（7）肿胀疼痛剧烈者：可选用过（拔罐放血疗法）、沙雅（刺药疗法）配合治疗。

3. 拢蒙沙喉勒巴（类风湿关节炎瘀血阻滞型）

[夯帕雅（主症）]

反复出现肢体关节肿胀疼痛、关节畸形和关节活动困难、晨僵，舌质淡紫、有瘀斑，舌下脉络粗大紫黑，舌苔黄腻，脉行快、有力。

[辨解帕雅（病因病机）]

其病主要是因为患者平素喜食香辣燥热、肥甘厚味之品，积热于内，郁久化热，使得体内"四塔"功能失调，塔拢菲（风火塔）偏盛，复感外界帕雅拢嘎、帕雅拢皇（冷、热病邪），内外相合，病邪阻滞气血运行，气滞则血瘀，气血不通则痛，风夹病邪流滞肢体关节而见肢体关节肿痛，痛有定处，疼痛如刺，颜色紫暗，畸形，不可触压，舌质暗、苔有瘀斑或瘀点，脉行不畅。

［平然（治则）］

清热解毒，活血化瘀，消肿止痛。

［多雅（治法）］

（1）雅解沙把（百解胶囊），口服，每次4～8粒，每天3次。

（2）柯罗类风消散加味。方药组成：嘿柯罗（青牛胆）、罕好喃（水菖蒲）、皇旧（旱莲草）、哈麻沙（毛瓣无患子树根）、摆麻婆（盐酸木叶）、摆麻任（野香橼花叶）各等量，嘿涛罕（大黄藤）30g，嘿罕把（忍冬藤）30g，芽英热（车前草）30g，加匹囡（胡椒）3g、辛蒋（小姜）5g为引，碾细粉，口服，每次3～6g，每天3次。

（3）嘿涛罕（大黄藤）30g，嘿罕盖（通血香）30g，嘿亮龙（大血藤）30g，先勒（十大功劳）30g，习膏（石膏）30g，毫命（姜黄）15g，哈嘿别（葛根）30g，邓嘿罕（定心藤）30g，芽沙板（除风草）30g，辛（姜）15g，水煎服。

（4）习膏（石膏）、嘿涛罕（大黄藤）、摆管底（三叶蔓荆叶）、嘿柯罗（青牛胆）、补累（紫色姜）、毫命（姜黄）、芽英热（车前草）各等量，舂细，外包患处。

芽英龙（大车前草）、更方（苏木）、晚害闹（莪术）、竹扎令（宽筋藤）、柯罗（绿苞藤）、咪火哇（山大黄）、补累（黄姜）各等量捣烂，加劳（酒）炒热外包。

可选用过（拔罐放血疗法）、沙雅（刺药疗法）配合治疗。

五、预防调护

扰蒙沙喉（类风湿关节炎）在生活上应注意休息，避寒、热，忌食腥香、燥烈、性热之品。

六、现代研究进展

类风湿关节炎（rheumatoid arthritis，RA）是一种以慢性、侵蚀性、对称性、多关节非化脓性炎症为特点的全身性自身免疫疾病。RA的治疗目标是达到疾病缓解或低疾病活动度，即达标治疗，最终目的为控制病情、减少致残率，改善患者的生活质量。大多数RA患者病程迁延，前2～3年的致残率较高，如不及早合理治疗，3年内关节破坏达70%。积极、正确的治疗可使80%以上的RA患者病情缓解，只有少数最终致残。尽管非甾类抗炎药（NSAIDs）和糖皮质激素可以减轻症状，但早期积极、合理使用改善病情的抗风湿药（DMARDs）治疗是减少致残的关键。因此，治疗RA的原则是迅速给予NSAIDs缓解疼痛和炎症，尽早使用DMARDs，以减少或延缓骨破坏。传统合成DMARDs治疗未达标时，建议联合生物制剂DMARDs进行治疗。必须指出，药物的选择要符合安全、有效、经济和简便原则，并主张多药合理联用。

七、傣医医案选读

玉某，女，45岁。患者反复出现肢体关节肿胀疼痛，关节畸形，关节活动困难、晨僵，遇寒加重，得热缓解，每逢阴雨天加重，舌质淡，舌边尖发红，舌苔薄白，脉行深而紧或快。傣医诊断为扰蒙沙喉塔扰塔喃想（类风湿关节炎风水塔偏盛型），治以利水化湿、除风止痛为主。①雅解沙把（百解胶囊）口服，每次 4 ～ 8 粒，每天 3 次。②柯罗类风消散：柯罗（绿苞藤）、罕好喃（水菖蒲）、皇旧（旱莲草）、哈麻沙（毛瓣无患子树根）、摆麻婆（盐酸木叶）、摆麻任（野香橼花叶）各等量，加匹囡（胡椒）3g、辛蒋（小姜）5g 为引，舂细内服，每次 5g，每天 3 次。连服 7 天。③取摆管底（三叶蔓荆叶）、叫哈荒（生藤）、摆拢良（腊肠树叶）、摆兵蒿（白花臭牡丹叶）、摆埋习列（黑心树叶）、摆娜龙（艾纳香叶）、芽沙板（除风草）、沙干（辣藤）、嘿罕盖（通血香）、哈嘿别（葛根）、嘿亮龙（大血藤）、邓嘿罕（定心藤）各 100g，煎煮取药水，浸泡全身进行治疗。

第三节　拢阿麻巴（急性风湿热）

一、概述

拢阿麻巴（急性风湿热）是以肌肉、筋骨、关节发生疼痛、麻木、重着、屈伸不利，甚至关节肿大灼热为主要临床表现的病证。

西医学的急性风湿热、痛风、类风湿关节炎表现为本病特征者，可参照本节辨治。

二、辨解帕雅（病因病机）

拢阿麻巴（急性风湿热）主要是因为患者平素喜食香辣燥热、肥甘厚味之品，积热于内，郁久化热，使得体内"四塔"功能失调，塔拢、塔菲（风塔、火塔）偏盛，复感外界之帕雅拢嘎、帕雅拢皇（冷、热病邪），内外相合，病邪阻滞气血运行，导致塔喃（水塔）受伤，水不制火，塔拢、塔菲（风塔、火塔）偏盛，风夹病邪流滞肢体关节而致，火盛则热，热伤塔喃（水塔），水毒郁积则肿，气血不通则痛。

三、诊查要点

（一）诊断依据

1. 有感受风湿热邪等外邪病史。

2. 主要表现为肢体关节疼痛剧烈，局部灼热红肿，得冷则舒，遇热加剧，活动不灵，或心慌心悸，失眠多梦。

（二）相关检查

1. C 反应蛋白（＋），黏蛋白大于 40mg/L，红细胞沉降率可升高。

2. 咽拭培养链球菌（＋），抗链球菌溶血素"O"大于 500IU。

3. 风湿因子阳性（高于 1∶500）。

4. 血清免疫球蛋白 IgG、IgA、IgM 增高。

5. X 线检查示关节部位骨质疏松、关节间隙减小。

6. 心电图检查：窦性心动过速，与体温不成比例，PR、QT 间期延长等。

四、辨解帕雅多雅（病、证分类辨治）

（一）辨证要点

本病邪在于肌肉关节，根据"四塔"偏盛分为风塔火塔偏盛型及水塔偏盛型。

（二）治疗原则

拢阿麻巴（急性风湿热）的治疗原则为清火解毒，除风止痛。拢阿麻巴塔菲塔拢想（急性风湿热风塔火塔偏盛型）治以清火解毒，除风止痛；拢阿麻巴塔喃想（急性风湿热水塔偏盛型）治以清火解毒，利水消肿，除风止痛。

（三）分类辨治

1. 拢阿麻巴塔菲塔拢想（急性风湿热风塔火塔偏盛型）

[夯帕雅（主症）]

肢体关节、肌肉红肿热痛，关节活动不灵，发热恶热，烦躁，夜不得寐，口干舌燥，舌质红，舌苔黄、厚、腻或燥，脉行快。

[辨解帕雅（病因病机）]

本病主要是因为患者平素"四塔"功能失调，塔拢、塔菲（风塔、火塔）偏盛，热积于内，或久居湿地，外湿与内热聚集，交织难解，使湿热之邪着于肌表，内侵筋骨，加之感受外在的热风毒邪，内外相合，湿热蕴结肢体关节，阻滞气血运行，致肢体关节、肌肉红肿热痛，活动不灵；火盛，则发热恶热，烦躁，夜不得寐；水伤，则口干舌燥，舌质红，舌苔黄、厚、腻。

[平然（治则）]

清火解毒，除风止痛。

[多雅（治法）]

（1）雅帕腊西哈顿（五味神药散）。方药组成：锅拢良（腊肠树）15g，内管底（三叶蔓荆子）15g，哈芽旧压（含羞云实根）15g，竹扎令（宽筋藤）10g，哈贺哈南（长序岩豆树根）10g，共切细泡水一天一夜，取汁煎熬，晒干后研粉。取景郎（黑种草子）、景亮（蜜蜂花子）、景几（小茴香子）、景毫柏（萝卜子）、景丁洪（红前草子）各50g，研粉与前药粉混匀备用，每次服 3～5g，每天 3 次。

（2）哈莫哈蒿（鸭嘴花根）15g，吻牧（苦藤）10g，哈南果缅（酸桴根）30g，哈管底（三叶蔓荆根）30g，水煎服。

（3）可用果雅（包药疗法）配合治疗。雅叫帕中补（亚洲宝丸）加辛（姜）、毫命（姜黄）、摆管底（三叶蔓荆叶）、摆禾巴（曼陀罗叶）共舂细，加劳（酒）炒热，外包患处，以达通血脉、活气血、消肿痛之目的。

（4）先勒龙（大树黄连）30g，嘿涛罕（大黄藤）30g，柯罗（绿苞藤）15g，竹扎令（宽筋藤）15g，巴闷烘（苦冬瓜）15g，水煎服。

（5）水液大伤、烦渴引饮：方（4）加习膏（石膏）30g，哈嘿别（葛根）30g，嫡该罕（石斛）15g，雅解先打（傣百解）15g，水煎服。

（6）雅拢旧哈俄（疼痛汤）。方药组成：皇曼（马蓝）15g，皇丈（火焰花）15g，皇旧（醴肠）15g，哈管底（三叶蔓荆根）15g，哈纳龙（艾纳香根）15g，芽夯燕（马鞭草）15g，摆麻夯（酸角叶）15g，抱冬电（薇籽叶）15g，摆帕贡（树头菜叶）15g，莫哈蒿（鸭嘴花）15g，比比亮（紫雪花）5g，景郎（黑种草子）10g，景亮（蜂蜜花子）10g，景几（小茴香子）10g，景丁洪（红前草子）10g，景毫柏（萝卜子）10g，共碾细粉，每次3～6g，每天3次，开水送服或水煎服。外用，取粉加水或劳（酒）炒热外敷。

（7）风热偏盛引起的关节、肌肉、筋骨痉挛、剧痛、抽搐：方（6）加以少量喃比咪（熊胆汁）、青鱼胆汁为引服之。

（8）下肢关节红肿热痛，不能行走，手足发冷：贺欢（大蒜）、哥（盐）、景郎（黑种草子）、景几（小茴香子）、景亮（蜜蜂花子）、景毫柏（萝卜子）、景丁洪（红前草子）、雅叫哈顿（五宝药散）各等量，舂细内服，每次3～6g，每天3次。

（9）拢阿麻巴（急性风湿热）肢体关节红肿疼痛，不能行走：比比亮（红花丹）5g，嘿柯罗（青牛胆）10g，沙干（青藤）10g，罕好喃（水菖蒲）10g，匹囡（胡椒）5g，辛蒋（小姜）10g，里逼（荜茇）10g，哈抱囡（中华巴豆根）15g，共水煎，加雅叫哈顿（五宝药散）10g，调匀内服。

2. 拢阿麻巴塔喃想（急性风湿热水塔偏盛型）

[夯帕雅（主症）]

肢体关节、肌肉红肿热痛，关节肿大明显，大量积液，活动不灵，发热，头目昏胀，心慌胸闷，夜不得寐，口黏口臭，小便浑浊，大便黏滞，舌质红，舌苔黄、厚、腻，脉行快。

[辨解帕雅（病因病机）]

主要是平素患者"四塔"功能失调，塔拢、塔菲（风塔、火塔）偏盛，热积于内，或久居湿地，外湿与内热聚集，交织难解，使湿热之邪着于肌表，内侵筋骨，加之感受外在的热风毒邪，内外相合，湿热蕴结肢体关节，阻滞气血运行，致肢体关节、肌肉红肿热痛，活动不灵。火盛，则发热恶热，夜不得寐，水湿运化失调，蕴积关节，关节出现大量积液。水热湿毒上犯上盘，则见舌质红，舌苔黄、厚、腻；下行下盘，则致小便浑浊，大便黏滞。

[平然（治则）]

清火解毒，利水消肿，除风止痛。

[多雅（治法）]

（1）先勒龙（大树黄连）30g，嘿涛罕（大黄藤）15g，柯罗（绿苞藤）10g，竹扎令（宽筋藤）15g，巴闷烘（苦冬瓜）10g，水煎服。

（2）雅帕腊西哈顿（五味神药散）加减。方药组成：嘿涛罕（大黄藤）30g，摆先勒（十大功劳叶）30g，芽英热（车前草）20g，锅拢良（腊肠树）15g，内管底（三叶蔓荆子）15g，哈芽旧压（含羞云实根）15g，竹扎令（宽筋藤）10g，哈贺哈南（长序岩豆树根）10g，水煎服。

（3）哈莫哈蒿（鸭嘴花根）15g，吻牧（苦藤）10g，哈南果缅（酸杨根）30g，哈管底（三叶蔓荆根）30g，水煎服。

（4）雅拢旧哈俄（痉痛汤）。方药组成：皇曼（马蓝）15g，皇丈（火焰花）15g，皇旧（醴肠）15g，哈管底（三叶蔓荆根）15g，哈娜龙（艾纳香根）15g，芽夯燕（马鞭草）15g，摆麻夯（酸角叶）15g，抱冬电（薇籽叶）15g，摆帕贡（树头菜叶）15g，莫哈蒿（鸭嘴花）15g，比比亮（紫雪花）5g，景郎（黑种草子）10g，景亮（蜂蜜花子）10g，景几（小茴香子）10g，景丁洪（红前草子）10g，景毫柏（萝卜子）10g，共碾细粉，每次3～5g，每天3次，开水送服或水煎服。也可取粉加水或劳（酒）炒热外敷。

（5）下肢关节红肿热痛，不能行走，手足发冷：贺欢（大蒜）、哥（盐）、景郎（黑种草子）、景几（小茴香子）、景亮（蜜蜂花子）、景毫柏（萝卜子）、景丁洪（红前草子）、雅叫哈顿（五宝药散）各等量，舂细内服，每次3～6g，每天3次。

（6）拢阿麻巴（急性风湿热）肢体关节红肿疼痛，不能行走：比比亮（红花丹）5g，嘿柯罗（青牛胆）10g，沙干（青藤）10g，罕好喃（水菖蒲）10g，匹因（胡椒）5g，辛蒋（小姜）10g，里逼（荜茇）10g，哈抱因（中华巴豆根）15g，水煎取600mL，每次加雅叫哈顿（五宝药散）5g，调匀，分早、中、晚3次饭后温服。

（7）果雅（包药疗法）：雅叫帕中补（亚洲宝丸）加辛（姜）、毫命（姜黄）、摆管底（三叶蔓荆叶）、摆禾巴（曼陀罗叶）、摆吻牧（苦藤叶）、晚害闹（莪术）共舂细，加劳（酒）炒热，外包患处。

五、预防调护

拢阿麻巴（急性风湿热）在生活上应注意休息，避风热。忌香燥、酸辣、鱼腥、豆类、性热之品。

六、现代研究进展

风湿热常见于5～15岁的儿童和青少年，4岁以下或30岁以上少见。在典型症状出现前1～6周，常有咽喉炎或扁桃体炎等上呼吸道链球菌感染表现，如发热、咽痛、颌下淋巴结肿大、咳嗽等症状。50%～70%的患者有不规则发热，轻、中度发热较常见，亦可有高热。脉率加快，大量出汗，往往与体温不成比例。但发热无诊断特异性，并且临床超过半数患者因前驱症状轻微或短暂而未能提供以往病史。阿司匹林为曾经的首选药物，但萘普生已在很大程度上取代了阿司匹林，其不良反应比阿司匹林轻。不能耐受阿司匹林和/或萘普生，或者对这些药物过敏的患者，可使用小剂量激素治疗。

七、傣医医案选读

李某，男，17岁。因连日阴雨，居屋潮湿异常，患者突发肢体关节、肌肉红肿热痛、活动不灵，伴发热恶寒、烦躁、夜不得寐、口干舌燥，舌质红，舌苔黄、厚、腻，脉行快。傣医诊断为拢阿麻巴塔菲想（急性风湿热火塔偏盛型），治以调平"四塔"、清火解毒、除风止痛。先给予雅解沙把（百解胶囊）口服，首次 8 粒，之后每次 6 粒，每天 3 次；再选果雅（包药疗法）配合治疗：皇旧（旱莲草）、宋先嘎（酢浆草）、皇丈（火焰花）、皇曼（马蓝）、摆妹滇（鱼子兰叶）、晚害闹（莪术）、毫命（姜黄）、娜龙（艾纳香），水和劳（酒）适量，共捣烂，包敷患处；再以雅帕腊西哈顿（五味神药散）口服，每次 4g，每天 3 次，连服 1 周获效。

第四节　拢蒙沙喉菲（痛风）

一、概述

拢蒙沙喉菲（痛风）是由于体内"四塔"功能失调，致水湿不运，郁久化热，复感风寒邪气，使气血壅滞而发病；或因饮食偏嗜，积热于内，复感风热毒邪，使水塔受损，风火偏盛，留滞肢体关节而引起的病证。

临床表现以为关节红肿热痛、活动受限为特征。本病好发于 40 岁以上男性，女性绝经后亦可出现。随着人们生活水平的提高，本病发病呈现越来越年轻化的特点。

西医学的上痛风性关节炎表现为本病特征者，可参照本节辨治。

二、辨解帕雅（病因病机）

1. 饮食失调　过食醇酒厚味，烧烤煎炸等饮食物，导致体内营养物质过剩，不能转化为正常的风、火、土塔与水塔而蓄积体内，转化为有余的水湿热邪，导致体内"四塔"失衡。

2. 感受风邪　感受风邪后，在风邪的鼓动下，由饮食所导致的风湿热邪作为新的致病因素，走关过节，影响人体的关节局部，导致局部风塔、火塔、水塔偏亢（塔拢、塔菲、塔喃）偏盛，从而导致关节局部出现红肿热痛及活动障碍的症状。

三、诊查要点

（一）诊断依据

1. 临床表现以关节红肿热痛、活动受限为主，常以第一跖趾关节红肿热痛为首发症状，夜间痛醒。

2. 常于过食醇酒厚味，烧烤煎炸等饮食物后发作，也可于天气变化、剧烈活动及饮用含果糖高的饮料所诱发。

3. 部分患者可有家族遗传史。

4. 多见于 40 岁以后，近年由于生活水平提高，发病年龄越来越年轻化。

（二）相关检查

1. 体温　少部分患者急性发病时可出现体温升高，常与关节红肿热痛同时出现。

2. 血常规检查　部分患者白细胞总数可升高，病情控制后可恢复正常。

3. 血尿酸　血尿酸高于 420μmol/L。

4. 关节超声　可见到双轨征。

5. 双能 CT　可见尿酸盐沉积在关节骨表面。

四、辨解帕雅多雅（病、证分类辨治）

（一）辨证要点

本病邪在于水湿热邪和风邪，应根据临床表现区别水湿热邪和风邪。另外还需辨"四塔"偏胜。

（二）治则治法

痛风的治疗原则为祛邪止痛。拢蒙沙喉塔拢塔菲想（痛风风塔火塔偏盛型）者，治以清火解毒，除风止痛；拢蒙沙喉菲塔拢塔嗬想（痛风风塔水塔偏盛型）者，治以利水化湿，除风止痛；拢蒙沙喉菲勒巴（痛风瘀血阻滞型）者，治以清热解毒，活血化瘀，消肿止痛。

（三）分类辨治

1. 拢蒙沙喉菲塔拢塔菲想（痛风风塔火塔偏盛型）

[夯帕雅（主症）]

反复出现肢体关节红肿、灼热、剧痛，关节畸形，心烦口渴，小便黄赤，舌质红、苔黄腻，脉行快、有力。

[辨解帕雅（病因病机）]

本证型常因患者平素嗜食香辣燥热、肥甘厚味之品，化生内热，积热于内，使体内"四塔"功能失调，塔拢、塔菲（风塔、火塔）偏盛，复感外界热风病邪，内外相合，病邪阻滞气血运行，导致塔嗬（水塔）受伤，水不制火，风夹病邪流滞肢体关节而见肢体关节红肿、灼热、剧痛。病久关节受损，出现畸形，不可触压，心烦口渴，小便黄赤，舌质红、苔黄腻，脉行快、有力。

[平然（治则）]

清火解毒，除风止痛，化痰止咳。

[多雅（治法）]

（1）雅解沙把（百解胶囊），口服，每次 4～8 粒，每天 3 次。

（2）雅拢旧（风痛散）加减。方药组成：皇曼（马蓝）20g，皇丈（火焰花）20g，皇旧（旱莲草）30g，嘿涛罕（大黄藤）15g，先勒（十大功劳）15g，吻牧（苦藤）

15g，每天 1 剂，水煎取 600mL，分早、中、晚 3 次饭后温服。

（3）摆管底（三叶蔓荆叶）、柯罗（绿苞藤）、补累（紫色姜）、毫命（姜黄）、芽英热（车前草）各等量，春细，外包患处。

2. 拢蒙沙喉菲塔拢塔喃想（痛风风塔水塔偏盛型）

[夯帕雅（主症）]

肢体关节灼热剧痛、肿胀明显、屈伸不利，伴周身困乏无力，舌质淡胖，舌边尖红，舌苔薄、厚、腻或黄白相间，脉行深紧或深快。

[辨解帕雅（病因病机）]

此证常因患者平素嗜食酸冷、肥甘、厚腻之品，饮食不节，导致塔拎（土塔）受损，食饮郁久化热，使得体内"四塔"功能失调。复感外界帕雅拢嘎、皇（冷、热病邪），内外相合，病邪阻滞肢体气血运行，导致塔喃（水塔）偏盛，水湿不化，寒湿夹病邪流滞肢体关节而见肢体关节剧痛，屈伸不利。化热者则见关节发红肿胀，局部灼热剧痛，遇寒、热均复发加剧，舌质淡胖，舌边尖红，舌苔薄、厚、腻或黄白相间，脉行深紧或深快。

[平然（治则）]

利水化湿，除风止痛。

[多雅（治法）]

（1）雅解沙把（百解胶囊），口服，每次 4～8 粒，每天 3 次。

（2）柯罗类风消散：柯罗（绿苞藤）、罕好喃（水菖蒲）、皇旧（旱莲草）、毫命（姜黄）、补累（紫色姜）、摆麻婆（盐酸木叶）、摆麻任（野香橼花叶）各 15g，加匹囡（胡椒）3g，辛蒋（小姜）5g 为引，春细内服，每次 3～6g，每天 3 次。

（3）肢体、肌肉、关节冷痛明显：毫命（姜黄）15g，叫哈荒（生藤）10g，哈嘿别（葛根）15g，黑亮龙（大血藤）15g，邓嘿罕（定心藤）15g，辛（姜）15g，匹囡（胡椒）5g，水煎服。

（4）肢体、肌肉、关节红肿明显：嘿涛罕（大黄藤）30g，习膏（石膏）30g，毫命（姜黄）15g，叫哈荒（生藤）10g，哈嘿别（葛根）30g，嘿亮龙（大血藤）30g，邓嘿罕（定心藤）30g，辛（姜）15g，匹囡（胡椒）5g，水煎服。

（5）寒重：劳雅今拢玫（祛风除湿液）口服，每次 10～30mL，每天 2 次。夹热者不宜服。

（6）阿雅（洗药疗法）：摆管底（三叶蔓荆叶）、叫哈荒（生藤）、摆拢良（腊肠树叶）、摆兵蒿（白花臭牡丹叶）、摆埋习列（黑心树叶）、摆娜龙（艾纳香叶）、芽沙板（除风草）、沙干（辣藤）、嘿罕盖（通血香）、哈嘿别（葛根）、嘿亮龙（大血藤）、邓嘿罕（定心藤）各 100g，煎煮取药水，让患者浸泡局部或全身。

（7）肿胀疼痛剧烈：可选用过（拔罐放血疗法）、沙雅（刺药疗法）配合治疗。

3. 拢蒙沙喉菲勒巴（痛风瘀血阻滞证）

[夯帕雅（主症）]

反复出现肢体关节肿胀、灼热、剧痛，关节畸形，痛风石，肾结石，心烦口渴，小便黄赤，舌质红、有瘀斑，舌下脉络粗大紫黑，舌苔黄腻，脉行快、有力。

[辨解帕雅（病因病机）]

其病主要是因为患者平素喜食香辣燥热、肥甘厚味之品，积热于内，郁久化热，使得体内"四塔"功能失调，塔拢、塔菲（风塔、火塔）偏盛，复感外界帕雅拢嘎、帕雅拢皇（冷、热病邪），内外相合，病邪阻滞气血运行，气滞则血瘀，气血不通则痛，风夹病邪流滞肢体关节而见肢体关节肿痛，痛有定处，疼痛如刺，颜色紫暗，关节畸形，不可触压，舌质暗，舌苔有瘀斑或瘀点，脉行不畅。

[平然（治则）]

清热解毒，活血化瘀，消肿止痛。

[多雅（治法）]

（1）雅解沙把（百解胶囊），口服，每次4～8粒，每天3次。

（2）柯罗类风消散加味。方药组成：嘿柯罗（青牛胆）、罕好喃（水菖蒲）、皇旧（旱莲草）、摆麻婆（盐酸木叶）、嘿罕盖（通血香）、嘿罕把（忍冬藤）各15g，嘿涛罕（大黄藤）30g，芽英热（车前草）30g，哈累牛（野芦谷根）30g，加匹囡（胡椒）3g、辛蒋（小姜）5g为引，碾细粉，口服，每次3～6g，每天3次。

（3）伴周身发热：嘿涛罕（大黄藤）30g，嘿罕盖（通血香）30g，嘿亮龙（大血藤）30g，先勒（十大功劳）30g，习膏（石膏）30g，毫命（姜黄）15g，哈嘿别（葛根）30g，邓嘿罕（定心藤）30g，芽沙板（除风草）30g，辛（姜）15g，水煎服。

（4）习膏（石膏）、嘿涛罕（大黄藤）、摆管底（三叶蔓荆叶）、嘿柯罗（青牛胆）、补累（紫色姜）、毫命（姜黄）、芽英热（车前草）各等量，舂细，外包患处。

（5）芽英热（大车前）、更方（苏木）、晚害闹（莪术）、竹扎令（宽筋藤）、柯罗（绿苞藤）、咪火哇（山大黄）、补累（姜黄）各等量，捣烂，加劳（酒）炒热外包。

（6）可选用过（拔罐放血疗法）、沙雅（刺药疗法）配合治疗。

五、预防调护

注意保暖，急性期以休息为主，忌食辛香、燥烈、性热、海鲜、豆类、动物内脏、饮料等。

六、现代研究进展

单钠尿酸盐结晶是痛风的致病因子。单钠尿酸盐结晶可以激活多种免疫因子释放白介素-1β、肿瘤坏死因子-α及其他炎症因子。

除了单钠尿酸盐以外，还有其他复杂因素参与了痛风的发生。最近研究表明多种炎性细胞和相关信号通路参与了急性痛风性关节炎的发病机制。巨噬细胞活化、中性粒细胞的募集及调节性T细胞/辅助性T细胞17在痛风发病过程中的动态变化趋势可能参与痛风的炎症发病机制。另外，研究表明，单钠尿酸盐结晶与固有免疫细胞间的相互作用可能通过不同机制激活包括TLRs信号通路、NLRs信号通路等信号通路发挥作用。

痛风性关节炎可以在7～10天内自行缓解。研究发现，自发性缓解与急性期尿酸排泄改变、凋亡细胞、炎症细胞的清除、中性粒细胞胞外诱捕网的形成及细胞因子的调节等相关。

七、傣医医案选读

张某，男，40岁，形体肥胖。患者反复出现肢体关节灼热剧痛、肿胀明显、屈伸不利，伴周身困乏无力，舌质淡胖，舌边尖红，舌苔薄、厚、腻或黄白相间，脉行深快。傣医诊断为拢蒙沙喉萍塔拢塔喃想（痛风风塔水塔偏盛型），治以利水化湿，除风止痛为主。先给予雅解沙把（百解胶囊）口服，首次8粒，之后每次6粒，每天3次，连服5天。再柯罗类风消散：柯罗（绿苞藤）、罕好喃（水菖蒲）、皇旧（旱莲草）、毫命（姜黄）、补累（紫色姜）、摆麻婆（盐酸木叶）、摆麻任（野香橼花叶）各15g，加匹囡（胡椒）3g、辛蒋（小姜）5g为引，舂细内服，每次3～6g，每天3次。同时予阿雅（洗药疗法）：摆管底（三叶蔓荆叶）、叫哈荒（生藤）、摆拢良（腊肠树叶）、摆兵蒿（白花臭牡丹叶）、摆埋习列（黑心树叶）、摆娜龙（艾纳香叶）、芽沙板（除风草）、沙干（辣藤）、嘿罕盖（通血香）、哈嘿别（葛根）、嘿亮龙（大血藤）、邓嘿罕（定心藤）各100g，煎煮取药水，让患者浸泡全身。

第五节　接腰（腰痛）

一、概述

接腰（腰痛）是由于外邪侵袭、年老体虚、跌仆闪挫等原因引起的病证。临床表现以腰脊或腰脊两旁部位疼痛为特征。本病可发生在任何人群。

西医学的腰椎骨质增生、腰椎间盘突出、腰部闪挫、强直性脊柱炎、腰肌劳损等表现为本病特征者，可参照本节辨治。

二、辨解帕雅（病因病机）

1. 感受外邪　外感诸邪，以冷、热、风邪、湿邪为主。

2. "四塔"功能不足　火塔、水塔、风塔、土塔不足，尤其火塔和风塔不足，导致"土壅"，气血运行不畅，不通则痛。

三、诊查要点

（一）诊断依据

1. 临床表现以腰脊或腰脊两旁疼痛为主，可伴有俯仰不能、转侧不利。

2. 病程长短不一。

3. 无明显的人群及季节性发病特点。

（二）相关检查

1.化验 血常规、尿常规、抗链球菌溶血素"O"、红细胞沉降率、类风湿因子、人类白细胞抗原 B27 有助于帮助鉴别诊断。

2.影像学检查 腰椎、骶髂关节 X 线、CT、MRI 有助于腰椎病变的诊断。

四、辨解帕雅多雅（病、证分类辨治）

（一）辨证要点

本病邪在于寒邪、火邪、湿邪，应根据"四塔"盛衰区别各种邪气致病。

（二）治则治法

接腰（腰痛）的治疗原则为止痛。接腰塔菲软（腰痛火塔不足型），治以补火除寒，温通止痛；接腰塔菲想（腰痛火塔偏盛型），治以清火利湿，通气止痛；接腰勒巴（腰痛瘀血阻滞型），治以活血化瘀，消肿止痛。

（三）分类辨治

1.接腰塔菲软（腰痛火塔不足型）

[夯帕雅（主症）]

腰部隐隐作痛，腰膝酸软，活动受限，不能挺直行走，俯仰转侧活动均感到困难，或伴有周身困乏无力，阳痿遗精，精冷无子，宫寒不孕，经来腰腹冷痛，舌质淡、体软、苔白或白腻，脉行深、慢。

[辨解帕雅（病因病机）]

本病的发生主要为体内"四塔"功能失调，塔菲（火塔）不足，筋肌失养，加之感受外在的帕雅拢嘎（冷风寒邪），下犯下盘，蕴结腰部，阻滞气血运行，气血不通，不通则痛，而发为本病。

[平然（治则）]

补火除寒，温通止痛。

[多雅（治法）]

（1）补火壮腰止痛汤。方药组成：占电拎（大尖叶木）30g，更拢良（腊肠树心）30g，嘿罕盖（通血香）30g，怀免王（大叶钩藤）15g，毫命（姜黄）15g，翁倒（闭鞘姜）10g，嘿盖贯（倒心盾翅藤）15g，水煎服。

（2）果雅（包药疗法）。摆拢良（腊肠树叶）、辛（姜）、芽英龙（大车前草）、沙板（接骨草）、毫命（姜黄）、晚害闹（莪术）各等量，切碎舂细，加劳（酒）炒热，外包患处，每天 1 次。

（3）可配合闭诺（推拿按摩疗法）、过（拔罐放血疗法）、沙雅（刺药疗法）等疗法治之。

（4）雅罕接（除风止痛胶囊），口服，每次 4～6 粒，每天 3 次。

（5）雅想（增力胶囊），口服，每次 4～6 粒，每天 3 次。

2. 接腰塔菲想（腰痛火塔偏盛型）

[夯帕雅（主症）]

腰部酸麻胀痛，重着而灼热，遇阴雨天加重，身体困重，小便短赤，舌质红、苔黄腻，脉行深而快。

[辨解帕雅（病因病机）]

本病的发生主要为平素喜食香燥性热之品，积热于体内，"四塔"功能失调，塔菲（火塔）过盛，加之感受外在的帕雅拢皇（热湿风邪），内外相合，风夹病邪蕴结下盘，阻滞气血运行，气血不通，导致腰部酸麻胀痛，重着而灼热，阴天雨季加重，身体困重，小便短赤，舌质红、苔黄腻，脉行深快等。

[平然（治则）]

清火利湿，通气止痛。

[多雅（治法）]

（1）拢良化瘀止痛汤加味。方药组成：摆拢良（腊肠树叶）30g，怀兔王（大叶钩藤）15g，嘿罕盖（通血香）30g，嘿档囡（木通）15g，嘿涛罕（大黄藤）30g，先勒龙（大树黄连）30g，更方（苏木）15g，毫命（姜黄）15g，补累（紫色姜）15g，芽英热（车前草）20g，芽糯妙（肾茶）20g，水煎服。

（2）果雅（包药疗法）：摆拢良（腊肠树叶）、摆更方（苏木叶）、摆莫哈郎（大驳骨叶）、摆莫哈蒿（鸭嘴花叶）、芽英龙（大车前草）、沙板（接骨草）、毫命（姜黄）、补累（紫色姜）各等量，切碎舂细，加劳（酒）炒热，外包患处，每天 1 次。

（3）可配合过（拔罐放血疗法）、阿雅（洗药疗法）、闭（推拿按摩疗法）治疗。

3. 接腰勒巴（腰痛瘀血阻滞型）

[夯帕雅（主症）]

腰部隐痛、剧烈疼痛或刺痛，局部肿胀，压痛明显，活动受限，不能挺直行走，俯仰转侧活动均感到困难，严重者不能站立，舌质淡红，舌苔薄白或黄腻或有瘀斑，脉行不畅。

[辨解帕雅（病因病机）]

跌仆外伤后，使得体内"四塔""五蕴"功能失调，塔拢（风气）、塔喃（水血）运行不畅，瘀血痹阻，气血不通，不通则痛，发为本病；或因平素"四塔"功能不调，塔菲（火塔）功能不足，火衰则水血得不到温煦，血寒则滞而不行，或因塔拢（风塔）不足，无力推动水血运行，水血停滞不行而致。

[平然（治则）]

活血化瘀，消肿止痛。

[多雅（治法）]

（1）五味活血止痛汤。方药组成：嘿罕盖（通血香）30g，咪火哇（山大黄）10g，竹扎令（宽筋藤）15g，更方（苏木）15g，罗罕（红花）5g，水煎服。

（2）果雅（包药疗法）配合治疗。里罗（文殊兰）、莫哈郎（大驳骨）、莫哈蒿（鸭嘴花）、芽英龙（大车前草）、芽沙板（接骨草）各等量，切碎春细，加劳（酒）炒热，外包患处，每天1次。

（3）可任选闭（推拿按摩疗法）、过（拔罐放血疗法）、阿雅（洗药疗法）等配合治之。

五、预防调护

接腰（腰痛）在生活上应保持正确的坐、卧、行体位，劳逸适度，避免强力负重和跌打损伤，可以配合适当的体育锻炼，改善症状。

饮食以高蛋白高维生素、清淡、易消化为宜，忌食生冷、油腻、辛辣、刺激之品，禁烟酒。

六、现代研究进展

腰痛分为急性、亚急性和慢性。急性腰痛的治疗目标是缓解症状，通常建议采用热疗、按摩、针刺等非药物治疗。对于非药物治疗效果不佳的患者，建议使用非甾体类抗炎药。同时，建议急性腰痛患者根据耐受情况尽可能进行活动并逐渐增加活动量，不建议卧床休息。对于亚急性和慢性非特异性腰痛患者，主要治疗目标是改善患者的躯体功能、恢复正常活动、预防残疾及维持工作能力。通常先进行非药物治疗，包括运动、认知行为疗法及多学科康复；在症状发作期，可采用物理治疗如热疗、针灸等手段缓解症状。

七、傣医医案选读

玉某，男，45岁。曾从高处摔下。近2年来，常感腰部刺痛明显，而前来医院就诊。症见：腰部刺痛，局部肿胀，压痛明显，活动受限，不能挺直行走，俯仰转侧活动均感到困难，舌质淡红，舌苔薄白或有瘀斑，脉行不畅。傣医诊断为接腰塔菲想（腰痛火塔偏盛型），采取内服外治相结合治疗。外治果雅（包药疗法）配合治疗。方药组成：里罗（文殊兰）、莫哈郎（大驳骨）、莫哈蒿（鸭嘴花）、芽英龙（大车前草）、芽沙板（接骨草）各等量，切碎春细，加劳（酒）炒热，外包患处，每天1次。内服：五味活血止痛汤。嘿罕盖（通血香）30g，咪火哇（山大黄）10g，竹扎令（宽筋藤）15g，更方（苏木）15g，罗罕（红花）5g，水煎服。

复习思考题

1.扰梅兰申（寒痹）在傣医学中，分为哪几种类型？

2.扰蒙沙喉（类风湿关节炎）中，扰蒙沙喉塔扰塔喃想（类风湿关节炎风塔水塔偏盛型）的夯帕雅（主症）是什么？

3.扰阿麻巴（急性风湿热）中，扰阿麻巴塔喃想（急性风湿热水塔偏盛型）有哪些治法？

4.柯罗类风消散及其加味方，在本章中都用于何病、何证?

5.本章拢旧（肢体经络）病证，常用哪些傣医特色外治疗法?

第九章 气血津液及其他病证 ▷▷▷▷

第一节 尤波弯（糖尿病）

一、概述

尤波弯（糖尿病）是由于体内"四塔"功能失调，火塔不足，火衰水盛；或塔菲（火）过盛，水塔不足而发生的病证。

临床以多饮、多尿、多食易饥、消瘦、乏力或尿有甜味为主要特征。久病者常出现心悸、胸闷胸痛、水肿、双眼视物不清、肢体不温、麻木疼痛等心血管、肾脏、眼部和神经系统病变。

西医学的各型糖尿病、尿崩症等与尤波弯有某些相似症状的疾病均可参照本病辨证论治。

二、辨解帕雅（病因病机）

1. 先天禀赋不足、情志失调或劳欲过度　体内"四塔"功能失调，火衰水盛，无力温化水湿，固摄尿液；或塔菲（火塔）过盛，塔喃（水塔）不足，不能制火，中盘消化之火亢盛而致。

2. 饮食失节　长期过食肥甘醇厚、辛辣香燥之物，损伤塔拎（土塔），致脾胃运化失职，积热内蕴，化燥伤水血，发为糖尿病。

三、诊查要点

（一）诊断依据

1. 临床表现以多饮、多尿、多食易饥、消瘦、乏力或尿有甜味为主要特征。

2. 有的患者"三多"症状不明显，但若于中年之后发病，且嗜食膏粱厚味、醇酒炙煿，以及病久并发眩晕、肺痨、胸痹、中风、雀目、疮痈等病证者，应考虑尤波弯病的可能性。

3. 由于本病的发生与禀赋不足有较为密切的关系，故尤波弯病的家族史可供诊断参考。

（二）相关检查

1. 询问病史，尤其是尤波弯（糖尿病）的家族史。

2. 实验室检查：典型症状合并随机血糖 ≥ 11.1mmol/L；或合并空腹血糖 ≥ 7.0mmol/L；或合并 OGTT2h 血糖 ≥ 11.1mmol/L；或合并糖化血红蛋白 ≥ 6.5%；无糖尿病典型症状者，需改日复查确认。

四、辨解帕雅多雅（病、证分类辨治）

（一）辨证要点

临床以多饮、多尿、多食易饥、消瘦、乏力或尿有甜味为主要特征。久病者常出现心悸、胸闷胸痛、水肿、双眼视物不清、肢体不温、麻木疼痛等心血管、肾脏、眼部和神经系统病变；同时血糖达到以上诊断标准。

（二）治疗原则

尤波弯（糖尿病）的治疗原则为调节"四塔"的偏盛偏衰、未病先解、先解后治。火衰水盛者治以补火固水，缩尿止崩。火盛水衰者治疗以清热泻火，补水止渴。

（三）分类辨治

1. 尤波弯塔菲迭（火衰型糖尿病）

[夯帕雅（主症）]

形瘦体弱，多尿，汗多，口渴，腰膝冷痛，四肢不温，神差，睡眠不佳，大便溏泻，舌质淡，苔白厚腻，脉行慢。

[辨解帕雅（病因病机）]

主要为体内"四塔"功能失调，火衰水盛，火无力温化水湿，固摄尿液，出现尿自流，腰膝冷痛，四肢不温，神差，睡眠不佳，大便溏泻等症状。塔喃（水、血）大伤则口渴，形体消瘦；舌质淡，苔白厚腻，脉行慢为火衰水盛所致。

[平然（治则）]

补火固水，缩尿止崩。

[多雅（治法）]

（1）雅占火（尿崩方）：比比亮（红花丹）15g，匹囡（胡椒）15g，辛蒋（小姜）15g，贺荒（大蒜）15g，芽几作龙（大篱兰网）15g。辗细粉内服。

（2）烦渴重者，上方加入埋摩（毛叶紫薇）10g，芽把路（麦冬）15g，哈嘿别龙（葛根）30g，水煎服。

2. 尤波弯塔菲想（热盛型糖尿病）

[夯帕雅（主症）]

多饮，多食，多尿，口渴，可有胸闷心悸，眩晕，便秘，痈疽，雀目，劳咳。

[辨解帕雅（病因病机）]

本病的发生为平素喜食香燥辛辣、肥甘厚腻、醇酒厚味之品，热积体内，风、火塔偏盛，水塔不足不能制火；或因不良情绪刺激，情志不舒，郁滞生热，五蕴受伤，体内"四塔"功能失调；多饮、多食、多尿为塔菲（火塔）过盛，中盘消化之火亢盛，风气不通则消谷善饥；塔菲（火塔）过盛，上犯上盘，塔喃（水塔）大伤则有多饮，口渴，昏眩，便秘等症。

[平然（治则）]

调摄"四塔""五蕴"，清火解毒。

[多雅（治法）]

（1）雅占火（尿崩方）：比比亮（红花丹）15g，匹囡（胡椒）15g，辛蒋（小姜）15g，贺荒（大蒜）15g，芽几作龙（大篱兰网）15g。辗细粉内服。

（2）烦渴重者，上方加入埋摩（毛叶紫薇）10g，芽把路（麦冬）15g，哈嘿别龙（葛根）30g，水煎服。

（3）眩晕：上方加草决明根15g，五味子10g，水煎服。

（4）体质瘦弱严重者，可加入贺哈（红豆蔻）、阿郎（黑芝麻）等调补"四塔"药物。

五、预防调护

1. 监测血糖，合理饮食，适量运动，稳定情绪，劳逸适度。

2. 顺应自然，注意季节调养。

3. 未病先解，先解后治。在尤波弯尚未发生之前，通过采取"雅解"（解药）的预防和治疗措施，调节人体生理功能、解除人体的各种毒素，保持体内"四塔""五蕴"功能的平衡和协调，以防止尤波弯的发生和发展；发生尤波弯后一是应先服用"雅解"（解药），以解除导致人体发病的各种因素；二是患病日久，久治不愈者，应先服用"雅解"（解药）以解除用药不当或所用药物的不良反应，理顺人体的气血，然后对病论治、对病下药，才能起到良好的治疗效果和防止疾病的恶化。

六、现代研究进展

近年来，随着我国人口老龄化与生活方式的改变，我国成人糖尿病患病率显著增加，2020年4月中国人群糖尿病患病率的最新全国流行病学调查显示，目前我国糖尿病患病率已达12.8%，糖尿病前期患病率为35.2%，中国大陆糖尿病患者总人数估计为1.298亿，居世界之首，已成为继心脑血管疾病、肿瘤之后的另一个危害人民身体健康的慢性非传染性疾病。

糖尿病以发病率高、并发症多、致残率高、死亡率高为特点，因此，合理控制血糖减少并发症、提高生活质量、延长寿命成为当前治疗糖尿病的主要目的。国际糖尿病联盟（IDF）提出，治疗2型糖尿病的5个关键点：糖尿病教育，饮食控制，体育锻炼，药物治疗和血糖监测。然而目前2型糖尿病的发病机制仍不完全明确，通过已有的口服药物和胰岛素治疗，仍有很多患者血糖控制不佳，也不能有效地控制并发症的发生和发展。近年来，随着对糖尿病研究的逐渐深入，治疗糖尿病的新方法也不断被发现，除了各种新型降糖药物，还包括代谢手术、肠道微生态制剂、基因治疗等方法。同时随着科学技术的高速发展，糖尿病诊治领域的新技术也不断更新与完善，如置入式药物输送系统、无创式血糖监测系统、闭环胰岛素治疗系统及运用人工智能进行糖尿病教育与管理等技术也运用于临床。

七、傣医医案选读

周某，男，42岁。年轻时因嗜酒厚味无度，形体肥胖。近3年腰脊酸痛，精神疲乏，形体消瘦，用壮阳补肾药不显，现多饮，多尿，神疲多汗，失眠遗精，面无光泽，故来诊。傣医诊断为尤波弯塔菲迭（火衰型糖尿病），治以补火固水，缩尿止崩。取雅占火（尿崩方）：比比亮（红花丹）15g，匹囡（胡椒）15g，辛蒋（小姜）15g，贺荒（大蒜）15g，芽几作龙（大篱兰网）15g。碾做细粉分早、中、晚3次饭后温服，连服3剂而获效。

第二节　帕雅勒（出血）

一、概述

傣医学认为，帕雅勒（出血）属于塔喃（水塔）病的范畴。临床表现以人体不同部位出血为特征，如牙龈、鼻腔出血、吐血、便血、尿血、皮肤黏膜出血等。傣医经书《嘎牙山哈雅》中记载："人体内具有湿性特点的物质皆属于塔喃（水塔）主管。"傣医学认为：勒（血）分为红血和白血，流于血管内的称为红血，流于血管外的称为白血，二者生理上相互滋生，病理上互相影响，因此在临床表现方面有所不同。本章主要叙述红血的病变，即各种出血、血少、瘀血内停等。

西医学多种急、慢性疾病所引起的出血，如呼吸、消化、泌尿系统疾病及各脏器出血、瘀血，造血系统病变所引起的出血、贫血、瘀血、肿瘤溃烂与血相关的疾病等均可参考本节辨证论治。

二、辨解帕雅（病因病机）

1. 平素饮食不节，饮劳（酒）过度，过食辛辣、香燥、肥甘、厚味之品，积热于内，加之感受帕雅拢皇（热风毒邪），导致体内"四塔""五蕴"功能失调，塔拢（风塔）、塔菲（火塔）偏盛，内外相合，侵犯"三盘"。

2. 久病、大病之后，导致"四塔""五蕴"功能失调，塔拢（风塔）不足，脏腑受损，气虚不摄，血溢于外而。

3. 平素体弱，跌仆外伤，使塔拢（风塔）、塔喃（水塔）运行不畅，瘀血痹阻，气血不通；或因体内"四塔"功能不足，筋肌失养，加之感受外在的帕雅拢嘎（冷风寒邪），寒湿凝滞，阻滞气血运行，而产生瘀血。

三、诊查要点

（一）诊断依据

帕雅勒（出血）具有明显的特点，即人体不同部位的出血，表现为血液或从口、鼻，或从尿道、肛门，或从肌肤而外溢，具体应根据出血的不同临床表现进行诊断。

1. 鼻出血　凡血自鼻道外溢而非因外伤、倒经所致者，均可诊断为鼻衄。

2. 齿衄　血自齿龈或齿缝外溢，且排除外伤所致者，即可诊断为齿衄。

3. 咳血　血由雅拨而来，经咳嗽而出，或觉喉痒胸闷，一咯即出，血色鲜红，或夹泡沫，或痰血相兼，痰中带血。

4. 吐血　发病急骤，吐血前多有恶心、胃脘不适、头晕等症。血随呕吐而出，常伴有食物残渣等胃内容物。血色多为咖啡色或紫暗色，也可为鲜红色。大便呈暗红色或黑如柏油。

5. 便血　大便色鲜红、暗红或紫暗，甚至黑如柏油样，次数增多。有胃肠或肝病病史。便血有远近之别，远血病位在胃（上消化道：胃、十二指肠），血与粪便相混，血色如黑漆色或暗紫色；近血来自肠道（下消化道：结肠、直肠、肛门），血便分开或便外裹血，血色多鲜红或暗红。

6. 尿血　小便中混有血液或夹有血丝，排尿时无疼痛。

7. 紫斑　肌肤出现青紫斑点，小如针尖，大者融合成片，压之不褪色。好发于四肢，尤以下肢为甚，常反复发作。重者可伴有鼻衄、齿衄、尿血、便血及崩漏。小儿及成人皆可患病，但以女性多见。

（二）相关检查

对于帕雅勒（出血）患者，应将红细胞、血红蛋白、白细胞计数及分类、血小板计数作为必要检查，并在此基础上根据各种血证的不同情况进行相应的检查。必要时进行骨髓穿刺检查，以协助诊断。另外根据出血部位不同，还可进行其他相关检查。

咳血：实验室检查如血沉、痰培养细菌、痰检查抗酸杆菌及脱落细胞，以及胸部X线检查、支气管镜检或造影、胸部CT等，有助于进一步明确咳血的病因。

吐血：电子胃镜、超声波、胃液分析等检查可进一步明确引起吐血的病因。

便血：大便及呕吐物潜血试验、大便常规检查、直肠指检、电子结肠镜检查等，有助于进一步明确便血的部位和原因。

尿血：尿常规是必须进行的检查，另可根据情况进一步做尿液细菌学检查、泌尿系超声检查、X线检查、输尿管、膀胱镜检查等，以明确出血部位和原因。

四、辨解帕雅多雅（病、证分类辨治）

（一）辨证要点

1. 鼻衄　凡血自鼻道外溢而非因外伤、倒经所致者，均可诊断为鼻衄。

2. 齿衄　血自齿龈或齿缝外溢，且排除外伤所致者，即可诊断为齿衄。

3. 咳血

（1）多有慢性咳嗽、痰喘、肺痨等肺系病证。

（2）血由肺、气道而来，经咳嗽而出，或觉喉痒胸闷一咯即出，血色鲜红，或夹泡沫，或痰血相间、痰中带血。

（3）实验室检查，如白细胞及分类、血沉、痰培养细菌、痰检查抗酸杆菌及脱落细胞，以及胸部X线检查、支气管镜检或造影、胸部CT等，有助于进一步明确咳血的病因。

4. 吐血

（1）有胃痛、胁痛、黄疸、癥积等宿疾。

（2）发病急骤，吐血前多有恶心、胃脘不适、头晕等症。

（3）血随呕吐而出，常会有食物残渣等胃内容物，血色多为咖啡色或紫暗色，也可为鲜红色，大便色黑如漆，或呈暗红色。

（4）实验室检查，呕吐物和大便潜血试验阳性。纤维胃镜、上消化道钡餐造影、B超等检查可进一步明确引起吐血的病因。

5. 便血

（1）有胃肠道溃疡、炎症、息肉、憩室或肝硬化等病史。

（2）大便色鲜红、暗红或紫暗，或黑如柏油样，次数增多。

（3）实验室检查如大便潜血试验阳性。

6. 尿血

（1）小便中混有血液或夹有血丝，或如浓茶或呈洗肉水样，排尿时无疼痛。

（2）实验室检查，小便在显微镜下可见红细胞。

7. 紫斑

（1）肌肤出现青紫斑点，小如针尖，大者融合成片，压之不褪色。

（2）紫斑好发于四肢，尤以下肢为甚，常反复发作。

（3）重者可伴有鼻衄、齿衄、尿血、便血及崩漏。

（4）小儿及成人皆可患此病，女性多见。

（5）辅助检查。血、尿常规，大便潜血试验，血小板计数，出血、凝血时间，血管收缩时间，凝血酶原时间，毛细血管脆性试验及骨髓穿刺，有助于明确出血的病因，帮助诊断。

8. 中风

急性期主症：神昏、半身不遂、言语謇涩或不语、口舌㖞斜、偏身麻木。次症见头痛、眩晕、呕吐、二便失禁或不通、烦躁、抽搐、痰多、呃逆。舌象可表现为舌强、舌歪、舌卷，舌质暗红或红绛，舌有瘀点、瘀斑；苔薄白、白腻、黄或黄腻。

后遗症期：半身不遂、言语謇涩或不语、口眼㖞斜、偏身麻木。

9. 跌仆外伤产生的瘀血 有外伤病史。

临床表现：颜色暗，肿痛，痛处固定，痛如针刺。

（二）治疗原则

罕勒（止血法）是总的治疗原则，是指以活血止血、补气止血、凉血止血等方药为主，用于治疗各种出血症的方法。

罕勒（止血法）的作用虽然是止血，但临床单纯用止血药较少，常配合行血药、补风（气）药、清热凉血药等应用，以达活血止血、补气止血、凉血止血的目的。

（三）分类辨治

1. 勒皇哦勒（热病出血）

（1）勒皇哦勒塔菲想（热病出血火塔过盛型）

[夯帕雅（主症）]

鼻衄：鼻燥衄血，身热，口干咽燥。

齿衄：颜色鲜红，齿龈红肿疼痛。

吐血：色红，夹有食物残渣，脘腹胀闷，腹部有灼烧感，大便色黑。

紫斑：皮肤出现青紫斑点或斑块，或有发热、口渴、便秘症状。

咳血：咽痒咳嗽，咳吐痰中带血，口鼻干燥，舌质红，舌苔黄，脉行快。

[辨解帕雅（病因病机）]

平素喜食辛辣、香燥、味厚之品，热积体内，复感外在的风热毒邪，导致体内塔菲（火塔）偏盛，风火亢盛，则发热、面红、咽燥。内外热邪相合，损伤塔喃（水塔），水不制火，火为热邪，热邪致病，故出现发热、口干咽痛、鼻燥衄血、齿衄、吐血、咳血、尿黄、舌苔黄腻、三部脉快等。

[平然（治则）]

清火解毒，凉血止血。

[多雅（治法）]

1）雅解沙把（百解胶囊），口服，每次4～8粒，每天3次。

2）雅勒多（麻电凉血止血汤）加减。方药组成：嘿麻电（圆锥南蛇藤）20g，哈罗来皇盖（鸡冠花树根）15g，哈哈（白茅根）20g，邓嘿罕（定心藤）20g，哈罗埋亮龙（朱槿树根）15g，每天1剂，开水煎取600mL，分早、中、晚3次饭后温服。

3）鼻衄：热重鼻衄不止，雅勒多（麻电凉血止血汤）加皇旧（旱莲草）30g，先勒（十大功劳）30g，嘿涛罕（大黄藤）10g，哈哈（白茅根）20g，每天1剂，开水煎取600mL，分早、中、晚3次饭后温服。

4）齿衄：雅沙龙接喉（哈哈牙痛方）加味。方药组成：哈哈（白茅根）30g，哈嘿喃活（两面针根）15g，咪火哇（山大黄）15g，哈芽旧压（含羞云实根）15g，水煎服，或置于竹筒内烧热含漱。

5）吐血：取皇旧（旱莲草）、皇丈（火焰花）、摆皇曼（马蓝叶）、宋先嘎（酢浆草）、帕糯（马蹄金）、芽敏龙（艾叶）各等量，碾细末，每次服3～6g，每天3次，喃温（温开水）送服。

6）紫斑：嘿麻电（圆锥南蛇藤）20g，哈罗来皇盖（鸡冠花树根）15g，哈麻洪亮（佛肚树根）20g，哈罗埋亮龙（朱槿树根）15g，水煎取600mL，分早、中、晚3次饭后温服。

7）咳血：雅勒多（麻电凉血止血汤）加味。方药组成：嘿亮兰（止血藤）20g，埋嘎筛（血竭粉）10g，嘿麻电（圆锥南蛇藤）20g，哈罗来皇盖（鸡冠花树根）15g，哈哈（白茅根）20g，邓嘿罕（定心藤）20g，哈罗埋亮龙（朱槿树根）15g，每天1剂，开水煎取600mL，分早、中、晚3次饭后温服。

（2）勒皇哦勒塔喃软（热病出血水塔不足型）

[夯帕雅（主症）]

起病缓，齿摇不坚，咳血，咳嗽痰少，痰中带血或反复咳血，口干咽燥，颧红，潮热盗汗，小便短赤、夹带血丝，腰膝酸软，或皮肤出现青紫斑点或斑块，时发时止，常伴鼻衄、齿衄，或月经过多，舌质红少苔，脉行细、快。

[辨解帕雅（病因病机）]

平素体弱，体内塔喃（水塔）不足，或久病大病损伤塔喃（水塔），加之感受外在的火热之邪，内外之邪相合，导致塔喃（水塔）不足，出现口干咽燥、颧红、潮热盗汗、咳嗽痰少、痰中带血或反复咳血等。

[平然（治则）]

补水清热，凉血止血。

[多雅（治法）]

1）雅解沙把（百解胶囊），口服，每次4～8粒，每天3次。

2）雅拨想菲想（哈朗凉血止咳汤）。方药组成：哈莫哈郎（大驳骨丹根）30g，皇旧（旱莲草）30g，嫩该罕（石斛）30g，嘿涛罕（大黄藤）20g，每天1剂，开水煎取600mL，分早、中、晚3次饭后温服。

3）齿衄：雅侯利（护牙固齿汤）。方药组成：哈管底（三叶蔓荆根）、哈芽夯燕（马鞭草根）、哈宋拜（蛇藤根）、更便（松树心）各适量。上诸药切细放入竹筒内煎煮，含漱。

4）咳血：哈哈（白茅根）30g，摆埋嘎筛（龙血竭叶）15g，嘿亮兰（止血藤）30g，哈莫哈蒿（鸭嘴花根）15g，波答（藕节）30g，每天1剂，开水煎取600mL，分早、中、晚3次饭后温服。

5）尿血：芽糯妙（肾茶）20g，哈哈（白茅根）30g，皇旧（旱莲草）30g，嘿麻电（圆锥南蛇藤）20g，哈罗来皇盖（鸡冠花树根）15g，哈罗埋亮龙（朱槿树根）15g，每天1剂，开水煎取600mL，分早、中、晚3次饭后温服。

6）紫斑：雅勒多（麻电凉血止血汤）加婀该勒（石斛）30g，哈哈（白茅根）20g，每天1剂，开水煎取600mL，分早、中、晚3次饭后温服。

（3）勒皇哦勒塔拢想（热病出血风塔过盛型）

[夯帕雅（主症）]

鼻衄：头痛，目眩，耳鸣，口苦。

咳血：咳嗽阵阵，痰中带血，胸胁胀痛。

吐血：色红，少寐梦多，舌质红，舌苔黄白相间，脉行浅快。

[辨解帕雅（病因病机）]

由于体内风气过盛，或因体内"四塔"功能失调，塔拢（风塔）偏亢，出现头目眩晕、胀痛、耳鸣、口苦、咳嗽阵阵、痰中带血、胸胁胀痛等。

[平然（治则）]

除风止痛，凉血止血。

[多雅（治法）]

1）雅解沙把（百解胶囊），口服，每次4～8粒，每天3次。

2）鼻衄：皇旧（旱莲草）30g，先勒（十大功劳）30g，嘿涛罕（大黄藤）30g，哈哈（白茅根）20g，波答（藕节）20g，每天1剂，开水煎取600mL，分早、中、晚3次饭后温服。

3）咳血：邓嘿罕（定心藤）15g，嘿亮兰（止血藤）15g，吻牧（苦藤）10g，嘿罕盖（通血香）15g，每天1剂，开水煎取600mL，分早、中、晚3次饭后温服。

4）头晕目眩、耳鸣：芽呼糯（拢良耳通汤）治疗。方药组成：哈拢良（腊肠树根）、哈芽拉勐因（决明根）、尖蒿（檀香）各等量，磨水滴耳或水煎服。

2. 哦勒塔拢软（出血风塔不足型）

[夯帕雅（主症）]

反复出现鼻衄、齿衄、肌衄，吐血缠绵不止，尿血，便血，兼见食少，神疲乏力，面色苍白或萎黄，头晕耳鸣，心悸气短，少寐，气短声低，头晕目眩，舌质淡，脉行细、无力。

[辨解帕雅（病因病机）]

由于体内"四塔"功能失调，塔拢（风塔）不足，无力控血，血液流出血管外，导致反复出现鼻衄、齿衄、肌衄，吐血缠绵不止，尿血，便血；塔拢（风塔）不足，血行不畅，机体失养，而见头目眩晕、神疲乏力、面色萎黄、心悸、少寐、久病难愈等。

[平然（治则）]

调补塔拢（风塔），益气止血。

[多雅（治法）]

（1）雅解沙把（百解胶囊），口服，每次4～8粒，每天3次。

（2）雅叫哈顿（五宝胶囊），口服，每次4～8粒，每天3次。

（3）鼻衄：皇旧（旱莲草）30g，先勒（十大功劳）30g，嘿涛罕（大黄藤）10g，哈哈（白茅根）20g，水煎服。

（4）吐血：桂竭止血汤。方药组成：芽楠嫩（荷包山桂花）30g，埋嘎筛（龙血竭树）15g，哈罗埋亮龙（朱槿树根）15g，嘿亮龙（大血藤）15g，嘿亮兰（止血藤）30g，罕好喃（水菖蒲）10g，水煎服。

（5）尿血：糯秒利尿止血汤。方药组成：芽糯妙（肾茶）30g，嘿盖贯（倒心盾翅藤）30g，淡竹叶15g，哈哈（白茅根）30g，水煎服。

（6）紫斑：嘿麻电（圆锥南蛇藤）20g，哈罗来皇盖（鸡冠花树根）15g，哈麻洪亮（佛肚树根）20g，哈罗埋亮龙（朱槿树根）15g，水煎取600mL，分早、中、晚3次饭后温服。

（7）面色苍白、食少、神疲乏力：更埋丁别（灯台树心）30g，嘿涛勒（鸡血藤）15g，芽楠嫩（荷包山桂花）30g，水煎服。

3. 哦勒勒巴（瘀血内停型）

（1）拢呆坟勒巴（中风后遗症瘀血内停型）

[夯帕雅（主症）]

言语謇涩或不语，口舌歪斜，半身不遂，或见头痛眩晕，呕吐，二便失禁或不通，烦躁，抽搐，痰多，呃逆，舌强、舌歪、舌卷，舌质暗红或红绛，舌有瘀点、瘀斑，舌苔薄白、白腻、黄或黄腻。

[辨解帕雅（病因病机）]

因平素体弱，患中风后气血不通，瘀血阻滞肢体，加之感受外在的帕雅拢嘎（冷风寒邪），寒湿凝滞，阻滞气血运行，故产生瘀血。

[平然（治则）]

活血化瘀，通气止痛。

[多雅（治法）]

1）雅叫哈顿（五宝胶囊），口服，每次4～8粒，每天3次。

2）五味活血止痛汤。方药组成：嘿罕盖（通血香）30g，咪火哇（山大黄）10g，竹扎令（宽筋藤）15g，更方（苏木）15g，罗罕（红花）5g，水煎服。

3）果雅（包药疗法）治之。方药组成：里罗（文殊兰）、莫哈郎（大驳骨）、莫哈蒿（鸭嘴花）、芽英龙（大车前草）、芽沙板（接骨草）各等量，切碎舂细，外包患肢，每天1次。

（2）阻伤勒巴（外伤瘀血内停型）

[夯帕雅（主症）]

局部出现颜色暗、肿痛，痛处固定，痛如针刺，舌质暗淡或青紫，脉行不畅。

[辨解帕雅（病因病机）]

仆跌外伤损伤"四塔"，导致塔拢（风塔）、塔喃（水塔）运行不畅，瘀血痹阻，气血不通而致。

[平然（治则）]

活血化瘀，通气止痛。

[多雅（治法）]

1）五味活血止痛汤。方药组成：嘿罕盖（通血香）30g，咪火哇（山大黄）10g，竹扎令（宽筋藤）15g，更方（苏木）15g，罗罕（红花）5g，水煎服。

2）达雅（搽药疗法）配合治疗。五味活血止痛汤加味。方药组成：嘿罕盖（通血香）30g，咪火哇（山大黄）30g，竹扎令（宽筋藤）30g，更方（苏木）50g，罗罕（红花）20g，光冒呆（黑皮跌打）30g，代顿（大麻疙瘩）30g，贺波亮（小红蒜）30g，妹滇（鱼子兰）30g，加全方5倍劳（酒）浸泡1周后涂擦患处。

3）果雅（包药疗法）治之。方药组成：里罗（文殊兰）、莫哈郎（大驳骨）、莫哈蒿（鸭嘴花）、芽英龙（大车前草）、芽沙板（接骨草）各等量，切碎舂细，外包患处，每天1次。

五、预防调护

预防方面，首先应注意饮食卫生，帕雅勒（出血）患者应注意饮食应清淡，少食烟、酒、辛辣、油腻、烧烤等物。而吐血、便血患者应当少量进食易消化、富有营养的食物。其次，部分出血与食用某些食品、药品有关，这一类患者应当禁食该类食品。另外还应当注意调畅情志，避免情志过激，保持精神愉快，劳逸适度。

帕雅勒的护理，应当根据出血量的多少辨别疾病轻重缓急，进行辨证施护。无论何种出血，轻度出血应当注意休息，重症则应当卧床休息甚至绝对卧床休息。另外还应当观察出血的颜色、形状、次数，以及伴随症状，如果出现出血及、量多、鲜红，伴随头昏、心慌、烦躁不安、汗出肢冷、面色苍白、脉细数等症状，应当及时考虑大出血，应当积极抢救。

六、现代研究进展

出血是某种疾病变或损伤导致局部血管破裂，或血液系统原发或继发性病变导致凝血、抗凝或纤溶系统功能障碍。按出血程度不同，可表现为皮肤出血、黏膜出血或器官大出血，大出血导致失血性休克，重要器官出血可快速导致死亡。

大量出血抢救的重点为迅速有效止血，保持呼吸道通畅，防止窒息，对症治疗，控制病因及防止并发症，针对基础病因采取相应的治疗。另外还需要检测出血征象和生命体征，评估出血量、活动性出血、病情程度和预后。

七、傣医医案选读

刘某，男，30岁。平素喜饮劳（酒），嗜食辛辣。脘腹胀闷作痛，反复发作三年余。既往有十二指肠球部溃疡病史。2015年7月6日到医院就诊。症见：呕吐，吐血暗红，夹有食物残渣，心烦胸闷，口干口臭，大便色黑，舌质红、苔黄，脉行快。傣医诊断为哈勒塔菲想（胃热出血火塔过盛型）。治法：清火解毒，凉血止血。选方雅拢旧加味：皇旧（旱莲草）、皇丈（火焰花）、摆皇曼（马蓝叶）、宋先嘎（酢浆草）、帕糯（马蹄金）、芽敏（艾叶）、嘿亮兰（止血藤）、摆埋嘎筛（龙血竭叶）各等量，共碾细末，每次服 4g，喃温（温开水）送服。连服 6 天获效。

第三节　比喝（汗症）

一、概述

汗症，傣医称为"比喝"。正常出汗是人体的生理现象，本节所论述的比喝（汗症）为汗液过度外泄的病理现象，是指不因其他疾病（如发热等）影响而出汗过度为主要表现的症状。临床表现以白昼时时出汗，动则益甚，常伴有气喘乏力，寐中出汗，醒后即止等为特征。

西医学的甲状腺功能亢进、自主神经功能紊乱、结核病等所致的汗症可参考本节辨治。

二、辨解帕雅（病因病机）

比喝（汗症）的发生与先天因素、饮食因素有关。平素"四塔"禀赋不足，后天调养不当，风气不足，无力控制汗液，汗水自溢，喜食香燥性热之品，积热于内，蕴积于皮下，热迫汗液外泄，熏蒸汗液外溢；或大病久病耗伤风气，风气不足，塔喃（水塔）不固，肌表疏松，毛孔开泄而致。

三、诊查要点

（一）诊断依据

不因外界环境影响，头面、颈、胸或四肢甚或全身出汗，昼日汗出溱溱，动则益甚者为自汗；睡眠中汗出津津，醒后汗止者为盗汗。

（二）相关检查

检查血沉，抗"O"，T3、T4，血糖，胸部 X 线摄片，痰涂片等。

四、辨解帕雅多雅（病、证分类辨治）

（一）辨证要点

汗液的生成与"四塔"功能协调相关，故可以通过发病的症状，体内塔拢（风塔）、塔喃（水塔）、塔菲（火塔）等盛衰情况来判断疾病的性质与病变部位。如稍动即汗出者，此因体内风塔不足，不能收敛、固摄塔喃（水塔），水化汗液外泄所致。若寐中出汗，醒后即止，兼午后潮热，两颧色红者，为体内水塔不足，不能摄敛塔菲（火塔），塔菲（火塔）浮于外，火热相对偏盛，逼迫汗液外泄而致。若烦躁不安，性急易怒，大汗淋漓者，为体内热风湿毒郁积，塔喃（水塔）不能吸收过盛之塔菲（火塔），火热过盛，迫汗液外泄所致。

（二）治疗原则

总的治疗原则为罕河法（即止汗法），它是指以清火退热止汗、补气收敛止汗的方药，治疗各种汗症的治法。罕河法（止汗法）的作用是抑制汗出，但临床单纯应用止汗法较少，多在辨明汗出病因后，结合病因，或与清火或与补气等法同用，以达清火退热止汗，或补气止汗等治疗目的。

（三）分类辨治

1. 比喝塔拢软（汗症风塔不足型）

[夯帕雅（主症）]

白昼时时出汗，动则益甚，易于感冒，体倦乏力，面色少华，舌苔薄白，脉行细、无力。

[辨解帕雅（病因病机）]

平素体弱，先天禀赋不足，或病后体虚，或久患咳喘，耗伤风气，风气不足，肌表疏松，皮毛不固，汗液开泄而致。白昼时时出汗，动则益甚，易于感冒，体倦乏力，面色少华，舌苔薄白，脉行细、无力，均为塔拢（风塔）不足之症状。

[平然（治则）]

调补塔拢（风塔），益气敛汗。

[多雅（治法）]

（1）雅叫哈顿（五宝胶囊），口服，每次4～8粒，每天3次。

（2）几龙累（滇天冬）15g，哈娜罕（羊耳菊根）3g，煎汤，歪亮（红糖）为引，内服。

（3）芽楠嫩（荷包山桂花）30g，几龙累（滇天冬）15g，嘿亮龙（大血藤）20g，嘿涛勒（鸡血藤）20g，内罕盖（五味子）10g，嘿涛弯（藤甘草）15g，水煎取600mL，分早、中、晚3次饭后温服。

（4）达雅（搽药疗法）。方药组成：雅解先打（傣百解）10g，哈吐崩（四楞豆根）10g，楠埋短（刺桐树皮）10g，分别蘸水在糙石上磨后取汁，外擦手足心。每天擦2次，3天为1个疗程，一般2～5个疗程为宜。

2. 比喝塔喃软（汗症水塔不足型）

[夯帕雅（主症）]

寐中出汗，醒后即止，兼午后潮热，两颧色红，口渴，舌质红、少苔，脉细、快。

[辨解帕雅（病因病机）]

本病多因先天禀赋塔喃（水塔）不足，加之平素喜食香燥性热之品，积热于内，塔菲（火塔）偏盛，水不制火，火盛迫汗液外泄而致。寐中出汗，醒后即止，午后潮热，两颧色红，口渴，舌质红、少苔，脉细、快，均为塔喃（水塔）不足、塔菲（火塔）偏盛之症状。

[平然（治则）]

调补塔喃（水塔），清火敛汗。

[多雅（治法）]

（1）雅叫哈顿（五宝胶囊），口服，每次 4～8 粒，每天 3 次。

（2）嫲该罕（石斛）20g，芽楠嫩（荷包山桂花）30g，芽把路（麦冬）20g，哈兵蒿（白花臭牡丹根）30g，内罕盖（五味子）10g，更拢良（腊肠树心）20g，更蜜（波罗蜜树心）20g，水煎取 600mL，分早、中、晚 3 次饭后温服。

（3）阿雅（洗药疗法）。方药组成：罕好喃（水菖蒲）、嘿宋拢（矩叶酸果藤）、拢良（腊肠树）、故季马（大莲座蕨）、内管底（三叶蔓荆子）、摆芽黄（草烟叶）、摆埋勇（椿树叶）、娜罕（羊耳菊）、邓嘿罕（定心藤）、芽英热（车前草）、撇反（臭黄皮）、彪蚌法（大将军）、乱令（嘉兰）、摆姑（九翅豆蔻叶）、摆嘎（草豆蔻叶）、芽敏（艾蒿）、补累（野姜）各等量，加哥（盐）适量，煎水外洗。

3. 比喝塔菲想（汗症火塔偏盛型）

[夯帕雅（主症）]

烦躁不安，性急易怒，大汗淋漓，兼见失眠多梦，面色红赤，口干口渴，头目胀痛，小便黄，大便干，舌质红，舌苔黄、厚、腻，脉行快。

[辨解帕雅（病因病机）]

本病多因先天禀赋塔菲（火塔）偏盛，加之平素喜食香燥性热之品，或嗜烟劳（酒），积热于内，热邪伤水，塔喃（水塔）不足，无力制火，塔菲（火塔）更盛，迫汗液外泄而致。

[平然（治则）]

清热解毒，清火敛汗。

[多雅（治法）]

（1）雅叫哈顿（五宝胶囊），口服，每次 4～8 粒，每天 3 次。

（2）嘿涛罕（大黄藤）30g，邓嘿罕（定心藤）30g，吻牧（苦藤）20g，嫲该罕（石斛）20g，芽把路（麦冬）20g，哈兵蒿（白花臭牡丹根）30g，内罕盖（五味子）10g，更拢良（腊肠树心）20g，水煎取 600mL，分早、中、晚 3 次饭后温服。

（3）阿雅（洗药疗法）。方药组成：罕好喃（水菖蒲）、宋拢（矩叶酸果藤）、拢良（腊肠树）、故季马（大莲座蕨）、内管底（三叶蔓荆子）、摆芽黄（草烟叶）、摆埋勇（椿树叶）、娜罕（羊耳菊）、邓嘿罕（定心藤）、芽英热（车前草）、撇反（臭黄皮）、彪蚌法（大将军）、乱令（嘉兰）、摆姑（九翅豆蔻叶）、摆嘎（草豆蔻叶）、芽敏（艾蒿）、补累（野姜）各等量，加哥（盐）适量，煎水外洗。

五、预防调护

劳逸结合，节制房事，避免思虑烦劳过度，保持精神愉快，少食腥香、燥烈、性热之品，保持人体"四塔""五蕴"功能平衡，是预防汗证的重要措施。

汗出之时，腠理空虚，易于感受外邪，故当避风寒，以防感冒。汗出之后，应及时擦拭。出汗较多者，应经常更换内衣，并注意保持清洁。由热邪而引起的汗证，应按发热患者观察和护理。

六、现代研究进展

比喝（汗症）归属于现代临床医学中多汗症的范畴，它是指全身或身体某一部分慢性自主性汗出过多的一种现象。按照发病部位，临床可分为局限性多汗及泛发性多汗两型，泛发性多汗为全身汗出过多，局限性多汗可见手足、腋下、外阴部、头部多汗等症状。按照发病原因可分为原发性多汗及继发性多汗，继发性多汗症继发于某些全身疾病，例如甲状腺疾病、糖尿病、巨人症及某些皮肤疾病、系统感染性疾病及特殊药物使用后。原发性多汗症又称特发性多汗症，是指在除外温度影响及物理性或精神性刺激的条件下出现不可控制的全身或局部多汗。

目前多汗症的发病机制尚不十分明确，多认为是由于交感神经系统发出过多、过强的兴奋刺激，通过乙酰胆碱介导汗腺大量分泌汗液所致。原发性多汗症的非手术治疗方式主要有局部用药、口服抗胆碱能药物、离子电渗疗法、肉毒素 A 和肉毒素 B、激光、微波和 CT 引导下经皮穿刺胸交感神经化学阻滞等方法。除此之外，交感神经切除术或吸脂术等手术方法治疗原发性多汗症的疗效也较好。

七、傣医医案选读

汪某，男，30 岁。患者常感烦躁不安，性急发怒时大汗淋漓。症见：声高气粗，大汗淋漓，失眠多梦，面色红赤，口干口渴，头目胀痛，小便黄，大便干，舌质红，舌苔黄、厚、腻，脉行快。傣医诊为比喝塔菲想（汗症火塔偏盛型），给雅解沙把（百解胶囊）口服，每次 5 粒，每天 3 次，连服 7 天。同时取嘿涛罕（大黄藤）30g，邓嘿罕（定心藤）30g，吻牧（苦藤）20g，嫩该罕（石斛）20g，芽把路（麦冬）20g，哈兵蒿（白花臭牡丹根）30g，内罕盖（五味子）10g，更拢良（腊肠树心）20g，水煎取 600mL，分早、中、晚 3 次饭后温服。连用 7 天获效。

第四节　帕雅涛给帮干（更年期综合征）

一、概述

帕雅涛给帮干（更年期综合征），是因饮食失宜、劳逸失度、"五蕴"失调和房劳所伤等原因，导致体内"四塔""五蕴"功能异常，塔拢（风塔）偏盛，风气逆乱，而出现的病证。

临床以妇女在绝经前后出现烘热面赤，进而出汗，精神倦怠，烦躁易怒，头晕目眩，耳鸣心悸，失眠健忘，腰背酸痛，手足心热，或伴有月经紊乱等与绝经有关的症状。这些证候常参差出现，发作次数和时间无规律性，病程长短不一，短者数月，长者可迁延数年甚至十数年不等。

西医学更年期综合征和双侧卵巢切除或放射治疗后双侧卵巢功能衰竭者，出现更年期综合征表现的，均可参照本病辨证论治。

二、辨解帕雅（病因病机）

帕雅涛给帮干（更年期综合征）的发生与地理环境、季节、气候有一定的关系，这是外因；内因有饮食失宜、劳逸失度、"五蕴"失调和房劳所伤，上述因素导致体内"四塔""五蕴"功能异常，塔拢（风塔）偏盛，风气逆乱，而出现帕雅涛给帮干（更年期综合征）；或因平素喜食香燥性热之品，积热于内，使"四塔""五蕴"功能失调，塔菲（火塔）偏盛，火热则水血受损，塔喃（水塔）不足，则气血失调。

三、诊查要点

（一）诊断依据

1.临床表现以妇女在绝经前后出现烘热面赤，进而出汗，精神倦怠，烦躁易怒，头晕目眩，耳鸣心悸，失眠健忘，腰背酸痛，手足心热，或伴有月经紊乱等与绝经有关的症状为主要特征。

2.询问病史，尤其是月经史。多在绝经前后出现，或有月经周期的改变，如月经紊乱，月经量增多，月经频发，淋漓不断，或者推迟，经量减少，闭经。

（二）相关检查

1.全身检查　注意患者营养状态，精神–神经系统功能状况，皮肤毛发的变化。有无心血管、肝、肾疾病，妇科检查以排除器质性疾病。

2.妇科检查　常规做宫颈细胞学检查，并注意有无性器官炎症、肿瘤。有绝经后流血者，应作分段诊刮和内膜病检。细胞学异常者，应做宫颈多点活检和颈管搔刮。卵巢增大者，应注意排除肿瘤。乳房常规检查。

3.实验室检查

（1）性激素检查　FSH 与 LH 及 PRL 的测定可示：雌激素及 PRL 减少，FSH 与 LH 明显增加，FSH 平均分泌量约为生育年龄的 13 ～ 14 倍，而 LH 约为 3 倍。

（2）阴道涂片　角化细胞减少，多数为基底层或中层以下的细胞，胞浆嗜酸性，白细胞较多。

4.B 超检查　对具有阴道不规则出血的患者，须进行 B 超检查，以除外生殖系统器质性病变。

四、辨解帕雅多雅（病、证分类辨治）

（一）辨证要点

在绝经前后出现烘热面赤，进而出汗，精神倦怠，烦躁易怒，头晕目眩，耳鸣心悸，失眠健忘，腰背酸痛，手足心热，伴有月经前后不定。水血不足者，可见周身困乏无力，面色苍白，心慌心悸，胸闷气短，心烦不安，潮热汗多，畏寒怕冷，失眠多梦，月经前后不定或数月始行1次，饮食不佳，大便不爽，夜尿频频等。

（二）治疗原则

帕雅涛给帮干（更年期综合征）的治疗原则为调节"四塔""五蕴"的功能、未病先解、先解后治。

（三）分类辨治

1. 帕雅涛给帮干塔拢塔菲想（更年期综合征风塔火塔偏盛型）

[夯帕雅（主症）]

绝经前后出现烘热面赤，出汗多，月经前后不定或数月始行1次，量多色红，精神倦怠，烦躁易怒，头晕目眩，心烦不安，耳鸣心悸，失眠健忘，手足心热，口苦咽干，口渴饮冷，腰背酸痛，便秘溲赤，舌质红、苔黄，脉行快、有力。

[辨解帕雅（病因病机）]

患者平素塔菲（火塔）偏盛，加之喜食香辣、燥热、肥甘、厚腻之品，嗜烟好劳（酒），积热于内，使得塔拢、塔菲（风塔、火塔）偏盛而损伤塔喃（水塔），塔喃（水塔）不足，无力制火，火盛则热，热邪损伤各脏腑气血、躯体而致。

[平然（治则）]

清火泄热，除风安神。

[多雅（治法）]

（1）雅解沙把（百解胶囊），每次5粒，每天3次。

（2）雅叫哈顿（五宝胶囊），每次5粒，每天3次。

（3）取哈嘿别（葛根）30g，芽楠嫩（荷包山桂花）30g，嫡该罕（石斛）20g，邓嘿罕（定心藤）20g，嘿涛罕（大黄藤）15g，芽敏龙（益母草）15g，哈兵蒿（白花臭牡丹根）30g，嘿涛弯（藤甘草）20g，芽英热（车前草）20g，水煎取600mL，分早、中、晚3次饭后温服。

（4）可选用烘雅（熏蒸疗法）、阿雅（睡药疗法）、烘雅管（药烟熏疗法）、咱雅（拖擦药物疗法）做躯体、子宫、卵巢保养等配合治疗。

2. 帕雅涛给帮干塔拢塔菲软（更年期综合征风塔火塔不足型）

[夯帕雅（主症）]

周身困乏无力，面色苍白，心慌心悸，胸闷气短，心烦不安，潮热汗多，畏寒怕冷，失眠多梦，月经前后不定或数月始行 1 次，饮食不佳，大便不爽，夜尿频频等。

[辨解帕雅（病因病机）]

患者平素"四塔"功能不足，形衰体弱，或劳心过度，身心失去调养而致。

[平然（治则）]

调补"四塔"，养血安神。

[多雅（治法）]

（1）雅叫哈顿（五宝胶囊），每次 5 粒，每天 3 次。

（2）取芽楠嫩（荷包山桂花）30g，嘿故罕（当归藤）15g，芽敏龙（益母草）15g，哈兵蒿（白花臭牡丹根）30g，哈兵亮（红花臭牡丹根）30g，嘿涛弯（藤甘草）20g，芽英热（车前草）30g，水煎取 600mL，分早、中、晚 3 次饭后温服。

（3）可选用烘雅（熏蒸疗法）、阿雅（睡药疗法）、烘雅管（药烟熏疗法）、咱雅（拖擦药物疗法）做躯体、子宫、卵巢保养等配合治疗。

3. 帕雅涛给帮干塔喃软（更年期综合征水塔不足型）

[夯帕雅（主症）]

经断前后偏于水不足的，可见月经前后不定或多提前，或数月不行，量少或多，经色鲜红，头晕耳鸣，腰酸腿软，烘热出汗，五心烦热，失眠多梦，口燥咽干或皮肤瘙痒，舌质红、苔少，脉细数。偏于血不足的，见经断前月经前后不定或多推后，或数月不行，面色苍白，乏力气短，心慌心悸，心烦不安，失眠多梦，头晕耳鸣，腰酸腿软，烘热出汗，舌质淡、苔白，脉行深、无力。

[辨解帕雅（病因病机）]

患者平素"四塔"功能不足，形衰体弱，或劳心过度，身心失养，加之产育过多耗伤气血，或大病久病失治误治用药不当、调治不利而致。

[平然（治则）]

补水清热，调经除烦。

[多雅（治法）]

（1）雅叫哈顿（五宝胶囊），每次 5 粒，每天 3 次。

（2）芽楠嫩（荷包山桂花）30g，嘿亮兰（鸡血藤）30g，嘿故罕（当归藤）15g，贺波亮（小红蒜）15g，芽敏龙（益母草）15g，扁少火（粗叶木）20g，哈兵蒿（白花臭牡丹根）30g，哈兵亮（红花臭牡丹根）30g，嘿涛弯（藤甘草）20g，芽英热（车前草）20g，水煎取 600mL，分早、中、晚 3 次饭后温服。

（3）嘿罕盖（通血香）30g，哈罗埋亮龙（朱槿树根）30g，嘿故罕（当归藤）30g，芽依秀母（香附）15g，更方（苏木）15g，沙腊比罕（台乌）15g，罗罕（红花）5g，水煎取 600mL，分早、中、晚 3 次饭后温服。

（4）可选用烘雅（熏蒸疗法）、阿雅（睡药疗法）、烘雅管（药烟熏疗法）、咱雅（拖擦药物疗法）做躯体、子宫、卵巢保养等配合治疗

4. 帕雅涛给帮干塔喃想（更年期综合征水塔偏盛型）

[夯帕雅（主症）]

经断前后周身浮肿，困乏无力，面色苍白，胸闷气短，心慌心悸，心烦不安，动则汗多气喘，畏寒怕冷，失眠多梦，月经前后不定或数月始行 1 次，饮食不佳，小便短少，大便不爽，舌质淡、边有齿印，舌苔白、厚、腻，脉行深、慢、无力。

[辨解帕雅（病因病机）]

患者平素"四塔"功能不足，塔喃（水塔）偏盛，塔菲（火塔）不足，无力治水，水湿运行不畅，泛溢周身而见周身浮肿等，加之大病久病或产育不调而致形衰体弱，或劳心过度，身心失去调养而致。

[平然（治则）]

调补塔菲（火塔），利水消肿。

[多雅（治法）]

（1）雅朋勒（健胃止痛胶囊），每次 5 粒，每天 3 次。

（2）雅叫哈顿（五宝胶囊），每次 5 粒，每天 3 次。

（3）芽楠嫩（荷包山桂花）30g，嘿故罕（当归藤）15g，芽敏龙（益母草）15g，哈兵蒿（白花臭牡丹根）20g，哈兵亮（红花臭牡丹根）20g，嘿涛弯（藤甘草）20g，芽糯妙（肾茶）20g，哈麻累牛（野芦谷根）30g，芽英热（车前草）20g，水煎取600mL，分早、中、晚 3 次饭后温服。

（4）可选用烘雅（熏蒸疗法）、阿雅（睡药疗法）、烘雅管（药烟熏疗法）、咱雅（拖擦药物疗法）做躯体、子宫、卵巢保养等配合治疗。

五、预防调护

1. 节制饮食，稳定情绪，劳逸适度，适当运动，怡情养性。

2. 风塔火塔偏盛型及水塔不足型：应避寒、热，忌食腥香、燥烈、性热、肥甘、厚腻之品。

3. 风塔火塔不足型及水塔偏盛型：应避寒、热，多食性平、清淡、营养之品，不宜过食寒凉或重盐之品。

六、现代研究进展

更年期综合征是女性随着年龄的增长及相关生育功能器官的衰退，而出现的一种正常生理现象。现代医学认为，卵巢功能的衰退，将直接影响下丘脑 – 垂体 – 性腺轴的平衡，从而促使性腺激素分泌增高，甲状腺、肾上腺皮质激素低下，以致身体和精神发生一系列变化，以自主神经系统功能紊乱为主，伴有神经心理症状的一组候群，主要为烦躁多梦，潮热多汗、精神不稳定、月经不调以致闭经，还可伴有骨质疏松、高血压、冠心病的发病率增高。

目前临床上对于女性更年期综合征患者的治疗应用较多的是激素替代疗法，该方法能够使患者的健康状况得到有效改善，促进患者生活质量明显提高，另外还能够避免患者发生心血管系统疾病，降低绝经后骨折和结肠癌的发生率。同时注意生活适应性调节；对于烦躁、失眠、头痛、忧虑等症状明显者，可适当选用一些镇静剂或调节自主神经功能的药物，如舒乐安定、谷维素等药物。

七、傣医医案选读

刀某，女，48岁。2015年5月初诊。症见：经断前后头晕耳鸣，腰酸腿软，烘热出汗，五心烦热，失眠多梦，口燥咽干，皮肤瘙痒，月经周期紊乱、量少或多，经色鲜红，舌质红、苔少，脉细数。傣医诊断为帕雅涛给帮干塔菲塔拢想（更年期综合征风塔火塔偏盛型）。治以补水清热、调经除烦。取雅解沙把（百解胶囊）口服，每次5粒，每天3次；再取哈嘿别（葛根）30g，芽楠嫩（荷包山桂花）30g，嫡该罕（石斛）20g，邓嘿罕（定心藤）20g，嘿涛罕（大黄藤）15g，芽敏龙（益母草）15g，哈兵蒿（白花臭牡丹根）30g，嘿涛弯（藤甘草）20g，芽英热（车前草）20g，水煎取600mL，分早、中、晚3次饭后温服。连服半月后获效。

第五节　夯塔冒沙么（五蕴失调病）

一、概述

夯塔冒沙么（五蕴失调病）是指机体在疾病发生、发展过程中，由于各种致病因素的影响，导致体内"四塔"功能失调，或脏腑功能障碍而引起五蕴变化而发生的病证。五蕴失调也是疾病的基本病理变化之一。

临床以五蕴（色、识、受、想、行）失调为主要特征。主要表现为人的形体、体态、容貌、意识、感觉、情感、认知、生长发育等的异常。

西医学中情感障碍、精神、神经系统疾病、生长发育不良、老年性痴呆症及慢性消耗性疾病等疾病均可参照本病辨证论治。

二、辨解帕雅（病因病机）

1. "四塔"功能不足或过盛、衰败等导致本病发生。
2. 七情所伤，喜、怒、忧、思、悲、恐、惊皆可导致五蕴失调病。
3. 心理、社会因素也与本病的发生关系密切。
4. 饮食不节，饥饱失调，过食酸冷、香燥、辛辣、肥甘、厚腻之品，或嗜劳（酒）、吸烟等，皆与本病相关。

三、诊查要点

（一）诊断依据

临床表现以人的形体、体态、容貌、意识、感觉、情感、认知、生长发育等的异常为主要特征。

1. 鲁巴夯塔（色蕴失调） 主要表现为人的形体、体态、肤色、容貌等人体生命活动外在表现异常。

2. 维雅纳夯塔（识蕴失调） 主要表现为人对外界事物和自身认知、识别及判断能力发生异常。

3. 维达纳夯塔（受蕴失调） 主要表现为人体对接受外界或体内脏腑器官病变刺激的感觉，及伴随各种刺激而产生的情感发生异常。

4. 雅纳夯塔（想蕴失调） 主要表现为人体思维、记忆能力或精神发生异常。

5. 山哈纳夯塔（行蕴失调） 主要表现为人体生长发育发生异常。

（二）相关检查

1. 询问病史 尤其是胎产、相关遗传病的家族史及发病诱因等。

2. 实验室相关检查 如血尿常规、肝肾功能、血脂血糖等检查可无明显异常。

3. 体检 可无明显阳性体征，或出现精神、神经、发育异常等体征；及神经精神量表异常。

四、辨解帕雅多雅（病、证分类辨治）

（一）辨证要点

临床表现以人的形体、体态、容貌、意识、感觉、情感、认知、生长发育等的异常为主要特征。

（二）治疗原则

夯塔冒沙么（五蕴失调病）的治疗原则为调节人体脏腑生理功能，调平调和"四塔""五蕴"的功能。

（三）分类辨治

1. 鲁巴夯塔（色蕴失调）

[夯帕雅（主症）]

形体过度肥胖、浮肿，或者消瘦；小儿头方大或者偏小；皮肤颜色和面色改变；皮肤结节、溃烂、硬肿、变黑；牙关紧闭；头发干枯、脱落；肢体萎废、抽搐、颤动、蜷缩、角弓反张等。

[辨解帕雅（病因病机）]

多与先天禀受"四塔"不足或"四塔"失调，如塔菲（火塔），特别是巴几给（生长发育之火）不能温煦塔拎（土塔），或塔拎（土塔）壅阻，可见形体发育异常（形瘦，小儿头方大或头偏小或形体过度肥胖等）；塔拢（风塔）和塔菲（火塔）过盛或塔喃

（水塔）运行不畅则出现皮肤斑疹、溃烂等。

[平然（治则）]

调平"五蕴"，补益"四塔"。

[多雅（治法）]

（1）形体过度肥胖、浮肿：雅拢泵（利水消肿方）。方药组成：嘿盖贯（倒心盾翅藤）30g，哈哈（白茅根）30g，芽糯妙（肾茶）30g，埋过干呆（水红木）30g，淡竹叶10g，累牛（野芦谷）30g，水煎服。

（2）形体瘦弱：开胃健胃汤。方药组成：么滚（人字树）30g，哈贺嘎（草豆蔻根）15g，哈麻娘（砂仁根）15g，水煎服。

（3）皮肤结节、溃烂、硬肿：选用阿雅（洗药疗法）治之。方药组成：白花树皮、楠锅埋说（云南石梓树皮）、嘿蒿楠（三开瓢）、嘿蒿莫（滑叶藤仲）、芽皇旧（旱莲草）、摆管底（三叶蔓荆叶）、摆娜龙（艾纳香叶）、芽沙板（除风草）、摆芽拉勐龙（对叶豆叶）、摆芽沙扁（刺五加叶、茎）、嘿涛罕（大黄藤）、皇旧（旱莲草）、毫命（姜黄）各等量，加水煎煮，浸泡外洗。

（4）肢体痿废、抽搐、颤动、蜷缩、角弓反张：选用闭诺（推拿按摩疗法）治之。根据傣中医结合的推拿手法，配合雅劳（药酒）或药液（药油、温热水）边涂擦边按摩四肢，然后结合傣药外敷治疗。

2. 维雅纳夯塔（识蕴失调）

[夯帕雅（主症）]

精神萎靡，面色无华，神情淡漠，感觉、思维迟钝，痴呆，恐惧失眠，焦躁不安，狂躁，胡言乱语，神昏谵语，四肢抽搐，猝然昏倒，两目上视等。

[辨解帕雅（病因病机）]

多为塔拢（风塔）和塔菲（火塔）的功能过亢或各种严重性疾病的后期，"四塔"功能衰败。主要临床表现为精神萎靡、面色无华；神情淡漠、感觉迟钝、痴呆、恐惧失眠、思维迟钝或焦躁不安、狂躁、胡言乱语；或神昏谵语、四肢抽搐、猝然昏倒、两目上视等。

[平然（治则）]

调平"四塔""五蕴"，清心开窍。

[多雅（治法）]

（1）精神萎靡，面色无华，神情淡漠，感觉迟钝，痴呆，恐惧失眠，思维迟钝：①雅拉（镇静安神胶囊），口服，每次5粒，每天3次，连服3天。②雅叫哈顿（五宝胶囊），口服，每次5粒，每天3次，用喃蓬（蜂蜜水）送服，连服10天。③匹囡（胡椒）10粒，辛蒋（小姜）4钱，已孵了25天的害盖（鸡蛋）2枚，里逼（荜茇）3粒，捣细粉，用甑子蒸，内服。

（2）焦躁不安，狂躁，胡言乱语：①雅拉（镇静安神胶囊），口服，每次5粒，每天3次。连服3个月。②吻牧（苦藤）15g，楠麻过（嘎哩啰树皮）30g，水煎服。③贵的罕（粉芭蕉）1个，切成3节，取哈勒崩（对叶榕根）、哈勒景（聚果榕根）各适量，共泡开水，加雅叫哈顿（五宝药散）内服。

（3）四肢抽搐，猝然昏倒，两目上视：取约喝（茄子嫩尖）、皇旧（旱莲草）各3嫩尖，答歪郎（黑甘蔗芽）3个，补累（野姜）适量，捣烂，取汁外擦手足心。

3. 维达纳夯塔（受蕴失调）

[夯帕雅（主症）]

心情苦闷，意志消沉，精神不振，注意力不集中，情绪低落，淡漠少语，悲伤欲哭，心悸，失眠，健忘，心神不宁，情绪失常，甚或狂乱，莫名欣快，烦躁多动，言语高亢，忽冷忽热，或不知冷热，全身蚁行感，或身体麻木或疼痛，两胁胀痛，胸闷，咽中如有物梗阻。

[辨解帕雅（病因病机）]

多为"四塔"功能不足或失调，使人体在感受刺激后，不能表达正确的感觉和情感，或二者的调节功能失常，出现感觉过敏、感觉异常、情绪高涨、焦虑、恐惧等。如塔拢（风塔）和塔菲（火塔）功能过盛就表现为莫名欣快、烦躁多动、言语高亢等。二者功能不足就表现为意志消沉、淡漠少语、悲伤欲哭等。

[平然（治则）]

调补"四塔"，滋养"五蕴"。

[多雅（治法）]

（1）雅叫哈顿（五宝药散），口服，每次3～5g，每天3次，喃蓬（蜂蜜水）送服。

（2）雅拉（镇静安神胶囊），口服，每次5粒，每天3次。连服3个月。

（3）雅西里孟囡（七味榼藤子丸），口服，每次3～5g，每天3次，开水送服。

（4）达雅（搽药疗法）。约喝（茄子嫩尖）、约皇旧（旱莲草嫩尖）各三尖，答歪郎（黑甘蔗芽）3个，哈贺哈（红豆蔻根）适量，烧炭碾细粉，加甄脚水为引，外搽患处。

（5）闭诺（推拿按摩疗法）：按病情选择雅劳（药酒）或药液（药油、温热水）边涂擦边按摩，然后结合傣药外敷治疗疾病。

4. 雅纳夯塔（想蕴失调）

[夯帕雅（主症）]

表情呆滞，自言自语，言语重复，语无伦次，哭笑无常或精神紧张，情绪激动，烦躁易怒，语言刻板，答非所问，幻视幻听，恐惧多虑，失眠多梦，打人毁物，行为怪异或有精神错乱病史等。

[辨解帕雅（病因病机）]

多为先天禀受不足，"四塔"功能不调及外界因素的刺激引起，与塔拢（风塔）和塔菲（火塔）功能有关，傣医一般归于各种"沙力坝"中。主要临床表现为表情呆滞、自言自语、语言重复、语无伦次、哭笑无常，或精神紧张、情绪激动烦躁易怒语言刻板、答非所问、幻视幻听、恐惧多虑、失眠多梦、健忘、打人毁物、行为怪异或有精神错乱病史等。

[平然（治则）]

调补"四塔""五蕴"，镇静安神，清心开窍。

[多雅（治法）]

（1）雅拉（镇静安神胶囊），口服，每天 5 粒，每天 3 次。

（2）雅栽线（宁心美颜胶囊），口服，每天 5 粒，每天 3 次。

（3）尖亮（降香黄檀）、沙英（甘草）、答歪郎（黑甘蔗芽）各适量，磨汁内服。

（4）咪火哇（山大黄）、尖亮（降香黄檀）、沙英（甘草）、罕满龙（黄花稔根）各适量，磨汁内服。

（5）叫哈蒿（弯管花）、沙英（甘草）、嘿蒿莫（滑叶藤仲）各适量，磨汁内服。

（6）达雅（搽药疗法）：皇旧（旱莲草）、宋香嘎（酢浆草）、帕烘蒿（玉米菜）各适量，共捣细，炒热生熟各半，滤汁加雅叫哈顿（五宝药散）为引，外搽人中、手足部。

5. 山哈纳夯塔（行蕴失调）

[夯帕雅（主症）]

发育迟缓，智力低下，"五迟"（行、立、发、齿、语软），"五软"（头项、口、手、足、肌肉软），发育畸形，解颅、方颅，性早熟或性器官发育不全，早衰症，巨人症，侏儒症，智障，痴呆，身材高大或矮小，过度肥胖或消瘦。

[辨解帕雅（病因病机）]

多为先天禀赋不足或后天失养，与巴几给（生长发育之火）和土塔关系密切。也可由水血虚弱或外伤所致。临床主要表现为发育迟缓、智力低下、"五迟"（立迟、行迟、发迟、齿迟、语迟）、"五软"（头项软、口软、手软、足软、肌肉软）、发育畸形、解颅、方颅、性早熟及性器官发育不全、早老症、侏儒症、巨人症、智障、痴呆、身材异常高大或矮小、过度肥胖或消瘦等。

[平然（治则）]

调补"四塔""五蕴"。

[多雅（治法）]

（1）雅补菲短（健胃补火方）。方药组成：比比亮（红花丹）5g，景郎（黑种草子）5g，楠拢良（腊肠树皮）15g，哈帕喃（滑板菜根）15g，鸡肉或猪肉适量。上诸药碾粉撒于鸡肉或猪肉上蒸熟食之。

（2）土塔不足为主：么滚（人字树）10g，波丢勐（茴香豆蔻根）15g，哈风沙门（海南狗牙花根）10g，罕好喃（水菖蒲）10g，水煎服。

（3）哈麻洪亮（佛肚树根）10g，哈尖蒿（白檀根）10g，麻威（佛手）10g，芽楠嫩（荷包山桂花）10g，水煎服。

（4）雅叫帕中补（亚洲宝丸）：口服，每次 3 ～ 6g，每天 3 次，喃蓬（蜂蜜水）或喃莫（米汤）送服。

五、预防调护

1. 节制饮食，稳定情绪，劳逸适度，适当运动。

2. 加强营养，忌食辛香燥烈之品，忌吸烟，忌喝劳（酒）、咖啡、茶等。注意休息，不可过于劳累和兴奋。

六、现代研究进展

多年来的医学和心理学研究表明，心理社会因素对个体的健康有着十分重要的影响。现代医学研究显示，有超过 75% 的疾病与心理社会因素密切相关，且随着社会经济的发展，人们生活和行为方式不断改变，心理社会因素对健康的影响也越来越明显，各种与急慢性应激相关的躯体疾病和精神障碍也越来越受到关注。心理社会因素在疾病发生发展中的作用显得更为突出，现代社会中多数慢性疾病和精神障碍都与心理健康水平降低有关，甚至有学者认为"健康的一半是心理健康，疾病的一半是心理疾病"。

现代研究认为，五蕴理论是傣医学的理论核心，也是傣医学的认识论和方法论。它从人的精神意识活动角度出发，较为系统地阐释了心理与疾病的关系，奠定了傣医心理医学的理论框架，为我们预防和治疗心身疾病提供了一些思路。同时也可以用来阐释人体形体结构与精神意识活动的关系，并用来指导傣医临床辨证和治疗用药。

七、傣医医案选读

李某，女，45 岁，离异。2001 年以来，由于婚变，患者时有抑郁，严重时常有妄想幻觉，曾到外院诊治，诊断为抑郁症，长期服用"舒乐安定""苯妥英纳"等，症状可控制，但每于精神受到打击，复见抑郁，严重时会有妄想幻觉，春节期间病情加重，出现失眠等。2006 年 1 月到西双版纳傣族自治州傣医医院就诊。症见：抑郁，默默垂泪，严重时常有妄想幻觉，晨重暮轻，失眠，早醒，伴有饮食不振，便秘，性欲减退，闭经，舌质红、苔白腻，脉行深、慢。傣医诊断为拢匹巴拢沙力坝冒嘎（识蕴、想蕴失调病抑郁型）。给雅拉（镇静安神胶囊）口服，每次 5 粒，每天 3 次，连服 10 天。口服雅叫哈顿（五宝胶囊），每次 5 粒，每天 3 次，用喃蓬（蜂蜜水）送服，连服 10 天见效。

第六节　拢沙力坝冒（识蕴、想蕴失调病）

一、概述

拢沙力坝冒（识蕴、想蕴失调病）的产生多因先天不足、"四塔"（风、火、水、土）功能不调及外界因素的刺激引起，属精神疾病的范围，与塔拢（风塔）和塔菲（火塔）功能关系密切。

临床表现以心情抑郁、情绪不宁、胸部满闷、胁肋胀痛或易怒易哭、语无伦次、撕衣毁物，攀高下低等为特征。

本病既有器质性的，也有功能性的。西医学中自主神经功能紊乱、某些器质性病变、焦虑症、抑郁症、神经官能症、更年期综合征、神经衰弱等以心情抑郁，情绪不宁为主要症状表现的均可参考本节辨证论治。

二、辨解帕雅（病因病机）

"四塔""五蕴"功能失调，风、火过盛或不足导致本病发生。有家族集聚现象，此种现象可能是由家庭环境影响所致，也可能是由于家族遗传所致。心理社会因素可导致情绪低落，特别是当事件严重，或接踵而来，或持续很久，且当事人又有"易感性"时，更容易引起情感障碍。

三、诊查要点

（一）诊断依据

1. 平素忧思恼怒或受到外界情志刺激，导致的心情抑郁、情绪不宁、胸部满闷、胁肋胀痛，或易怒喜哭，或咽中如有异物梗塞等症为主要临床表现的一类病证。

2. 女性多于男性，各年龄段均可发生。

3. 分为狂躁型和抑郁型两型。

（二）相关检查

1. 对于有心悸、胸闷、头昏等症状患者，应完善心电图、脑电图、颅脑 CT 或 MR 排位心脑器质性疾病。

2. 对于围绝经期妇女，若出现类似表情淡漠、性欲减退、闭经等症状应完善甲状腺功能测定、性激素检查，排位甲状腺功能减退及更年期综合征。

3. 完善焦虑和抑郁量表，通过评分，诊断和判断疾病轻重程度。焦虑状态标准差的分界值为 50 分，其中 50 ～ 59 分为轻度焦虑，60 ～ 69 分为中度焦虑，69 分以上为重度焦虑。抑郁状态标准分的分界值为 53 分，其中 53 ～ 62 分为轻度抑郁，63 ～ 72 分为中度抑郁，73 分以上为重度抑郁。

四、辨解帕雅多雅（病、证分类辨治）

（一）辨证要点

1. **狂躁型** ①发病较急。情绪高亢，非常自负，做事轻率任性，盲目乐观，不顾后果。也有患者情绪易激惹，令人生厌。②敏感多疑，注意力容易转移，叙述一件事情时常有始无终。③言语、动作增多是情绪高涨的外部表现。

2. **抑郁型** ①发病一般比较缓，情绪低落或抑郁，严重者常有妄想幻觉。②抑郁情绪晨重暮轻的节律变化是抑郁症的一个重要特征，具有诊断价值。③抑郁症的躯体症状要较狂躁型多得多。失眠是最常见的症状，特别是早醒；亦有少数患者表现为多睡，食欲不振、便秘、性欲减退、闭经等也是常见的症状。

（二）治疗原则

重在镇静安神，熄风开窍，以苦药、芳香药及理气药为主，内服外治相结合。同时从傣医行神合一的角度出发，努力劝导患者转换心境，努力使心情平和，树立正确的人生观，积极对待各种事物，避免忧思郁怒，清淡饮食，适量运动，建立良好的生活作息习惯。但严重者必须寻求专业的心理医生的帮助。

（三）分类辨治

1. 拢匹巴皇（狂躁型情感障碍）

[夯帕雅（主症）]

情绪高亢易激惹自负，敏感多疑，注意力容易转移。语无伦次。或发病比较缓，情绪低落或抑郁，甚或撕衣毁物，攀高下低，口臭气粗、严重者常有妄想幻觉。失眠，早醒，小便短黄，大便干结。舌质红，苔黄厚腻、脉行快。

[辨解帕雅（病因病机）]

本病是由于患者平索喜食香燥性热之品，积热于内、使风火偏盛，水塔不足，加之感受外在的各种病邪或身受各种刺激，忧思恼怒，所欲不遂，内外诸因相合可引动内火，火盛生风，上犯上盘，直入心胸，扰乱心神而发。

[平然（治则）]

调节"四塔""五蕴"，清心镇静安神。

[多雅（治法）]

（1）雅解沙巴（百解胶囊），每次5粒，每日3次，连服10天。

（2）雅拉（镇静安神胶囊），每次5粒，每日3次，连服3个月。

（3）寄生于人、黄牛、水牛、猪、狗、马的免杆习（屎蟑螂）各3只，绵摘很（壁虎）3只，芽尤麻（白香薷）、杂牙优麻（四方蒿）、芽化（胜红蓟）、芽糯蒿各3尖，锅麻点（滇刺枣叶）3尖，反帕嘎（苦菜子）15g。共碾粉搓成小丸药晒干备用。取丸药用开水溶解后包于双手掌心，每天换1次药，连用两个月。

（4）吻牧（苦藤）15g，楠麻过（槟榔青树皮）30g。水煎服。

（5）贵的（粉芭蕉）1个，切成3节。取哈勒办（对叶榕根）、哈勒景（聚果榕根）各适量。共泡水，加雅叫哈顿（五宝药散）内服。

（6）哟喝（茄子嫩尖）。皇旧（旱莲草）各3嫩尖，答外郎（黑甘蔗芽）3个，贺哈（红豆蔻根）适量。烧炭碾组粉，加甑脚水为引，内服或外搽患处。

2. 拢匹巴嘎（抑郁型情感障碍）

[夯帕雅（主症）]

病较缓，面色苍白，肢体无力，少气懒言，情绪低落或抑郁晨重暮轻，低声细语或语无伦次，甚或斯衣毁物、嗜睡，闷闷不乐，或哭啼不休，不识亲疏，饮食不振，便秘，性欲减退，女性患者出现闭经，小便清长，大便溏。舌质淡，苔白厚腻、脉行慢。

[辨解帕雅（病因病机）]

本病是由于患者平素喜食酸冷性寒之品，寒积于内而致"四塔""五蕴"功能失调，风火塔不足，加之由于外在的各种刺激，所欲不遂，遇寒受冷，内外相合，引动寒气，寒气上犯心胸，扰乱心神，寒邪痹阻心脉，心失温养而发。

[平然（治则）]

调补塔五蕴，养心安神镇静。

[多雅（治法）]

（1）雅解沙把（百解胶囊），每次 5 粒，每日 3 次，连服 5 天。

（2）雅拉（镇静安神胶囊），每次 5 粒，每日 3 次。连服 3 天。

（3）雅叫哈顿（五宝胶囊），口服，每次 5 粒，每日 3 次，用喃蓬（蜂蜜水）送服，连服 10 天。

（4）匹囡（胡椒）10 粒，辛蒋（小姜）20g，已孵了 25 天的害盖（鸡蛋）两枚、里逼（荜茇）3 粒。捣细粉蒸于甄子内后内服。

（5）哟喝（茄子嫩尖）、皇旧（旱莲草）各 3 嫩尖，答外郎（黑甘蔗芽）3 个，贺哈（红豆蔻根）适量。烧炭碾细粉，加甄脚水为引，内服或外搽患处。

五、预防调护

随着现代社会的发展，生活和社会压力不断加大，拢沙力坝冒（识蕴、想蕴失调病）已成为一种发病较高的精神疾病。患者平时应注意心理的自我调节，调畅情志，积极对待各种事物，避免忧思郁怒，防止情志内伤是预防郁证的重要措施。同时家属也应尽量给患者创造宽松平和的相处环境。医务人员应以诚恳、耐心的态度对待患者，取得患者的充分信任，帮助患者克服精神方面的不良因素使患者能充分配合医务人员的治疗工作，树立战胜疾病的信心。已治愈者要定期复查，以防复发。

拢沙力坝冒（识蕴、想蕴失调病）患者饮食宜清淡，应以蔬菜和营养丰富的鱼、水果、瘦肉、乳类为宜，忌生冷、辛辣、油腻、烟酒等，建立良好的生活作息习惯。运动宜适量，有助于调动患者的注意力，增强治疗效果。

六、现代研究进展

临床医学治疗焦虑抑郁状态的方法通常是采用抗焦虑抑郁药物配合心理治疗。许多研究表明，心理疗法可有效降低心理障碍的发生率，目前公认的心理疗法包括行为认知疗法、运动康复疗法、社会支持疗法、音乐疗法、人际交往疗法等。

认知行为疗法可减轻患者焦虑、抑郁等负性情绪，它是一种通过改变思维（或信念）和行为的方式来纠正不良认知，消除不良情绪和行为的心理治疗方法。认知行为疗法的主要措施包括认知疗法和行为干预，认知疗法的主要措施有思维检测、构建正确认知、解决问题、保持正确认知理念并强化。行为干预措施主要包括：指导想象、自律训练、注意力分散、深呼吸、渐进式肌肉放松、放松训练、催眠、音乐疗法等，这些方法可单独使用，也可联合使用。

运动作为一种刺激，导致人体释放具有免疫调节作用的内啡肽、脑啡肽和其他神经肽，能有效地帮助提高人的免疫力；其次运动还能影响大脑分泌一种心理"愉快"素——β-内啡肽，它能使人体保持一种很好的心理状态，预防和改善躯体疾病和心理疾病。同时从心理学方面来看，焦虑和紧张状态会随着身体运动的加强而逐渐降低强度，激烈的情绪状态往往在体能的消耗中逐渐减弱，最后平静下来，从而减低人的应激水平。

七、傣医医案选读

骞某，女，45岁，离异。自2000年以来由于婚变，患者时有抑郁，严重时常有妄想幻觉，曾到外院诊治，诊断为"抑郁症"，常服用"舒乐安定""苯妥英钠"等，症状可控制，但每于精神受到打击，复见抑郁，严重时常有妄想幻觉，失眠等，春节病情加重。于2007年1月前来就诊。症见：抑郁，默默垂泪，严重时常有妄想幻觉，晨重暮轻，失眠，早醒，伴有饮食不振，便秘，性欲减退，闭经。舌质红，苔白腻，脉行深而慢。诊为拢匹巴嘎（抑郁型情感障碍）。给雅拉（镇静安神胶囊），每次5粒，每日3次，连服5天；取雅叫哈顿（五宝胶囊），口服，每次5粒，每日3次，用喃蓬（蜂蜜水）送服，连服10天而获效。

第七节　塔都迭（厥脱）

一、概述

塔都迭（厥脱），又称"四塔衰败"，是由于各种病因导致"四塔"中任何一个塔或多个塔衰败为主要表现的病证的总称。临床表现以神志不清，昏不识人、睁眼不识人、手足乱动、异常汗出、听觉、视觉丧失、二便失禁等为主要特征。

本病四季皆可发生，傣医根据主症的不同，将塔都迭分为瓦约塔都迭（风气衰败）、爹卓塔都迭（火塔衰败）、阿波塔都迭（水血衰败）、巴他维塔都迭（土塔衰败）、塔都迭（"四塔"衰败），根据各塔都衰败的程度可以分为一个塔都衰败期、两个塔都衰败期和三个及以上塔都衰败期。

西医学的细菌性、病毒性、食物性、药物性、外伤性等导致的急性中毒和休克，如流脑、中风、脑出血、食物中毒、药物中毒、外伤、毒蛇咬伤及各系统、各器官发生的多种慢性消耗性和功能性障碍性疾病等出现"四塔"衰败的临床表现，可参照本节治疗。

二、辨解帕雅（病因病机）

塔都迭的发生是由于患各种严重的内病或外病导致"四塔"（风、火、水、土）功能衰竭，风停不动，火灭不热，水枯不润，土败不生，终至"四塔各离"，互不相生，相互影响，互相传变，相互转化，而出现全身机能衰竭之危重病症。

三、诊查要点

（一）诊断依据

临床表现主要有神志不清，昏不识人，或神情呆滞，呼之不应，或神差，昼夜昏睡不识人；或嗜睡；或胡言乱语，烦躁不安，面色苍白，大汗淋漓如珠，或颜面出汗如油黏手；双目无神，眼睑下垂，或睁眼不眠；双耳发黑、冰凉、后倒、干枯；呼吸急促，或呼吸沉慢；鼻尖发凉，肢体冰凉，手散不握，或四肢僵硬，触之无痛感；听觉、嗅觉的丧失；烦渴欲饮，饮而不解渴；大便泻下色黑如漆，小便多或无尿；舌体内缩，或僵直不灵，不能伸缩，色紫红，或舌质绛红；脉快，或休息脉，或脉快无法计数，乱如散发，继之脉弱无法摸到。

（二）相关检查

1. 体温　体温偏低，或体温测不到，也可有高热或低热。
2. 体检　心动过缓，或心动过速，大汗淋漓，周身冰冷，脉行弱、无力或不畅。
3. 血常规检查　无明显异常。
4. 血压　血压偏低或测不到。

四、辨解帕雅多雅（病、证分类辨治）

（一）辨证要点

临床表现主要有神志不清，昏不识人，或神情呆滞，呼之不应，或神差，昼夜昏睡不识人；或嗜睡；或胡言乱语，烦躁不安，面色苍白，大汗淋漓如珠，或颜面出汗如油黏手；双目无神，眼睑下垂，或睁眼不眠；双耳发黑、冰凉、后倒、干枯；呼吸急促，或呼吸沉慢；鼻尖发凉，肢体冰凉，手散不握，或四肢僵硬，触之无痛感；听觉、嗅觉的丧失；烦渴欲饮，饮而不解渴；大便泻下色黑如漆，小便多或无尿；舌体内缩，或僵直不灵，不能伸缩，色紫红，或舌质绛红；脉快，或休息脉，或脉快无法计数，乱如散发，继之脉弱无法摸到。

（二）治疗原则

塔都迭（厥脱）是因各种内外因导致"四塔"功能衰竭，治疗当以及时救治为要，原则上以补益防脱为主。

（三）分类辨治

该病病机复杂，发病急骤，应采取傣医、西医结合治疗，必要时可以西医治疗为主，不可耽误病情，傣医治疗上可使用以下药物配合治疗。

1. 雅叫哈顿（五宝胶囊），口服，每次 5 粒，每天 3 次。

2. 罕英（山鸢尾）、沙英（甘草）、楠嘎沙乱（姊妹花树皮）各适量，磨于喃莫（米汤）中，撬开患者牙关灌入药液，患者可苏醒。

3. 嘿柯罗（青牛胆）2cm 左右，烤热后捣烂取汁，灌于患者口中，患者可恢复心跳；再取哈麻埋勒（黄李子树根）适量，磨水外搽患者胸部，或煎汤服。

4. 楠麻过（嘎哩啰树皮）、哈哈（白茅根）、贵的罕利（生粉芭蕉）适量，捣烂，用喃莫（米汤）泡服。

5. 匹囡（胡椒）、辛蒋（小姜）各适量，舂细粉，加雅叫哈顿（五宝药散）适量，水煎服。

6. 雅西里孟囡（七为楂藤子丸），口服，每次 3 ～ 6g，每天 3 次，红糖姜汤送服。

五、预防调护

消除和避免诱因是预防"四塔"衰败发生的重要举措。因此，须顺应自然季节变化，调节情志变化，不妄劳作。对于已出现一塔衰败的患者，应尽早施治疗，以防止进一步出现其他塔的衰败。治疗上要重视大补"四塔""五蕴"。

若是本就虚弱的患者，因其正气本就不足，容易招致外邪入侵，应尽量减少感触外邪。饮食调理应富有营养、易于消化。生活起居规律，应当注意保暖，动静结合，劳逸适度，节制房事。保持情绪稳定，舒畅乐观。

"四塔"衰败一般起病急骤，发病迅速，或久病致使"四塔"衰败，短期难完全康复。其转归及预后与体质的强弱、能否解除致病，以及是否及时正确的治疗、护理是否得当等因素都有着密切的关系，凡患病日久，履治不效者，必详审是否因"四塔"的衰败而致。若是，则应采取相应的救治办法。否则"四塔"便可像四条毒蛇一样叮咬着躯体，使患者死亡。

六、现代研究进展

塔都迭（厥脱）临床上主要类似休克等疾病，休克是各种致病因素作用引起的有效循环血容量急剧减少，导致器官和组织微循环灌注不足，致使组织缺氧、细胞代谢紊乱、器官功能受损乃至结构破坏的综合征。血压降低是休克最常见、最重要的临床特征。休克分为，低血容量休克：主要包括失血性休克、失液性休克、创伤性休克。心源性休克：主要病因为心肌梗死、心律失常、心脏压塞等等。分布性休克：主要病因为感染性、神经源性、过敏性、内分泌性、全身炎症反应性等等。治疗的基本要求有两方面：一是去除引起休克的原因，针对原发病做积极的治疗；二是保证氧供应补足有效循环量，支持心功能，纠正微循环障碍，满足组织、细胞的氧供应。

脓毒症、脓毒性休克是临床危重急症。PCT 是诊断脓毒症、脓毒性休克的有效指标，且可用于决策抗感染疗程，血乳酸和乳酸清除率有助于评估循环状态。治疗方面应注意早期抗感染、液体复苏及应用血管活性药物、糖皮质激素等。创伤失血性休克是 1 ～ 44 岁年龄段外伤所致死亡的主要原因。其治疗主要以液体复苏为主，辅助的治疗措施还包括改善血管低反应性、抗细胞因子、输血治疗、中医治疗等。

七、傣医医案选读

李某，女，40岁，农民。2005年12月初诊。代诉：患者因劳作时误吃了腐烂的野芒果2个，接着因口渴，喝了一小瓶河水，30分钟后出现恶心呕吐，吐出所食之物及大量胃液，感心慌头昏、乏力气短，面色、口唇发青，继而大汗不止，呼之不应，手脚冰冷，舌淡苔薄，脉行无力。傣医诊断为塔都迭（四塔衰竭），急取雅解沙把（百解粉）20g，开水浸泡，取滤液给患者服下，再取嘿柯罗（青牛胆）约2cm，烤热后捣烂取汁灌入患者口中，配合罕英（山鸢尾）、沙英（甘草）、楠嘎沙乱（姊妹花树皮）磨于喃莫（米汤）中服下，30分钟后患者渐渐苏醒。继续服用雅解沙把（百解粉），每次5g，每天3次，喃莫（米汤）送服。同时给予雅朋勒（健胃止痛胶囊）口服，每次5粒，每天3次，开水送服，连服1周痊愈。

复习思考题

1. 治疗尤波弯（糖尿病）的基本法则是什么？具体治法有哪些？
2. 试述帕雅勒（出血）分哪些类型进行论治？
3. 试述比喝（汗症）的临床表现和辨证要点。
4. 试述夯塔冒沙么（五蕴失调）的主要临床表现。
5. 拢沙力坝冒（识蕴、想蕴失调病）临床表现上如何区分拢匹巴皇（狂躁型情感障碍）和拢匹巴嘎（抑郁型情感障碍）？

主要参考书目 ▷▷▷▷

[1] 郑进，林艳芳，张超. 傣医基础理论［M］. 北京：中国中医药出版社，2007.

[2] 朱成兰，赵应红，马伟光，等. 傣药学［M］. 北京：中国中医药出版社，2007.

[3] 林艳芳. 傣医药文化［M］. 昆明：云南教育出版社，2006.